DICTIONNAIRE
HISTORIQUE ET SCIENTIFIQUE
DE L'AMOUR
ET
DU MARIAGE

PAR

LE Dr MICHEL VILLEMONT

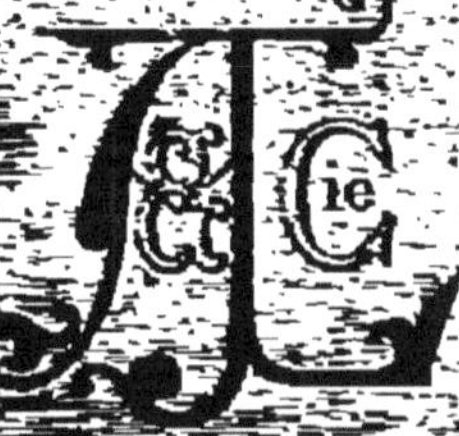

PARIS
A. LEVY ET Cie, ÉDITEURS
[illegible], RUE MONTMARTRE ET 18, RUE NOTRE-DAME-DES-VICTOIRES
1886

DICTIONNAIRE

HISTORIQUE ET SCIENTIFIQUE

DE L'AMOUR

ET

DU MARIAGE

CHATEAUROUX. — TYP. ET STÉRÉOTYP. A. MAJESTÉ.

DICTIONNAIRE

HISTORIQUE ET SCIENTIFIQUE

DE L'AMOUR

ET

DU MARIAGE

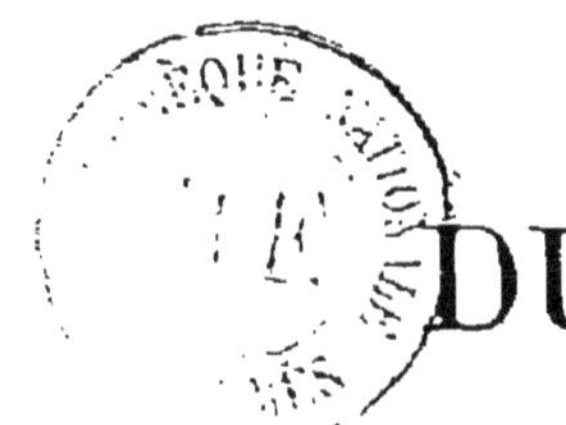

PAR

LE Dr MICHEL VILLEMONT

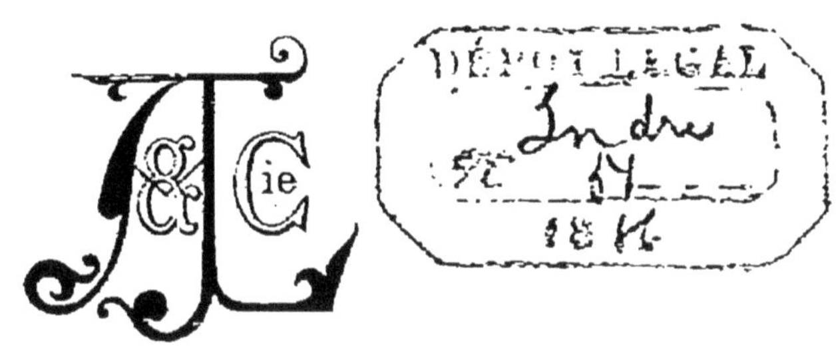

PARIS

A. LÉVY ET Cie, ÉDITEURS

131, RUE MONTMARTRE ET 48 RUE NOTRE-DAME-DES-VICTOIRES

1886

PRÉFACE

Il n'existe pas de DICTIONNAIRE SCIENTIFIQUE DE L'AMOUR. Je ne veux pas dire qu'on ne trouve point de *Dictionnaires d'amour*, de *Dictionnaires érotiques*, publiés en langue plus ou moins verte, et intelligibles pour les rôdeurs de barrières ou les habitués de lupanars.

Assurément, ce qui se parle doit s'écrire, et tout doit se parler, même devant les jeunes filles. Nous convenons aussi que les mots ne sont pas ordes, et que ce sont les pensées seules qui sont sales. Je dirai même, si l'on veut, que le libre langage de nos pères qui effarouche tant de pudeurs, vaut cent fois mieux que notre phraséologie bégueule. Oui ! Mais ce n'est point là une raison pour aller chercher ses expressions dans les estaminets de carrefours ou les bouges de bas étage.

Quant à la science, elle est toujours chaste, et les termes purement techniques, dont elle se sert, ne seront jamais considérés comme des obscénités et ne blesseront aucune oreille. J'ajouterai que c'est la science, la science seule, qui doit instruire l'enfant des choses de l'amour et de la génération, parce qu'elle le fait en le respectant.

En effet, le premier respect qu'on doit à tous les êtres, c'est d'abord de ne pas leur mentir. Quand vous venez de dire à un enfant qu'il est « venu au monde sous un chou », ce chou fût-il de Bruxelles, vous lui mentez. Or, il en est de ce mensonge comme de tous les mensonges, dont le plus grand défaut est surtout d'être découverts un jour ou l'autre. Ce jour-là, on en apprendra plus que vous ne vouliez cacher. Et de quelle façon !...

Qu'on ne l'oublie pas, tôt ou tard l'innocence est détruite, fatalement, nécessairement, infailliblement. Eh bien, de deux choses l'une : ou vous aurez prémuni l'enfant, par une sorte de vaccination morale, contre les pernicieux conseils qu'il recevra, ou vous le livrez innocent, donc sans défiance, à l'éducation émanant du libertinage. En vérité, si tant est qu'il y ait mal, de deux maux il faudrait choisir le moindre ; mieux vaut cent fois que l'enfant soit moins innocent, mais plus protégé.

On nous parlera des premières impressions. Eh ! justement, nous voulons que les premières impressions de l'enfant soient chastes. Je suis bien convaincu qu'il ne viendra à l'idée de personne de trouver lubriques ou Monneret, ou Jaccoud, Littré, Béclard, et tant d'autres. Est-ce que, par hasard, quand le professeur de physiologie, à l'École de Médecine, explique les fonctions de reproduction, les étudiants en ressentent des impressions érotiques ? Il est puéril même d'en soulever l'hypothèse. Pourquoi ? Parce qu'il y a un abîme entre la terminologie de Grécourt ou de Piron et les froides dénominations dont se sert la science.

Oui, il faut à l'enfant de premières impressions chastes et sérieuses ; et voilà pourquoi il faut se hâter de devancer l'enseignement du vice, pour que ces premières impressions soient saines et fortes, pour qu'enfin elles viennent de Minerve et non de Vénus.

S'il était vrai seulement que la sagesse fût toujours la compagne de l'innocence. Mais il n'en est rien, et l'on sait qu'il arrive trop souvent que des enfants des deux sexes, complètement ignorants et innocents, altèrent leur santé par des habitudes vicieuses, avant même de connaître le vice. Mais, de tout temps, le séducteur de filles n'a dû ce qu'on appelle fort sottement ses *triomphes*, qu'à l'innocence imbécile de celle qu'il convoitait : cela va de soi, la nature parle même lorsque les professeurs se taisent.

Croyez-vous encore qu'on aura gâté la candeur d'un enfant, en âge de comprendre, parce que pieusement, — dans le sens élevé de ce mot, — on lui aura appris comment il est venu au monde ? Au contraire, il restera candide bien plus longtemps, parce que son imagination non éveillée par des curiosités malsaines, n'ira pas se salir dans des recherches libertines.

Ce qui est beau, c'est la vertu consciente et raisonnée, accessible à l'amour vrai, mais défendue contre toute surprise ; qui se donne, mais qu'on n'abuse pas. Ce qui est beau, ce sont ces jeunes filles anglaises, américaines ou suisses, qui sauraient se garder elles-mêmes, si la loi ne les gardait pas; qui choisissent leur époux, en sachant bien où tend le mariage ; qui vont et viennent librement, mêlées à la société des jeunes gens, qu'elles peuvent étudier à loisir : car si l'innocence est toujours en péril, la vertu consciente ne l'est jamais.

A côté de certaines théories ineptes, touchant l'émancipation de la femme, il y a celles qui tendent à l'élever pour en faire la compagne honnête de son mari. Dans ce but, on lui a déjà ouvert les portes de l'instruction secondaire, moyen pratique de mettre son esprit au niveau du nôtre. Et s'il est un cours absolument utile pour elles, c'est celui qui ennoblit dans leur esprit, préparé par la science, la fonction de mère, pour laquelle elles ont été créées. Elles surtout doivent tout savoir, car l'innocence leur coûte souvent fort cher, en les livrant sans défense au lâche qui les trompe, mais qui perdra son temps, le jour où l'innocence aura fait place à la vertu basée sur la connaissance du vrai.

Pour en revenir au Dictionnaire scientifique de l'amour que nous publions, et pour bien en démontrer l'importance et l'utilité, nous nous contenterons d'un seul exemple qui fera voir aussi à quel point il diffère de tous les ouvrages qui ont été faits jusqu'ici dans ce genre.

Ainsi, ouvrons un de ces livres. Dès les premiers mots de la lettre A, nous trouvons le mot *Alcôve*. Que dit celui-ci ?

Alcôve. — Asile mystérieux où se tient un tribunal secret. Là se juge à huis clos la même cause depuis bien des siècles. Celui ou celle qui perd gagne presque toujours son procès, mais est condamné aux frais et dépens.

Dans un autre, nous lisons au même mot :

Alcôve. — Que de fois l'amour a dû son triomphe à la trompeuse obscurité d'une alcôve. C'est là l'écueil où viennent expirer les derniers efforts de la pudeur.

Ce sont peut-être là des traits d'esprit remarquables, qui ne manqueront pas de plaire aux lecteurs qui auront autant d'esprit que l'auteur. Ce sont encore, si l'on veut, des saillies pleines de finesse qui feraient la fortune d'un rédacteur de *nouvelles à la main*. Mais, je vous le demande, est-ce qu'un dictionnaire doit se borner à être un recueil d'ana, de facéties, de lazzis, de quolibets ou autres jeux de mots sur le sujet plus ou moins vaste, dont il est appelé à donner les définitions et détails qui lui conviennent ?

Nous sommes loin de répudier la plaisanterie, bannir le sel attique ou gaulois et de vouloir même esquiver l'anecdote parfois si intéressante. Mais nous voulons quelque chose de plus, c'est-à-dire que la science ait son mot, et ce ne sera pas elle la moins écoutée, qu'on en soit bien sûr.

Eh bien, dans notre DICTIONNAIRE SCIENTIFIQUE DE L'AMOUR, si à ce mot même *alcôve*, nous consacrons quelques lignes plaisantes ou franchement gauloises, nous aurons soin toutefois de ne point oublier le but que nous nous sommes proposé en écrivant ce livre.

On y verra pourquoi l'alcôve n'est plus en faveur, pourquoi cet usage est malsain, dangereux. On verra ce que doit être l'alcôve, de quelle manière le lit doit y être placé, quelle en doit être la dimension, etc., etc.

Il serait fastidieux de multiplier les exemples. *Ab uno disce omnes*. D'ailleurs, le lecteur appréciera, et nous avons à cœur de lui laisser au plus vite ce soin en ne prolongeant pas notre préface.

DICTIONNAIRE SCIENTIFIQUE
DE L'AMOUR

A

Abailard. — Ou *Abélard*, ou mieux *Abeillard* (Pierre). Ce nom d'Abailard a passé dans la langue comme synonyme d'amant célèbre. Ses amours avec la belle Héloïse, et l'horrible mutilation qui en fut la suite, ont rendu son nom diversement célèbre.

On connaît trop l'histoire d'Abailard pour que nous croyions devoir ici la reproduire. Nous nous contenterons de rappeler que ce célèbre philosophe était à l'apogée de sa gloire, que l'on accourait de toutes les parties de l'Europe pour se presser autour de sa chaire, lorsque survint cet épisode si touchant et si dramatique de ses amours et de ses malheurs, épisode qui est resté dans la mémoire de tous les peuples et a fait de son héros comme un type d'amant martyr.

Ce fut à cette époque qu'il composa en langue vulgaire des chansons qui amusaient les écoliers et les dames, et qui furent longtemps chantées dans plusieurs provinces. Abailard logeait dans la maison du chanoine Fulbert, qui le choisit pour précepteur d'Héloïse, sa nièce et sa pupille. Il était jeune, beau, noble, riche, illustre ; il fut aimé d'Héloïse, l'enleva et la conduisit en Bretagne, où elle accoucha d'un garçon qu'il nomma Astrolabius. Il proposa ensuite à l'oncle irrité de l'épouser en secret. Fulbert accepta ; mais pour sauver l'honneur de sa nièce, il ne tarda pas à divulguer ce mariage. Alors Héloïse, à qui la gloire d'Abaibard était plus chère que son honneur, nia le mariage sous serment, malgré les mauvais traitements auxquels cette résistance l'exposait de la part de son oncle, et qui la mirent dans la nécessité de se réfugier chez les religieuses d'Argenteuil, où elle avait été élevée. Le chanoine conçut alors un projet de vengeance atroce. Quelques-uns de ses gens pénétrèrent de nuit dans la chambre d'Abailard et le mutilèrent de la façon la plus odieuse.

A partir de ce jour s'ouvre pour Abailard comme une nouvelle carrière non moins glorieuse que la première, mais où sa courageuse conduite, ses attaques contre les vices et la corruption de son époque, l'envie qu'excitait son mérite, la jalousie et la haine des professeurs dont il dépeuplait les écoles, et la hardiesse de ses idées lui suscitèrent des tracas et des persécutions de toutes sortes. Il était entré comme moine à l'abbaye de Saint-Denis, en même temps qu'Héloïse prenait le voile au monastère d'Argenteuil ; mais il ne put y demeurer à cause des vices de l'abbé et des autres moines dont il s'était fait le censeur. Il se réfugia alors dans un coin obscur de la Champagne, où sa renommée ne lui permit pas de vivre paisiblement. Des milliers de disciples accoururent de toutes parts à ce désert, et s'y dressèrent des huttes, afin d'entendre la parole de ce fameux professeur. Abailard devint ensuite supérieur du monastère de Saint-Gildas de Ruys, sur les côtes du Morbihan, et il fondait, près de Nogent-sur-Seine, un oratoire appelé le Paraclet qu'il donna à Héloïse, et qui fut l'origine de l'abbaye du Paraclet, dont Héloïse fut la première abbesse. Plus tard, devenu infirme, il se retira dans le prieuré de Saint-Marcel, lieu très agréable sur les bords de la Saône, où il mourut en 1142. Son corps fut envoyé à Héloïse, qui le fit inhumer au Paraclet, et voulut partager le même tombeau, vœu auquel on déféra à sa mort, en 1613.

Le directeur du Musée des monuments français fut chargé, en 1800, par le gouvernement, d'amener à Paris les dépouilles mortelles d'Héloïse et d'Abailard. Le monument qu'on leur éleva alors, a été religieusement transporté, en 1820, au cimetière du Père-Lachaise, où reposent définitivement les restes de cet illustre couple.

Le nom d'Abailard, qui a traversé les siècles, ceint de la triple auréole de la science, de l'amour et du malheur, mérite de parvenir jusqu'à la postérité la plus reculée.

Abailardiser. — Mettre quelqu'un dans l'état où le chanoine Fulbert mit le pauvre Abailard. Ce mot a été employé par quelques écrivains contemporains. En 1792, se trouvait détenue à la Conciergerie du Palais-de-Justice une femme connue sous le nom de la *Bouquetière du Palais-Royal*, qui avait été condamnée à mort, pour avoir, dans un moment de fureur jalouse, abailardisé son amant.

Abaissement. — Abaissement de la matrice: Descente de la matrice dans le vagin. Cette maladie a souvent été confondue avec la hernie de matrice ; elle en diffère cependant par un caractère essentiel, puisqu'on entend par hernie une tumeur faisant saillie au dehors par le déplacement d'une partie solide, au lieu que dans son *abaissement*, l'utérus ne forme point une tumeur extérieure. Quand un viscère du bas-ventre a été entraîné d'une région dans une autre par une cause quelconque, sans que la capacité de l'abdomen en paraisse changée, on ne dit point qu'il y ait hernie ; et, dans le fait, elle n'existe pas. Il en est de même des changements qui arrivent de la part de l'utérus dans le bassin. Ce viscère a différents degrés d'*abaissement*: je n'en distinguerai que deux espèces. Chez une femme d'une stature ordinaire, l'orifice de l'utérus se trouve placé à près de quatre pouces de la vulve ; après un exercice modéré, comme la promenade, il n'y a plus que trois pouces d'intervalle entre ces deux parties, la femme étant droite : on ne peut donc pas regarder cette position comme un changement morbifique dans la matrice, à moins que cet état ne soit habituel. On ne doit pas confondre non plus avec l'*abaissement*, qui fait le sujet de cet article, l'espèce de déplacement qui résulte d'un empâtement ou d'un engagement momentané, tel que celui que produisent les approches des règles, parce que la matrice remonte à sa place après l'écoulement des menstrues.

La seconde espèce consiste dans un très grand rapprochement de l'orifice de l'utérus avec la vulve.

Quelle que soit la cause de cette maladie, l'usage des pessaires est indispensable. On préfère les pessaires modérément irritants pour les constitutions phlegmatiques, afin de ranimer l'action des parties qui se sont prêtées à l'extension. Hippocrate recommandait ceux qui occasionnent une vive irritation, pour procurer un dégorgement salutaire. L'excès d'irritabilité des femmes de notre climat ne permet pas de suivre cette méthode, qui serait plus utile en Hollande, en Angleterre, etc. Les pessaires astringents, recommandés par quelques praticiens, sont dangereux, parce qu'ils donnent à la matrice, qui est toujours en contact avec eux, une astriction qui pourrait empêcher l'écoulement des menstrues, et par suite donner lieu à des maladies terribles. Ils peuvent aussi déterminer des engorgements dans ce viscère. S'il y a obstruction dans la matrice, on ne doit pas espérer de guérir son *abaissement* avant qu'elle soit complètement débarrassée des fluides qui augmentent son poids et son volume. Mais pendant qu'on fera la cure des obstructions, on la soutiendra dans sa place par le moyen des pessaires. Ils sont nécessaires pour éviter les tiraillements et l'irritation, qui y feraient naître des engorgements, ou qui entretiendraient l'accroissement de ceux qui étaient formés. Ils sont indispensables pour prévenir les accidents qui résultent du tiraillement des ligaments ; accident qui est accompagné de beaucoup d'autres.

Abandon. — Joli mot quand il est pris dans le sens de négligence aimable, où une femme cesse en quelque sorte de s'observer, de se contraindre ; où elle se laisse, pour être plus séduisante encore, aller à l'impulsion naturelle de ses idées, de ses sentiments, ou de son caractère.

Il est une autre espèce d'*abandon* qui n'a rien de commun avec celui qui précède. Celui qui, au lieu de nous ouvrir le cœur, nous le resserre. Car qu'y a-t-il de plus triste qu'un homme *abandonnant* une jeune femme qui l'aime, une femme qui lui a tout *abandonné* : beauté, charmes, amour, dévouement, tendres caresses... et le reste ! Fi le vilain ! qui, comme le papillon, vole de belle en belle, quand il ne vole pas tout à la fois de belles en belles. Le chapitre des pauvres femmes *abandonnées* par leurs amants ou par leurs maris serait long, trop long.

Abandonnée. — Une fille ou femme, perdue de débauche, qui mène une vie déréglée.

Aller à l'abandon. — Se disait autrefois pour se prostituer.

Abcès. — Amas de pus renfermé dans le lieu où il s'est formé. L'abcès est le produit de la suppuration ; c'est le pus qui résulte de cette action de la nature, amassé dans le tissu cellulaire. Nous devons ici nous occuper tout spécialement de l'*abcès vénérien*. L'abcès vénérien est une tumeur qui survient à différentes parties du corps, et qui est souvent un symptôme de la vérole. Elle résiste alors à tous les pansements même les plus méthodiques. Ces tumeurs, quelquefois inflammatoires, sont plus ordinairement placées aux grandes lèvres chez les femmes et au périnée chez les hommes. Il se forme aussi des *abcès* vénériens par congestion ou par fluxion, et c'est presque toujours l'effet d'une métastase, par la suppression de quelque écoulement ou de quelque suppuration déjà établie. On donne aussi le nom d'*abcès* à quelques tumeurs inflammatoires des testicules. L'*abcès* aux prostates, chez les hommes, est souvent occasionné par une gonorrhée virulente; la douleur fixe qu'ils ressentent entre les bourses et l'anus, et que rien ne peut calmer, l'annonce suffisamment. Les douleurs sont excessives; mais il arrive quelquefois que, dans le moment le plus critique, à la suite d'une érection violente, douloureuse et involontaire, il survient un écoulement abondant de matières purulentes et sanguinolentes, qui termine heureusement cet accident; alors il ne reste plus que l'écoulement de la gonorrhée, qui se guérit par un traitement convenable.

Abdomen. — Tronc de l'homme et des mammifères: se divise en deux parties, la *poitrine* ou thorax et *l'abdomen*, séparées par le diaphragme. L'abdomen est borné inférieurement par le bassin, en arrière par les artères lombaires, sur les côtés et en avant par des aponévroses et des muscles. Il est tapissé intérieurement d'une membrane unie et mince, appelée *péritoine*, qui enveloppe tous les viscères dont elle permet et limite les mouvements.

L'*abdomen* se divise en trois régions médianes, qui sont en allant de haut en bas, l'*épigastre*, la région *ombilicale* et hypogastre, six latérales qui sont les *hypocondres*, les *flancs* et les fosses iliaques. Il contient l'estomac, les intestins, la rate, le foie, le pancréas, les reins. La ligne médiane de la face antérieure de l'*abdomen* est formée par l'entre-croisement de fibres aponévrotiques, et porte le nom de *ligne blanche*. L'*abdomen* prédomine chez l'enfant ; il est plus volumineux chez la femme que chez l'homme.

Les muscles de l'*abdomen* sont au nombre de dix, cinq de chaque côté ; non seulement ils défendent les viscères, mais ils servent, par leur contraction et leur dilatation alternative, à la respiration, à la digestion et à l'expulsion des excréments. Par la contraction de ces muscles, la cavité de l'*abdomen* est resserrée et la descente des matières qui sont contenues dans l'estomac et dans les intestins est facilitée. Ces muscles sont les antagonistes propres des sphincters de l'anus et de la vessie, et chassent par force les excréments contenus dans ces parties, comme aussi le fœtus dans l'accouchement.

Ablution. — Lotion d'une espèce particulière, propre surtout aux rites religieux. De nos jours, l'instruction, plus générale, permet de ne plus faire intervenir la religion dans ce qui concerne l'hygiène, et l'on se borne à indiquer les *lotions* et les *bains* comme des moyens indispensables à l'entretien de la santé. Les moindres souillures, le contact d'un cadavre, l'attouchement d'un homme infecté ou d'un lépreux, l'exercice des devoirs du mariage, les évacuations périodiques des femmes et mille autres circonstances pareilles rendent l'ablution nécessaire. D'ailleurs, la lotion, l'ablution, le bain, peuvent être considérés comme les meilleurs remèdes prophylactiques de la contagion blennorrhagique. Pour échapper à cette maladie, si le mauvais sort nous y conduit, il est, en effet, un moyen bien simple, bien facile et que l'on trouve partout ; qui est toujours là, sous la main, toujours prêt à nous rendre le service demandé. Ce moyen, ce préservatif sans égal, vous l'avez deviné sans doute ; c'est... l'eau pure ou, pour les délicats, additionnée de quelques gouttes d'eau de Cologne, de menthe, ou de tout autre liquide aromatique. Là est tout le secret de la prophylaxie en question.

Soyez certain que la blennorrhagie deviendrait, chez l'homme, aussi rare qu'elle est commune, si le cabinet de toilette était toujours, pour madame, le chemin obligé de l'alcôve, si toutes les femmes, filles de rues ou duchesses, se faisaient un devoir de ne s'offrir au congrès qu'après de salutaires ablutions ayant fait place nette, *intus et extra*... Vénus sortant de l'onde ! Malheureusement, cette précaution si simple, si facile, est le plus souvent négligée ou n'est prise qu'à demi, pour sauver les apparences. C'est à vous de l'exiger, d'*oser* la demander, si elle ne se présente d'elle-même. Mais là est le côté difficile, le point délicat de la situation, et c'est pourquoi nous soulignons le mot. Soit par amour-propre, soit par un sentiment de galanterie dont il n'est que trop souvent la dupe, l'homme ose et se fait gloire d'oser tout ce qu'il faut pour attraper le mal, tandis qu'il a honte de tout ce qu'il faudrait faire pour l'éviter.

« Un vieux reste de sentiment chevaleresque, dit M. Diday, préside encore aux relations les plus vénales. Le respect humain vous retient, même dans les lieux de tous les moins respectables. Triple Prud'homme, il vous semble incongru, malséant, peu français, d'afficher *devant une dame* une défiance dont sa pudeur va rougir et sa fierté s'offenser !!!... C'est ainsi, mon ami, qu'on fait son chemin près du sexe... et des apothicaires. »

Abortif. — Médicament abortif, substances abortives, qui ont la propriété de faire avorter ou de hâter l'accouchement. Les substances abortives sont des emménagogues, c'est-à-dire agissant spécialement sur l'utérus. Les plus renommées sont la sabine, la rue fétide et le seigle ergoté. La médecine les emploie pour combattre l'aménorrhée et la dysménorrhée, et pour hâter la délivrance dans le cas d'accouchements laborieux. Rien n'est moins certain que l'action des agents divers connus sous le nom d'*abortifs* ; et l'on a vu cent fois les personnes qui en avaient fait usage dans des intentions criminelles être en proie aux accidents les plus graves et les plus dangereux sans pouvoir accomplir leur coupable dessein. Les moyens indiqués ne peuvent rien sur le fœtus quand il est bien portant : Au contraire, dans ses maladies, ou dans celles de ses enveloppes, la fausse couche a lieu sans la moindre cause apparente, et malgré les plus grandes précautions. Mais la nature, dans sa prévoyante sagesse, a voulu rendre l'existence du nouvel être indépendante même de celle de la mère ; celle-ci n'est pas sûre de l'atteindre en se portant des coups capables de la faire périr elle-même. On a vu de nombreux exemples d'inflammations mortelles survenues chez des femmes qui avaient cherché à éviter la honte d'une faute en se rendant coupables d'un crime.

Absence. — On dit que l'absence est la véritable pierre de touche de l'amour, et l'on a souvent conseillé aux maris imprudents de ne pas jouer de cet instrument; car la plus fidèle épouse pourrait, pendant l'absence du mari, commettre, elle aussi, une absence. Exemple :

Une dame de haute lignée, qui habitait Toulouse, profitant d'un moment où son mari *s'était absenté*, reçut pour la première fois un galant qu'elle avait choisi, dans un kiosque situé au fond du jardin de son hôtel. On accédait à ce kiosque, d'ailleurs assez élevé, par un escalier unique qui comptait au moins vingt marches. La dame était en conversation intime et très intime avec l'heureux jeune homme qu'elle favorisait, lorsque, par un hasard malencontreux, sortant vers minuit d'un cercle dont il faisait partie, le mari rentra. De la fenêtre de sa chambre il vit qu'il y avait de la lumière dans le kiosque et s'y rendit pour retrouver sa femme. Les pas, faisant grincer le sable de l'allée qui conduisait au kiosque, avertirent les amants du danger qui les menaçait.

La dame s'écria: « C'est mon mari, nous sommes perdus! »

« Du sang-froid ! reprit le jeune homme ; éteignez la lumière, en criant : Dieu ! que je suis maladroite ; j'ai laissé tomber ma bougie ! et ne vous inquiétez de rien. »

Après avoir dit ces mots, il sortit précipitamment du kiosque et se coucha à plat ventre sur l'une des marches qui y conduisaient, puis il attendit.

Il savait que le mari, homme de grande taille, avait l'habitude d'enjamber deux ou trois marches lorsqu'il montait des escaliers ; il se disait : « Si j'ai le bonheur d'être sur l'une des marches qu'il ne foulera pas, nous sommes sauvés. »

Mais qui compte sans son hôte compte deux fois, dit le proverbe.

Le malheureux mari mit tout juste le pied sur le ventre du galant qui, faisant un mouvement très brusque, fit choir le mari.

Celui-ci roula quelques marches et, pendant qu'il se contusionnait assez gravement, notre amoureux se releva vivement, sauta par-dessus son corps, se précipita dans le jardin et, à l'aide d'un espalier qui en garnissait le mur, il franchit cette clôture et se trouva dans la rue.

« Quand l'époux se releva, il se prit à crier : « Au voleur ! »

La femme en fit autant, et, quand ils se furent réunis, le mari dit à sa chère moitié : « Ah ! ma chère, c'était certainement un voleur, et vous l'avez échappé belle ! »

— « Oui, lui dit sa femme, et vous aussi mon ami. »

Abus. — On entend par *abus de soi-même* l'usage désordonné que fait un homme ou une femme des parties de la génération, de manière à faire naître, dans l'individu isolé, les plaisirs que la nature n'accorde qu'à l'union bien ordonnée de deux sexes. On a donné encore à cet *abus* le nom de *masturbation* ou *manustupration*, et mal à propos ceux d'*onanisme* et de *pollution ;* je dis mal à propos, parce que le crime que l'Ecriture reproche à *Onan* n'est point l'*abus* de soi-même, et que le mot de *pollution* appartient également à l'excrétion, soit volontaire, soit involontaire, de la semence, sans coït vénérien. L'acte vénérien est accompagné, chez les hommes comme chez les femmes, d'un sentiment d'irritation, suivi d'un spasme très marqué, accompagné d'une perte de connaissance presque totale et momentanée, qui la fait comparer à un léger accès d'épilepsie. Chez les hommes, ce spasme amène l'excrétion violente de l'humeur séminale; chez les femmes, il n'est suivi que de l'expression d'une mucosité peu abondante.

Abuser. — *Abuser d'une femme :* la posséder, en jouir au moyen de promesses trompeuses, en abusant de sa confiance et de son laisser-aller. Ce mot s'est pris quelquefois aussi dans une acception plus odieuse. Exemple : Il se trouve divers historiens qui disent que Néron avait abusé plusieurs fois de Britannicus.

Accouchement. — Le mot accouchement exprime une fonction naturelle par laquelle l'organe utérin se débarrasse du produit de la conception, au terme du développement du fœtus. L'accouchement est certes le mauvais côté de l'amour, dont les plaisirs sont si universellement recherchés. Ce vilain mot fait le désespoir de toutes les femmes, surtout de celles qui ne voient pas dans l'amour, et qui cherchent à éviter, les devoirs de la maternité. — Une grossesse pour elles est un malheur, sinon une déchéance physique; elle grossit la taille, détruit la fermeté des formes. En un mot, elle est pour les courtisanes une sorte de morte saison. La mère du régent ne put se décider à courir les hasards d'une nouvelle grossesse. Elle dit au prince, son époux, que le métier de faire des enfants lui convenait peu. Il paraît que c'est un triste moment pour la plus belle moitié du genre humain. On en peut juger par le trait suivant :

La jeune duchesse de La Rochefoucauld-Liancourt, *in-*

commodée pour la première fois, eut un *accouchement* très laborieux. Sa vie fut plusieurs fois en danger.

Lorsqu'elle fut délivrée et qu'on lui apprit qu'elle avait un fils, elle s'écria : « Tant mieux, au moins il n'*accouchera* pas ! »

L'art des accouchements, que nous appelons obstétrique, peut être défini l'art de faciliter l'enfantement par des secours divers basés sur des connaissances préliminaires relatives à la structure, aux fonctions et aux maladies des organes par lesquels s'accomplit ce phénomène, secours qui peuvent être de simples moyens hygiéniques, ou bien des opérations plus ou moins délicates pratiquées avec la main seule ou aidée d'instruments. Il comprend aussi les soins que réclament et la femme enceinte, en travail, et *accouchée*, et l'enfant dans les premiers jours de la vie.

Accouplement. — On entend, le plus ordinairement, par ce mot, l'union sexuelle chez les animaux. Littré prétend que l'*accouplement*, en parlant de l'homme et de la femme, est une chose odieuse. Peut être eût-il préféré les mots *conjonction* ou *copulation*.

Acoquiner (s'). — S'acoquiner à une femme, s'attacher trop à une femme.

Activité. — Considérée par rapport aux affections de l'âme, l'activité est cette propriété qui fait que l'âme a toujours besoin d'être occupée d'un être, soit idéal, soit sensible, qui soit ou l'objet de son *amour*, ou le but de ses *désirs*. *L'activité des désirs* est souvent telle qu'ils ne peuvent être assouvis et calmés par la jouissance ; et que l'âme, en possession de l'objet qu'elle a désiré, dédaigne bientôt ce qu'elle possède, pour se porter sur d'autres objets qui servent tour à to r d'aliment à un feu qui ne peut ni s'arrêter ni s'éteindre. Je ne m'étendrai pas beaucoup ici sur les effets que ces genres d'*activité*, poussés à l'excès, peuvent produire sur le corps. Ils sont à peu près les mêmes;

mais plus forts et plus difficiles à détruire que ceux de l'*activité physique excessive*. On a vu l'homme, consumé par l'*activité* de cette espèce de *tempérament moral*, tomber dans le marasme.

Admiration. — Le premier symptôme de la fièvre qu'on appelle l'amour.

Adolescence. — L'âge des illusions. C'est à cet âge, chez les deux sexes, que se complète le développement de l'individu, que la taille devient plus élevée et que se prépare la fonction qui doit assurer la conservation de l'espèce.

Adorable. — Digne d'être adoré; qui a droit à l'adoration.

Les lexicographes prétendent que c'est par exagération que ce mot se dit de ce que l'on aime passionnément ou de ce qui est digne d'être aimé avec passion. Ce mot, au contraire, est étymologiquement bien mieux adapté. Comment! c'est par exagération qu'on adore une femme, une douce et angélique créature!... Il faut être froid comme un lexicographe pour avoir tel sentiment.

Les poètes ont dit que leurs Philis étaient plus *adorables* que les divinités de la fable, et personne, dit Voltaire, ne peut les en blâmer.

Adorateur. — Arbre de la pépinière où fleurit l'amant.

C'est par exagération, suivant les lexicographes, que le mot *adorateur* s'emploie pour désigner celui ou celle qui estime, qui adore avec excès, qui aime avec passion une femme ou un objet quelconque. *Être l'adorateur d'une femme; être au nombre des adorateurs*. Il existe un genre d'adorateur à part, l'adorateur banal, celui qui se déclare l'adorateur de toutes les femmes. « Il y a des femmes, a dit Balzac, qui ont trop d'adorateurs pour avoir un favori. »

Adulation. — Eau bénite de l'amour.

L'adulation est représentée par une femme vêtue galamment et jouant de la flûte; elle a pour attributs des abeilles, dont le miel est doux et l'aiguillon piquant, et un soufflet, parce qu'elle éteint la lumière de la raison et allume le feu des passions

Adultère. — Crime que commet un des époux en violant la foi conjugale. Dans toutes les législations, l'adultère de la femme a toujours été puni plus sévèrement que celui du mari. « C'est, dit Montesquieu, que la violation de la pudeur suppose dans les femmes un renoncement à toutes les vertus ; c'est que la femme, en violant les lois du mariage, sort de sa dépendance naturelle ; c'est que la nature a marqué l'infidélité de la femme par des signes certains, outre que les enfants adultérins de la femme sont nécessairement au mari et à la charge du mari, au lieu que les enfants adultérins du mari ne sont point à la femme ni à la charge de la femme.

Adultérin. — *Voy.* BATARD et ENFANT NATUREL.

Adultes. — Quand le corps a atteint ce degré de perfection dont il est susceptible, l'homme est *adulte, adolevit.* Alors tous les organes ont pris leur proportion et leur force. Les adultes n'ont de règle à suivre que les règles générales qui dépendent de la nature des choses qui nous environnent, et les usages auxquels elles sont destinées.

Affaires. — Employé vulgairement pour règles. *Cette femme à ses affaires.* L'expression se trouvant dans le Dictionnaire de l'Académie française, nous ne pouvions pas ne pas la reproduire ; mais nous renvoyons le lecteur aux mots RÈGLES et MENSTRUES. Le docteur Marie de Saint-Ursin appelait cette périodicité : les impôts lunaires !

Affection. — Pris comme terme de médecine, ce mot signifie maladie. Employé comme synonyme d'amour, il pourrait sans doute encore revendiquer la même signification, comme on le verra au mot *amour*.

Agaceries. — Petites flèches argentées de l'Amour.

Coups d'épingle, coups d'œil, coups de coude, coups d'éventail, sont de la grande famille des agaceries.

Age.

Le cœur est toujours jeune et peut toujours saigner.
(Victor Hugo).

L'âge nubile est celui où les jeunes filles sont physiologiquement aptes à contracter mariage. Il est vrai qu'il y a nombre de filles qui n'attendent ni cette époque, ni même le contrat. L'*âge de puberté* est l'époque à laquelle garçons et filles sont nubiles, ou, pour parler plus intelligiblement, où les parties génitales, comme disent les docteurs, prennent tout leur développement.

Napoléon demandait à Corvisart si, à cinquante ans, un homme pouvait faire des enfants à une jeune femme qu'il épouserait.

— Souvent, répondit le médecin.

— A soixante ?

— Quelquefois.

— A soixante-dix ?

— Toujours, ajouta Corvisart.

Agitation.—Toutes les affections très fortes produisent une agitation marquée, parce qu'il est impossible qu'elles se soutiennent longtemps au même ton, et parce qu'elles agissent toujours par secousses et par accès. A ce titre l'amour produit en nous une suprême agitation (*Voy.* PASSION).

Aglaé. — Aglaé, ou Églé, la plus jeune et la plus belle des trois Grâces, épouse de Vulcain, le plus laid de tous les dieux, union symbolique des contraires. Les Grâces avaient des temples à Élis, à Delphes, à Pergé, à Périnthe, à Byzance, elles en avaient aussi de communs avec d'autres divinités, telles que l'Amour, Mercure et les Muses. On représentait les Grâces sous la forme de trois belles jeunes filles nues. Cependant Homère en suppose deux mariées, l'une au Sommeil, l'autre, Aglaé, à Vulcain.

Aglactation. — Aglactation ou agalactie, ou agalaxie, exprime la même chose que le défaut de lait. Cet état a quelquefois lieu dans les femmes en couche et chez les nourrices.

Agnès. — Jeune vierge d'une rare beauté et d'une vertu non moins éminente. L'intervention d'un miracle, dit la légende, préserva sa chasteté d'un attentat qui aurait été pour la jeune fille le plus grand des supplices. Un beau tableau du Tintoret nous retrace le miracle opéré sur l'homme qui était venu pour attenter à sa pudeur : Il fut frappé de cécité. Le mot Agnès est devenu synonyme d'innocente, disons même de niaise. L'Agnès de l'*École des femmes* est une ignorante ; mais elle n'est pas stupide. Il existe, sous le titre de « l'Agnès dépaysée » un ouvrage mêlé de prose et de vers, contenant la jouissance parfaite, licite et générale des plaisirs de Cythère, où se trouvent cinquante différents tributs de l'Amour présentés à Vénus sur l'autel de ses charmes.

Agnus castus. — Abrisseau appelé aussi *gastiller* ou *poivre de moine*, de la famille des verbenacées, dont les fleurs, en longs épis d'un blanc violet, étaient chez les anciens l'emblème de la chasteté. Toutes les parties de ce végétal, et principalement le fruit, qui ressemble à un grain de poivre, ont été employées comme antiaphrodisiaques. On ne croit plus guère à cette belle propriété, bien que le médecin-poète Andrevétan, qui fait résonner sa lyre pour l'anatomie et la thérapeutique, appelle l'*agnus castus* dans ses vers

. . . . . remède à la vertu pudique.

Pline et Dioscoride racontent que dans les fêtes de Cérès, appelées *thesmophories*, les femmes vouées au célibat couchaient sur des lits d'*agnus castus*. Le professeur Fonssagrives, qui est une encyclopédie vivante, cite Eustathe et Mattæus Sylvaticus comme ayant noté l'usage des couches d'*agnus castus* dans certains couvents d'hommes. Le docteur Witkowski note ce détail curieux dans son ouvrage sur *la génération* : « Arnaud de Villeneuve attribuait à l'*agnus castus* une vertu si active qu'il suffisait, disait-il, de porter sur soi un couteau dont le manche était fait avec le bois de cet abrisseau, pour apaiser les aiguillons de la chair. »

Agréments. — On dit jouir des agréments, des avantages d'une femme, pour dire jouir de ses faveurs.

Agripaume. — Plante d'un genre particulier, haute de trois ou quatre pieds, à tige dure, carrée, garnie dans toute sa longueur de feuilles opposées. On la regardait comme antihystérique et on la recommandait aussi dans la suppression des règles.

Agrippes. — On nomme agrippes les enfants qui viennent au monde les pieds les premiers, nom qui signifie accouchement fâcheux.

Aigreurs. — Produit de mauvaises digestions. Les femmes hystériques y sont principalement sujettes.

Aiguillette. — En disant *nouer l'aiguillette*, on désignait par une expression figurée, une opération magique qui avait pour objet, et souvent pour résultat, d'empêcher un nouvel époux de consommer le mariage. Cet usage remonte à l'antiquité la plus reculée. Ce qui prouve l'influence que peut exercer l'imagination sur les facultés physiques chez les sujets ignorants et crédules, c'est qu'on a vu fréquemment des hommes si bien persuadés qu'on leur avait noué l'aiguillette, qu'ils étaient frappés d'une véritable impuissance. — La locution *courir l'aiguillette*, est appliquée aux femmes de mauvaise vie qui courent les rues et sollicitent les passants à venir chez elles.

Aiguillon. — Sorte d'arme ou de défense dont sont

pourvus différents insectes. On se sert aussi de ce mot pour désigner la manière dont certaines sensations vives, affectent l'âme : on dit l'aiguillon de la volupté, l'aiguillon de l'amour. L'aiguillon de la chair, c'est-à-dire les tentations, les désirs de la concupiscence.

Aiguillonner. — Ce mot s'applique aux coquettes dont les agaceries aiguillonnent certains individus. Une dame disait plaisamment, en parlant de M. le duc d'Aiguillon : « Il est si froid qu'il a besoin qu'on l'aiguillonne. » Il paraît que ce duc, malgré son nom, ne se sentait pas trop trop tourmenté de l'aiguillon de la chair. Disons en passant qu'un duc d'Aiguillon s'est fait connaître par l'obscène *Recueil d'un cosmopolite*.

Aiguiser. — Ce mot appartient à notre Dictionnaire, en ce sens que le dieu Cupidon est passé maître en l'art d'aiguiser les flèches qui doivent transpercer nos cœurs.

Ailes. – Les anatomistes appellent ailes certaines parties symétriques, ressemblant plus ou moins aux ailes d'un oiseau. C'est ainsi que les replis, présentés par le bord libre des ligaments larges de l'utérus, sont nommés *ailerons de la matrice*.

Beaumarchais a dit :

> Si l'Amour porte des ailes,
> N'est-ce pas pour voltiger ?

On dit qu'une personne *en a dans l'aile*, lorsqu'elle s'est laissé tout à coup surprendre par l'amour. Scarron a dit : « J'en ai dans l'aile, je suis perdu, j'ai regardé Chloris. »

Aimant. — Minerai de fer, appelé par les minéralogistes fer oxydulé amorphe. On pourrait, dit Orfila, faire un volume de toutes les propriétés imaginaires que les médecins des différents siècles se sont plu à concéder à l'aimant ; mais on sait que l'application des aimants sur la peau a une action démontrée dans certaines maladies nerveuses, et notamment dans l'hystérie. Suivant Rattray, l'aimant possède la vertu de fortifier la matrice. Paracelse lui attribuait la propriété de préserver de toute corruption les parties du corps les plus essentielles. Zwinger s'en est servi pour combattre un écoulement involontaire des urines dans une jeune fille. Suivant Kircher, la pierre d'aimant tenue dans la main passait pour avoir la vertu de faciliter l'accouchement. Pierre Borel ajoute que, portée au cou, elle exempte les femmes de la suffocation de la matrice. Paracelse vantait l'efficacité de l'aimant dans les divers écoulements, soit lymphatiques, soit sanguins, qui sont particuliers aux femmes, et le recommandait pour dissiper les attaques hystériques et tous les accidents qui dépendent de la suffocation utérine. Il la croyait particulièrement propre pour les spasmes des femmes enceintes. Astruc rapporte qu'on recommandait, dans les cas où les femmes sont menacées d'avortement, d'appliquer l'aimant sur le nombril. Mais arrêtons-nous là.

Qui ne sut se borner ne sut jamais écrire.

Aimer. — Aimer, dit H. Boyle, c'est avoir du plaisir à voir, toucher, sentir un objet aimable et qui nous aime. Louis Bouillet a écrit ce vers :

Bacchus veut qu'on s'enivre et Vénus veut qu'on aime.

Si l'on pouvait voir ce qu'on aime tel qu'il est, il n'y aurait pas d'amour sur la terre. (J.-J. Rousseau).

Mme de Montespan succéda à Mme de la Vallière, en qualité de maîtresse de Louis XIV. Mme de la Vallière avait aimé le roi par tendresse. Mme de Montespan aima la royauté par ambition. L'une aimait l'homme dans Louis XIV, l'autre aimait le roi.

On demandait à Mme d'Argenson, la femme du ministre de Louis XV, lequel elle préférait des deux frères Pâris, qui ne brillaient ni par leur amabilité ni par leur esprit ; elle répondit : « Quand je suis avec l'un, j'aime mieux l'autre. »

Aine. — On nomme ainsi un espace étroit et allongé, qui sépare le bas-ventre de la cuisse, et s'étend obliquement, à partir de l'extrémité antérieure de la hanche, à la saillie qui forme l'épine du pubis. Borné en dehors par la hanche, il est limité en dedans par les organes de la génération.

Air. – Nos bons aïeux disaient : *air de bonne fortune*, lorsqu'ils voulaient parler d'une fille d'Ève toute disposée à goûter du fruit défendu.

Airelle. — Genre d'une plante de la famille des bruyères. Les baies de l'airelle ont été autrefois assez employées. On les appliquait, écrasées et mêlées avec du sel marin, sur les seins des femmes en couche, pour repousser le lait.

Aisément. — Usage, commodité, faculté, possibilité. La partie du corps qui se prête le plus aisément à ce qu'on veut faire :

« Estre enfermés deux à deux, et mis en subjection la plus sûre que faire se pourra, par tels endroits de leurs membres et *aisément* de leurs corps qu'ils verront estre à faire pour le mieux. » (Félib., *Histoire de Paris*).

Aisier. — Jouir des plaisirs de la vie. — « Cette nuit se reposèrent et aisièrent de ce qu'ils eurent. » (Froissart).

Aisir. (S'). — Jouir.

La Toyson prit et Médée saisit,
Laquelle peu de son amour *se aisit*,
Car tôt après la debouste et déchasse.

(MAROT).

Aisselle. — La poitrine et l'épaule, en se réunissant, laissent un enfoncement qu'on nomme aisselle, et qui est l'analogue du creux nommé aine, qu'on remarque au point de jonction de la cuisse et de l'abdomen.

Akata. — Maîtresse de Cromwell et femme du major Lamberth. Afin de mieux jouir de la femme du major, Cromwell lui faisait donner par le Parlement le commandement des milices qui devaient aller garder les frontières d'Écosse. L'absence de Lamberth fut mise à profit ; car huit mois après son départ, sa femme avait pris un embonpoint suspect, et elle en tirait vanité, son désir étant que tout le monde sut que son obésité accidentelle n'était pas le fait de son mari. Cette courtisane célèbre ne se piqua pas d'être plus fidèle à son galant qu'à son mari, et elle eut pour le comte de Holland de plus grandes complaisances qu'elle n'en avait eu pour Cromwel lui-même. Toutefois, c'est grâce à elle que Cromwell remporta la grande victoire de Naseby, après quoi le Protecteur lâcha sa maîtresse, n'en ayant plus besoin pour ses plans politiques.

Alcôve. — On a fait de l'alcôve des définitions assez spirituelles. Par exemple : Alcôve, c'est-à-dire asile mystérieux où se tient un tribunal secret. Là se juge à huis clos la même cause depuis bien des siècles. Celui ou celle qui perd gagne presque toujours son procès, mais est condamné aux frais et dépens.

Que de fois l'amou, a-t-on dit, a dû son triomphe à la trompeuse obscurité d'une alcôve. C'est là l'écueil où viennent expirer les derniers efforts de la pudeur.

> Dans une alcôve parfumée,
> Impénétrable au dieu du jour,
> La pudeur, sans être alarmée,
> Dort sur les genoux de l'amour.

Dans un manuel d'hygiène, usité dans les écoles belges, on lit cette phrase que je voudrais voir devenir classique en France : « Il faut condamner sans rémission ces alcôves étroites et privées d'air, avec leurs rideaux épais qui clôturent les lits, comme des armoires. » Dans son *Histoire des Français*. A. Monteil écrit : « Les médecins disent que ces belles alcôves sont des étangs, des marais d'air. »

L'alcôve n'est autre chose qu'une espèce de niche ou cabinet en menuiserie pratiquée dans une chambre à coucher pour y placer le lit. Aujourd'hui l'alcôve n'est plus en faveur. Des médecins éclairés ont démontré combien l'usage en est malsain, dangereux. En effet, dans le sommeil, la respiration est profonde ; en même temps, la peau donne issue à d'abondantes émanations ; au réveil se fait la véritable transpiration, ou l'évacuation excrémentitielle de la dernière coction des aliments ; et tout cela se fait dans l'enceinte de l'alcôve. Ainsi deux genres de causes, les plus puissantes pour vicier l'air, se rencontrent à la fois : les émanations de la peau et celles de la respiration.

On peut dire que, généralement, il vaut mieux dormir au milieu d'une chambre que dans une alcôve. Mais si la disposition des lieux rend l'alcôve commode, ou même nécessaire, alors il faut qu'elle soit fort ouverte, et qu'elle ne soit pas disposée de manière que le lit y entre le chevet au fond et les pieds à l'ouverture de l'alcôve, mais que l'ouverture soit dans la longueur du lit, en sorte qu'un de ses bords soit à portée de recevoir l'air de la chambre.

Il est encore une attention fort importante, c'est de ne point enfermer dans la même alcôve le lit et les lumières dont beaucoup de personnes se servent la nuit. L'air se vicie considérablement par le concours de ces causes.

Pour terminer par une saillie, nous répéterons ce qu'on a dit, que l'alcôve est le sanctuaire du dieu malin, le dernier paradis terrestre.

On a aussi appelé l'alcôve la terre promise !

Alcyone. — Fille d'Éole, épousa Céyx, roi de Trachine. Ce prince ayant péri dans un naufrage, Alcyone avertie en songe de son malheur courut au rivage, où les flots venaient de jeter le cadavre de son époux, et versa tant de larmes que les dieux, par pitié, les changèrent en alcyons.

L'époque des amours de ces oiseaux est célèbre chez les mythologues comme un gage et un emblème de l'absence des tempêtes.

Allaitement. — L'allaitement est une fonction qui complète et couronne l'œuvre de la reproduction. Il caractérise la classe la plus élevée de la série animale, c'est-à-dire l'homme et les mammifères. Dans cette classe, le nouveau-né a besoin d'une alimentation appropriée à la faiblesse de ses organes digestifs; la nature a pris soin de la lui préparer dans les mamelles de la mère, en attendant qu'il acquière assez de force pour chercher lui-même des aliments plus solides.

De tout temps, les philosophes, d'accord avec les médecins, ont recommandé l'allaitement maternel. Il y a dix-huit siècles, Plutarque écrivait : « La nature, en remplissant de lait le sein des mères, montre que les mères doivent nourrir elles-mêmes l'enfant qu'elles viennent de mettre au jour. » Depuis ce moment, docteurs et philanthropes ont répété les paroles de Plutarque ; ils ont prêché, à qui mieux mieux, l'obligation si douce et si sainte pour les mères de nourrir leurs enfants. Les femmes qui ne délèguent point cette obligation à une mercenaire assurent à la fois la santé de l'enfant et celle de la mère. En effet, si cette maxime du grand hygiéniste Michel Lévy est vraie, « mieux vaut à l'enfant le sein d'une mère de force moyenne que celui d'une nourrice robuste », cette autre proposition formulée devant l'Académie de médecine par le docteur Blache n'est pas moins juste : « L'allaitement est utile à la mère comme à l'enfant, la lactation est le meilleur moyen de préserver la femme des affections utérines que l'on voit si souvent après la grossesse et l'accouchement : chute de matrice, inversions utérines, etc. »

Allaitement étranger.— Deux catégories de mères se font suppléer par les nourrices : celles qui *ne veulent pas* donner le sein ; celles qui *ne peuvent pas*. Les premières sont des coquettes ou des paresseuses, dont la nature punit souvent le mépris qu'elles ont montré pour les lois de l'équilibre physiologique ; les autres, celles qui voudraient garder pour elles toutes les charges de la maternité et qui sont forcées de les confier à autrui renoncent au doux office de l'allaitement par la pauvreté de leur constitution physique. Il s'agit du choix d'une bonne nourrice. Voici les caractères auxquels on peut juger des qualités de nounou: si la nourrice a plus de vingt et moins de trente-deux ans ; si elle est douée de quelque intelligence; si son caractère est gai, son visage coloré, ses lèvres rouges ; si elle se tient proprement ; si ses dents sont au complet, blanches ou simplement sans caries ; si ses cheveux sont bruns ; si la poitrine est souple, sans être énorme ; si le lait, tiré dans une cuiller, a une belle couleur blanche, à pâle reflet bleuâtre, une saveur légèrement sucrée, une consistance ni trop fluide ni trop épaisse ; si tout cela est bien constaté, il est plus que probable que la nourrice est bonne. Cela n'est pourtant pas sûr. Pour transformer cette probabilité en certitude, une dernière chose reste à faire : envoyer la nourrice chez le docteur, pour une exploration spéciale, lui permettant de s'assurer que la contagion spécifique ne pénétrera pas dans la famille par la porte de l'allaitement.

Allaitement artificiel. — S'il était possible de décréter l'allaitement maternel obligatoire, il faudrait renvoyer bien vite à leurs pâturages, vaches, chèvres, brebis, dirigées sur l'hôpital des enfants. Mais comme cela ne se peut pas, puisque le lait des mères fait défaut et que la mamelle de la femme manque, rien ne me paraît plus rationnel que la pensée de la remplacer par la mamelle des animaux qui sont nos plus proches voisins sur l'échelle zoologique. La glande mammaire humaine vaut mieux que le pis de la vache, cela est indiscutable ; j'ajoute le pis de la vache est préférable au biberon ou au petit pot, cela ne devrait pas être discuté. Le docteur Clarke attribue la grande mortalité des enfants, à Londres, à l'habitude que les mères ont prises de les nourrir au biberon et de les élever dans la ville.

Considéré dans son ensemble, l'allaitement maternel est l'expansion de l'être physique et moral.

L'allaitement au biberon est un sevrage anticipé auquel on ne doit recourir qu'en cas de nécessité.

Allantoïde. — Organe du fœtus, en forme de boyau ou de sac membraneux, qui a son siège entre le chorion et l'amnios. Il communique avec la vessie au moyen d'un canal appelé *ouraque*. On croit que l'allantoïde a pour fonction de recevoir l'urine que secrètent les reins pendant la vie fœtale.

Allégorie. — L'allégorie est une manière d'exprimer des faits ou des sentiments par des paroles ou des objets qui les laissent devenir, qui en donnent l'idée, mais qui ne les font point connaître positivement. On comprendra que les amants se servent de cette métaphore pour arriver adroitement au cœur féminin par des fictions plus ou moins poétiques, mais toujours inférieures à l'idole qu'on encense et qui ne demande pas mieux que de le croire.

Alliance. — Bague symboliquement composée de deux anneaux réunis, que le mari donne à sa femme dans la cérémonie du mariage, et que celle-ci porte ensuite. Cet usage remonte jusqu'aux Hébreux.

Amabiliser. — Néologisme dû à Mercier, qui l'a enchâssé dans cette phrase : « La société des femmes amabilise un homme ».

Amabilité. — L'amabilité n'est ni l'amitié, ni l'amour ; mais elle y mène. La source de la véritable amabilité n'est pas extérieure, elle est dans le fond de l'âme. Les femmes

2.

sont toujours sensibles aux mille et une amabilités qu'on peut leur faire.

Amant. — On a dit fort spirituellement que l'amant est un esclave qui porte des chaînes d'or, un lorgnon... et quelquefois tout le poids d'un ménage.

Il ne faut pas confondre l'amant avec l'amoureux. L'amoureux n'est qu'à l'état d'aspirant, l'amant est plus avancé. C'est l'amoureux en pied.

Suivant Littré, un amant est celui qui, ayant de l'amour pour une femme, a fait connaître ses sentiments, et est aimé ou tâche de se faire aimer.

L'Italienne ne croit être aimée de son amant que quand il est capable de commettre un crime pour elle ; l'Anglaise une folie ; la Française une sottise.

L'amant de cœur, c'est l'amant favorisé secrètement par une femme entretenue, l'amant qu'elle préfère à celui qui paye. C'est le Henry d'une Gabrielle ou l'Alphonse d'une Nana.

Des Grieux est l'amant de cœur de Manon Lescaut ; elle pousse la complaisance jusqu'à lui envoyer une belle fille de ses amies, quand elle ne peut plus se rendre à un rendez-vous.

Les amants de cœur sont tous ceux qui acceptent d'une femme autre chose que le don indépendant de sa personne. Que de maris sont, sous ce rapport, amants de cœur !

Il ne faut pas confondre l'amant avec l'amoureux, ni avec le galant.

L'amant est celui qui a déclaré son amour et qui est parvenu à se faire agréer.

L'amoureux, lui, n'ose pas se déclarer ; et si pourtant l'objet de son amour repousse les soins qu'il veut lui rendre, il aime toujours et reste amoureux.

Le galant se rapproche plus du premier que du second, et suppose toujours un commerce illicite.

Une femme se brouilla avec son amant qui était chauve. Lorsqu'on en fut à se rendre les gages mutuels de tendresse qu'on s'était donnés, la dame écrivit à son amant : « Ce qu'il y a d'agréable avec vous, c'est qu'on n'a pas à vous rendre de cheveux ».

Un ouvrage curieux et intéressant est celui qu'on a attribué à Martial Dauvergne, sous ce titre : *L'amant rendu cordelier à l'observance d'amours.* C'est un petit poème comprenant 234 huitains, bien écrit et qui mérite d'être mieux connu. Un pauvre amoureux, désolé de ce qu'on *l'avait banny de sa dame,* vient dans une belle abbaye implorer les conseils spirituels de *Dom Prieur.* Alors s'établit entre l'amant et Dom Prieur un dialogue très animé. Le dernier se montre aussi savant des choses d'amour que le premier l'est peu :

DOM PRIEUR

Quand vous enduriez telle peine
Que n'alliez-vous devers la belle
Dire votre rage inhumaine
Et impétrer la grâce d'elle ?
Je crois qu'en eussiez-vous nouvelle
Opportune, pour vous guérir ;
Car dame n'est point si cruelle
Que nul veuille faire mourir...

L'AMANT

Je ne passoye pas si avant,
Ains à l'huys trois heures entières ;
De nuit estois soubz ung auvant
Regardant en haut les gouttières.
Et puis quant voyois les verrières
De la maison qui cliquetoient,
Lors me sembloit que mes prières
Exaulcées d'elle si estoient.

DOM PRIEUR

Or, beau sire, je vous demande
Quand votre dame, d'aventure,
Jetoit, en allant à l'offrande,
Sur un autre sa regardure,

En monstrant que de vous n'eust cure,
Quelle chose pensiez adoncques ?
Eussiez-vous point voulu à l'heure
Avoir au moustier entré oncques ?

L'AMANT

Parfois point n'arrestois en place,
Ains estois de mal et de peine.
Chault comme feu, froid comme glace,
Souspirant à la grosse aleine.
Lors je tentois à ma poulaine,
Mes doits et cheveux destirois ;
Et s'avois fleurs et marjolaine,
Par despit, je les deschirois.

Le pauvre malheureux veut absolument quitter le monde et se mettre en religion. Après bien des difficultés, les moines l'admettent parmi eux Le jour de sa profession, sa dame vint assister à la cérémonie, elle était en deuil et paraissait fort chagrine, mais notre héros n'en prononça pas moins ses vœux.

Ambition. — L'ambition vient toujours avant et après l'amour. Avant l'amour, on a l'ambition d'obtenir celle que l'on aime. Après ? celle d'avoir une autre ambition. Il faut remarquer qu'il y a une grande différence entre l'amour et l'ambition. Si l'amour égare les femmes, l'ambition ne les conduit qu'à l'intrigue. N'oublions pas qu'une jolie femme est plus souvent un moyen qu'un objet d'ambition, et souvenons-nous que l'étymologie latine de ce mot, dérivé d'*ambire*, désigne l'action de ceux qui, pour arriver à leurs fins, pour obtenir l'objet de leur convoitise, font une cour assidue aux personnes dont la volonté peut influer sur la décision de leur sort.

Ame. — Hippocrate prétend que l'âme est un esprit subtil répandu par tout le corps, en un mot, la faculté de sentir dans les moindres parties de la machine.

Les méninges doivent être le siège de l'âme (Marat).

Plus d'un penseur a douté qu'une âme immortelle pût

venir, de je ne sais où, se loger pour si peu de temps entre de la matière fécale et de l'urine (Voltaire).

L'âme n'habite jamais en lieu sec (Saint Augustin).

L'âme réside principalement dans le cerveau (Alcmœon).

Hippocrate et Hérophilus mettent l'âme au ventricule du cerveau, Democritus et Aristote par tout le corps, Epicurus en l'estomac, les stoïciens, autour et dedans le cœur, Empédoclès au sang (Montaigne).

Dans le langage poétique, on dit mon âme, ma chère âme, âme de mon âme, âme de ma vie, idole de mon âme, etc. Ce sont autant de termes de tendresse que les poètes emploient en parlant d'une femme bien-aimée.

Idole de mon cœur, étoile de mon âme!

Dans une compagnie où se trouvaient Fontenelle et Marivaux, la conversation roulait sur la métaphysique. — Qu'est-ce que l'âme? demanda-t-on à Marivaux. — Il répondit qu'il n'en savait rien. Eh bien, reprit l'interrogateur, demandez-le à M. de Fontenelle? — Il a trop d'esprit, dit Marivaux, pour en savoir plus que moi là-dessus.

Aménorrhée. — Maladie dans laquelle l'écoulement périodique des femmes diminue ou manque tout à fait sans grossesse et sans que l'on puisse attribuer ce dérangement à l'âge de retour, appelé critique.

Amertume. — Sensation qu'éprouvent ceux qui, n'ayant pas d'appétit, ont des humeurs bilieuses amassées dans les premières voies. Sous un autre point de vue, n'est-ce pas l'amertume qui reste au fond du cœur, quand l'amour disparaît?...

Ami. — Qui ne connaît ce distique d'Ovide :

Donec eris felix, multos numerabis amicos ;
Tempora si fuerint nubila, solus eris.

Voir le mot suivant :

Amitié. — Union intime de deux âmes aimantes, nobles et pures d'égoïsme. C'est le commerce, et, pour ainsi dire, la vie commune de deux individus heureux l'un par l'autre. Faut-il ajouter qu'il y a déjà de l'amour dans l'amitié? Oui, dans l'amitié qui précède l'amour. Mais dans l'amitié qui lui succède, qu'y a-t-il? Dirai-je: un peu de haine?

L'amitié peut exister entre des personnes de différent sexe, mais il est rare qu'elle soit exempte d'amour. Une affection tendre entre un homme et une femme a toujours, même quand elle est pure, un caractère spécial; elle est rarement exempte de danger: c'est comme une substance inflammable que la plus légère étincelle peut embraser. Nous ne prétendons pas qu'il faille condamner une telle affection, mais il faut s'en défier; elle est souvent trompeuse.

Rousseau avait écrit sur son cadran des Charmettes: « Les faux amis sont comme l'ombre du cadran, laquelle paraît si le ciel est serein, et qui se cache, s'il est nébuleux. »

Pierre Véron, de son côté, a considéré l'amitié comme un rifflard qui se retourne quand il fait vilain temps.

On prétend pourtant que les vieilles amitiés, plus heureuses que les vieilles amours, n'ont jamais de rides.

Amnios. — Nom de la plus interne des membranes qui enveloppe le fœtus. L'amnios contient un liquide clair et transparent qui, vers la fin de la grossesse, devient opalin, par suite de son mélange avec des flocons de matière grasse, dite sébacée. Le liquide amniotique constitue les *eaux de l'amnios;* il possède une odeur fade, analogue à celle du *sperme*, et une saveur légèrement salée. Sa quantité varie d'une femme à l'autre; mais au terme de la *gestation*, elle ne dépasse guère 500 grammes. En général, le poids du liquide amniotique est inversement proportionnel à celui du fœtus; l'émission d'une faible quantité de liquide, au moment de l'accouchement, est l'indice d'un enfant vigoureux. Parfois les eaux de l'amnios font à peu près défaut, et l'on dit alors que l'accouchement est sec. Quand, au contraire, elles sont abondantes et vont jusqu'à deux, trois litres et même plus, elles déterminent un état morbide, désigné sous le nom d'*hydro-amnios* ou *hydromnios*. L'extrême distension que subit l'utérus dans cette affection, provoque d'ordinaire l'avortement. L'usage de liquide amniotique est de favoriser le développement du produit de la conception, en la préservant des chocs et des pressions extérieures. Les eaux de l'amnios sont utiles dans l'accouchement : d'une part, pour empêcher les contractions de la matrice de comprimer directement le fœtus ; d'autre part, pour faciliter la dilatation du col et humecter le vagin.

Amour. — Voilà un mot sur lequel nous devons forcément nous arrêter. Les dictionnaires, plus ou moins légers et badins, diront que l'amour est le pivot de l'humanité, le seul levier du monde ; qu'il est plus fertile que la terre, plus brûlant que le soleil, plus mobile que les flots. Hâtons-nous de rentrer dans l'hygiène et dans le cadre scientifique que nous nous sommes imposé.

De toutes les fonctions, la plus importante, la plus agréable pour l'homme, et celle pour laquelle il paraît avoir été spécialement créé, c'est la génération, c'est elle qui, de race en race, devient en quelque sorte, pour lui, une source féconde d'immortalité ; c'est pour elle aussi que la nature semble lui avoir inspiré l'attrait le plus puissant. L'homme, en qualité d'être sensible, intelligent et sociable, cherche constamment le plaisir ou le bonheur. Mais la nature, en donnant à l'homme la perspective du plaisir, ne l'a pas affranchi de l'affaiblissement que procurait à ses organes fatigués la trop grande continuité de son action ; ainsi les plaisirs les plus vifs, ceux de l'amour surtout, finissent par épuiser, si l'on ne met entre eux des intervalles qui permettent aux sens de se reposer, ou de reprendre de nouvelles forces.

Plus la passion de l'amour est un sentiment inhérent à la nature de l'homme, plus elle est l'effet d'un besoin pressant, plus elle doit être contenue dans de justes bornes, puisque, si elle est la source du plus grand des plaisirs, elle ne donne que trop souvent naissance aux plus affreux tourments ; car où se trouve l'abus du plaisir, là toujours le mal commence.

La force physique et l'énergie individuelle étant une suite nécessaire de la constitution que chaque individu a reçue de la nature, il sera d'autant plus propre à concourir au but du mariage, qu'il y sera plus disposé par son tempérament. On a, sous ce rapport, admis quatre tempéraments :

1° Le bilieux regardé comme sec et chaud ;

2° Le mélancolique, comme froid et sec ;

3° Le sanguin, comme chaud et humide ;

4° Le pituiteux, comme froid et humide.

Nous devons maintenant examiner les qualités particulières à chacun de ces tempéraments.

I. — Le tempérament bilieux porte infiniment à l'amour ; les passions qu'il nécessite sont très vives et très fougueuses. C'est pour lui que la nature semble avoir eu le plus de prédilection, en lui fournissant abondamment des sources fécondes de reproduction. Le bilieux, s'il est uni à une femme sanguine, pourra fournir à l'État un grand nombre d'individus. Ce sera tout le contraire si on lui donne une femme du même tempérament, leur bonheur moral et physique serait très hasardé, et bientôt la flamme dévorante qui les aura brûlés, fera place à la froideur et à l'épuisement.

II. Les mélancoliques sont le plus souvent bruns, grands, maigres, tristes, laids ; ils ont le sang épais ; les yeux creux, langoureux, le regard quelquefois farouche. Ils sont en général, peu faits pour l'amour physique et moral. Il faut bien se garder de marier ensemble deux personnes de ce tempérament : On s'apercevrait bientôt qu'on n'aurait réuni que des sollicitudes, la haine et le désespoir.

III. — Le tempérament sanguin est de tous le plus heureux. Sa seule inspection fait inspirer le plaisir. Les sanguins sont nés gracieux, gais, sensibles, bons, spirituels, et sont portés aux plaisirs de l'amour. Ils aiment avec délicatesse, sans avoir une soif ardente des jouissances. Le tempérament sanguin est celui qui se marie le plus avantageusement avec le tempérament bilieux. Alors, c'est de tous le plus fécond, et l'on a observé depuis longtemps que les personnes qui avaient les plus nombreuses familles, offraient le mélange heureux de la complexion sanguine avec la bilieuse, ou avec la mélancolique.

IV. — Les phlegmatiques ou pituiteux ont un tempérament dans lequel domine abondamment une humeur tenace et visqueuse. Ils offrent un caractère doux, affable, qui est aussi très souvent celui de la bêtise. Ils n'ont aucune énergie morale et physique. Avec cette espèce de constitution on est généralement peu propre au mariage.

Dans les femmes, en général, à quelques nuances près, qui tiennent à la délicatesse du sexe, le même fond de tempérament produit les mêmes effets que chez les hommes, et les rend plus ou moins propres au but de la nature pour la propagation de l'espèce.

Le mariage est une société entre un jeune homme et une jeune fille, dans laquelle les époux ont pour but les plaisirs légitimes de l'amour, de voir naître des enfants qui doivent un jour les remplacer dans la société. Le mariage est donc l'état qui convient à l'homme, et dans lequel il doit faire usage des facultés qu'il a acquises par la virilité. Si quelquefois l'objet du mariage ne se trouve pas rempli, et qu'on ne puisse avoir des enfants, c'est parce que des tempéraments, en quelque sorte antipathiques, se trouvent réunis, C'est une des principales causes de la stérilité. Elle est commune aux deux sexes, mais souvent plus sensible dans les hommes, chez qui les défauts de conformation sont ordinairement plus apparents.

On a justement observé que le mécanisme des parties de la génération est indépendant de la volonté. Voyons toutefois comment l'homme arrive à l'âge propice à l'hymen, comment s'agrandissent et se multiplient ses facultés, avec les principes de vie les plus importants.

A cette époque, une sensation de chaleur, jusque-là inconnue, se fait sentir aux deux sexes : les parties génitales prennent de l'accroissement et se couvrent d'un duvet qui doit les cacher; le son de la voix change et grossit subitement; la transpiration devient plus forte. Chez les femmes, le sein s'élève et les manifestations périodiques se manifestent. Alors des inquiétudes particulières et légèrement importunes se répandent dans tous les membres; des désirs, dont on ne connaît pas trop la cause, se font sentir. Ici la nature prévient les désirs, au lieu que chez les personnes instruites de bonne heure et trop tôt émancipées, la jouissance les a précédés et leurs organes, énervés avant leur entier développement, les empêchent d'entrer en jouissance des plus beaux droits de l'humanité, au moment qui avait été fixé pour la jouissance.

L'homme peut, dans tous les temps, dans toutes les saisons, se livrer aux plaisirs de l'amour. Cependant, toutes choses égales, le printemps paraît être la saison dans laquelle il lui est le plus avantageux de satisfaire à ces besoins : Il est bien juste, lorsque la nature semble se renouveler avec tous les êtres qui l'environnent, que l'homme soit un des premiers à lui rendre hommage !

Les hommes sont propres à la reproduction, lorsque la sécrétion du fluide séminal s'opère chez eux; les femmes, quand les évacuations périodiques ont pris leur cours. La nature se développe un peu plus tôt chez elles que chez les hommes.

On peut fixer l'âge le plus compétent pour le sexe vers la dix-huitième année, et pour les hommes entre vingt et vingt-cinq : alors les organes des deux sexes ont acquis la vigueur et l'énergie capables de donner à la société des rejetons forts et bien constitués.

Les hommes peuvent engendrer jusqu'à soixante-dix ans et plus. Ordinairement les femmes perdent leur fécondité vers la quarantième année, quoiqu'on en ait vu faire des enfants à cinquante.

Jeune homme, qui pensez délicatement, et qui désirez donner à votre patrie plus d'une preuve d'énergie physique et morale, attendez que votre tempérament soit décidé, avant de vous livrer à l'amour. Mesurez le plaisir à vos forces. Vers l'âge de vingt ans, si vous sentez dans toute l'habitude du corps une chaleur vivifiante ; si la vue d'une belle fille allume dans votre cœur des désirs inconnus jusqu'alors ; si les images douces et voluptueuses, qui se jouent de votre imagination pendant le sommeil, frappent vos sens assoupis et leur donnent involontairement l'éveil du plaisir, vous avez atteint le but de tous les êtres vivants : demandez alors la compagne qui doit doubler vos plaisirs et partager avec vous la volupté.

Gardez-vous de la prendre chez ces femmes dont la constitution annonce la soif du besoin ; prenez une compagne douce, prévenante, dont la belle constitution promette une santé vigoureuse et constante. Une taille moyenne, des yeux vifs, étincelants, la fraîcheur de l'âge, des lèvres vermeilles, un embonpoint modéré, la peau ferme, de beaux cheveux, un marcher chancelant, le regard tendre et timide, voilà le fruit le plus précieux dont la nature vous ait réservé la maturité. Si elle est sans éloignement pour l'amour, sans trop chercher à le faire naître, vous formerez des nœuds délectables, votre union sera longtemps heureuse, surtout si vous avez pour elle constamment les égards dont on ne voit que trop souvent les époux se dispenser, alors l'hymen rendra hommage à la nature; en revanche, elle répandra sur vous le plus précieux de ses bienfaits, la fécondité.

L'hymen est utile. Si de la concordance de toutes les fonctions de notre individu résulte l'état le plus favorable à l'homme, celui de la santé, l'acte de la génération doit être considéré comme devant concourir au même but; n'eût-il pas, en effet, été extrêmement injuste que l'homme, en donnant la vie, eût en même temps puisé les germes de la mort? On peut dire que non seulement l'usage modéré de l'hymen est utile à la santé, mais on ne craint pas d'ajouter qu'il est indispensable dans les personnes bien constituées, pour ne pas s'exposer à une foule de dangers qui seraient la suite d'un célibat opiniâtre.

On a observé que la surabondance du fluide régénérateur dans ses réservoirs peut causer des maladies graves dans l'un et l'autre sexe, ou du moins des irritations si violentes, que la raison la plus austère est à peine suffisante pour résister aux passions impétueuses qui en sont la suite.

Mais il y a l'abus de l'hymen.

Autant l'amour physique, lorsqu'on en use avec modération, répand des influences salutaires sur la santé, autant son usage excessif plonge dans des accidents funestes.

Arétée dit que les jeunes gens qui se livrent trop aux plaisirs de l'amour prennent l'air et les infirmités des vieillards, deviennent pâles, efféminés, engourdis, lâches et stupides; leur corps se courbe, leurs jambes ne peuvent plus les porter; ils ont un dégoût général, sont inhabiles à tout, et plusieurs tombent dans la paralysie. On a observé que, lorsque des hommes qui ont été fort tranquilles sur l'amour physique, se marient et se livrent avec toute l'ardeur d'un tempérament neuf aux amorces de la volupté, ils essuyent les maladies les plus graves.

L'influence de l'amour physique produit, en général,

moins de ravages chez les femmes que chez les hommes. Les causes en sont que le fluide animal est bien moins élaboré chez elles que chez les hommes, et ne paraît pas être aussi important ni repompé de même dans la masse du sang.

La jouissance a rarement des suites dangereuses chez les femmes que la nature a favorisées d'un tempérament ardent, pour les dédommager du peu d'esprit qu'elle leur a accordé ; ces sortes de femmes ont des plaisirs qui ne portent leur influence que sur leurs organes physiques. Si ces femmes ont contracté des liens avec des tempéraments qui n'aient point trop d'analogie avec le leur, elles sont ordinairement extrêmement fécondes et fournissent à l'État un bon nombre de citoyens.

On ne saurait assez avertir la jeunesse du tort irréparable que procure à la santé l'abus de l'amour ; on ne voit que trop souvent des jeunes gens qui cessent d'être hommes, ou au moins d'en avoir les facultés, avant l'âge de trente ans, indépendamment des autres accidents dont ils sont victimes, en s'exposant aux dangers que court souvent le libertinage sur une mer aussi orageuse.

Puisque la plupart des hommes se marient par convenance, s'unissent par besoin et naissent par hasard, ils devraient réfléchir un peu aux avantages et aux désavantages d'une union bien ou mal assortie. Il faut, avant tout, pour l'hymen, que les organes de la génération soient bien constitués dans chacun des époux ; les hommes ne doivent pas être trop grands ou trop petits ; le trop d'embonpoint est souvent accompagné de stérilité. Trop de maigreur n'entraîne pas moins d'inconvénients. Pour avoir des enfants bien portants, il faut encore que toutes les parties du corps des parents n'aient rien perdu de leur mobilité.

La passion de l'amour est donc le désir de s'unir avec une femme qui nous paraît belle. Cette idée de l'objet aimé est tellement fixe dans l'esprit des personnes qui en sont affectées, qu'elles n'ont pas la force de penser à autre chose, elles sont dominées par cette passion, elles ne font cas ni du passé, ni du futur. L'origine de cette passion est principalement dans l'oisiveté. On demandait à Théophraste ce que c'était que l'amour ; il répondit que c'était une maladie de l'âme oisive. Ovide a dit : si vous ôtez l'oisiveté, les traits de l'amour n'auront plus de force :

Otia si tollas, perière cupidinis arcus

L'amour diffère de l'amitié. L'amitié est l'union qui existe entre deux personnes sensibles et vertueuses. L'amour est une passion plus vive que l'amitié, qui entraîne le cœur comme malgré lui vers l'objet aimé.

Les effets que l'amour désordonné produit sur le corps humain, sont l'insomnie, la pâleur du visage; les yeux sont creux et fatigués. On sent, comme dans la tristesse, un poids désagréable vers le creux de l'estomac. Il est à remarquer que tous les médecins ont observé les appétits désordonnés des jeunes filles dans le temps qui précède l'époque de leurs règles.

La funeste influence de l'amour malheureux se fait sentir de plusieurs manières. Tantôt il conduit les êtres infortunés, dont il semble embrasser toutes les facultés, à un dépérissement lent et quelquefois universel, sans que leur raison paraisse en être altérée. Tantôt il produit le délire, et cette espèce de folie que les médecins ont appelée, à cause de son origine, *érotomanie*. Quoique la fureur utérine ou nymphomanie, et le satyriasis soient des folies amoureuses, on doit cependant distinguer ces passions de l'érotomanie, en ce sens qu'elles sont portées à un excès qui fait que leurs victimes perdent toute honte et ne mettent aucun frein à leurs désirs, tandis que les érotomaniaques désirent dans le silence, soupirent dans le secret et ont un respect singulier pour l'objet de leur amour.

Parmi les passions qui agitent le cœur de l'homme, il n'en est point de plus impérieuse que l'amour. Cette passion exerce un pouvoir tyrannique, et le premier de ses effets funestes est d'altérer les sens et de détruire la raison. Tout, en effet, disparaît aux yeux de l'homme soumis à son fatal empire, hors l'objet aimé. Il devient insensible à la voix de la raison, et dans son délire il méconnaît les obligations les plus sacrées, pour suivre le penchant qui l'entraîne. C'est un furieux qui brise tout ce qu'il rencontre, et qui, dans ses excès, méprises les lois, et n'en connaît pas d'autres que celles de l'amour.

Disons que l'amour illégitime est toujours une maladie morale ; mais, légitime ou illégitime, il devient quelquefois une vraie maladie physique, surtout dans les femmes et les filles ; et alors non seulement il demande les secours de l'art de guérir, mais encore il appelle quelquefois en justice les médecins et les chirurgiens, pour déterminer l'état de ces malades, qui ne peuvent plus être traités comme criminels, mais comme furieux.

L'amour conduit naturellement à la génération, à la grossesse, à l'avortement, à l'accouchement et à l'éducation d'un enfant. Dans tous ces états, la fille ou la femme et l'enfant se trouvent dans le besoin des secours de la médecine, de la chirurgie et de la pharmacie. La manière dont ils doivent leur être administrés est également soumise aux lois de la nature et de la société, et souvent ceux et celles qui les leur administrent, sont appelés en justice pour en rendre compte, soit pour eux-mêmes, soit pour celles et ceux auquels ils les administrent.

L'amour honnête ou déshonnête, et les actes auxquels il porte, donne lieu à d'autres maladies qui requièrent les secours de l'art et les rapports de ceux qui l'exercent sur l'état de ceux qui s'y livrent au point d'outrager la nature. Quant à l'amour bien réglé, il doit conduire au mariage.

Les suites du mariage appellent encore quelquefois les médecins et les chirurgiens. Il n'est pas sans exemple que des femmes deviennent inhabiles à la génération après une couche malheureuse.

L'amour donne souvent lieu à des crimes quelquefois énormes. Le médecin, le chirurgien, l'accoucheur et la sage-femme en sont témoins, soit nécessairement, soit par hasard. Leur obligation au secret va ordinairement jusqu'à les dispenser d'en déposer en justice, mais jamais ils n'en doivent être complices.

On demandait à une jeune veuve pourquoi elle ne se remariait pas : « Parce que, dit-elle mon mari existe toujours pour moi. »

L'amour commence quelquefois par un compliment et finit par un sentiment.

Vieux tisons, vieux amours, s'allument en toute saison.

Amour, agréable sujet de chansons et de bouts-rimés. C'est à la fois le miel le plus doux et le fiel le plus amer que puisse effleurer une lèvre humaine. Je ne parle pas de l'amour platonique qui affadit le cœur, comme les bonbons fondants : surtout lorsqu'on vient avec les dents aiguisées pour manger le rôti et les truffes.

Cette aimable maladie est constituée par une souffrance agréable, dont aucune femme ne désire guérir, surtout lorsque le médecin est représenté par un amoureux de choix, qui vient tous les jours. Les charmantes conversations qu'on a avec lui, dans les petits coins, tiennent lieu d'ordonnance. La jeune fille, dans ce cas, n'attend que le montant de la note des visites à payer, et elle espère bien, dans son for intérieur, le solder un jour à la mairie, et en robe lanche.

Il n'y a qu'une chose qui n'ennuie jamais les femmes,

c'est d'aimer et d'être aimées, et, quand elles vieillissent, elles avouent volontiers qu'il n'y a pas d'autre bonheur au monde. Quand celui-là échappe, on s'en fait d'autres.

On a de faux bonheurs, comme on a de fausses dents, mais il n'y en a qu'un vrai, un seul, c'est l'amour, l'amour qui est la seule oasis de ce grand désert de la vie.

Toutes les liaisons se ressemblent plus ou moins ; mais ce qu'il y a de mieux, c'est une belle fille rieuse et folle, sans souvenir de la veille, sans souci du lendemain, courant gaîment sous les arbres, son chapeau d'une main, son ombrelle d'une autre, se retournant de temps en temps avec un baiser sur les lèvres, et vous disant, six mois après, quand on la rencontre au bras d'un autre : « C'est égal, je t'aimais bien ! » — Voilà les véritables amours ; ils naissent avec les lilas, se mangent avec les fraises et meurent avec les feuilles. Les allées des bois sont pleines de leurs nids et de leurs tombes !

En résumé l'amour est l'ensemble des phénomènes cérébraux qui constituent l'instinct sexuel. Ils deviennent eux-mêmes le point de départ d'actes intellectuels et d'actions nombreuses, variant suivant les individus, les conditions sociales, etc., qui rendent très complexe cet ensemble de phénomènes, et qui souvent alors sont la source d'aberrations que l'hygiéniste, le médecin légiste et le législateur même sont appelés à prévenir ou à interpréter, afin de savoir si elles ont été accomplies dans des conditions normales ou d'aliénation mentale.

Une remarque singulière, c'est le rapport intime qui se trouve entre l'amour et les idées religieuses. Qu'est-ce que la mythologie ? Le développement de cette maxime unique : L'amour est tout dans la nature. Il fait éclore le monde dans Hésiode ; il le trouble, il le gouverne dans Homère ; il le métamorphose dans Ovide ; il respire au sein de Neptune ; il pénètre jusque dans les enfers avec Proserpine.

Qu'est-ce que le christianisme ? Le commentaire de ce seul mot : Aimez ! C'est là la loi et les prophètes ! Quelles récompenses Mahomet promet-il à ses élus ? Des amours éternelles. L'amour antique ou païen donnait presque tout aux sens. Par contre-coup, dans les premiers âges du christianisme, l'amour chrétien se spiritualisa jusqu'à répudier et même condamner toute jouissance sensuelle. D'un côté les débauchés de l'Olympe ; de l'autre les ascètes du désert.

Lorsque le sens moral de la société se sera perfectionné, l'amour ne sera plus considéré que comme l'harmonieux concert de l'esprit, du cœur et des sens.

Amouracher. — Rendre amoureux à la folie, à l'excès ; inspirer un fol amour : Quelques œillades l'amourachèrent de cette comédienne. *Voy.* ENAMOURER.

Amouracher (s'). — S'éprendre d'une folle passion pour une personne : il s'est amouraché d'une femme indigne de lui.

Amourer. — Se prendre d'amour pour quelqu'un.

Pucelle venue de bon sang voulentiers s'amoure de chevalier de bonne venue. (Percef., vol. IV, ch. 54).

Amourée. — Amante.

> Comme un taureau par la prée
> Court après son amourée.
>
> (Alain CHARTIER).

Amourette. — Amour de pur amusement, sans véritable passion ; caprice. Une amourette au cœur, à n'importe quel âge, ce sont des cheveux blancs de moins aux tempes.

L'amourette est une altération de l'amour, une reproduction microscopique, dont on ne garde pas les clichés.

Anacréon. — Poète lyrique grec, né à Téos, en Ionie, 560 ans avant Jésus-Christ. Il partagea son temps entre l'amour et le vin, et chanta l'un et l'autre avec grâce et délicatesse. On croit qu'il mourut à l'âge de 85 ans. Cet âge est à noter. On rapporte qu'ayant reçu de Polycrate, tyran de Samos, une somme de quatre talents, il ne put dormir pendant les deux nuits suivantes. Il se hâta de rendre l'argent à Polycrate, en lui disant qu'il préférait le sommeil à la richesse. On a dit de ce poète que sa vie ne fut qu'une longue libation aux Muses, à Bacchus et à l'amour ; on peut ajouter que ses poésies ne furent point des rêves de son imagination, mais l'histoire même de sa vie. Si ses mœurs ne furent point irréprochables, ses vers ont une perfection qui n'a jamais été égalée dans le genre dont il est le créateur. L'amour, le vin, la gaîté insouciante et la paresse voluptueuse ont inspiré tous ses chants.

Anaphrodisie. — Ce mot a été pris bien souvent, mais bien à tort, comme synonyme d'impuissance, expression générique qui s'applique à tous les cas d'inaptitude génitale. D'après Tourdes, l'anaphrodisie n'est autre chose que la frigidité, et il faut la définir ainsi : l'absence de l'éréthisme génital nécessaire à l'accomplissement régulier des fonctions sexuelles. L'anaphrodisie est quelquefois une infirmité congénitale résultant d'un vice de conformation ; le plus souvent elle est produite par les abus sexuels, l'onanisme et l'anémie.

Anaphrodite. — Personne qui est insensible à l'amour, impropre à la génération. Les remèdes contre l'infirmité anaphrodisiaque, se nomment aphrodisiaques (*voy.* ce mot), c'est-à-dire excitants à Vénus.

Anaxarète. — Jeune fille de Chypre, descendante de Teucer. Elle ne fut touchée ni de l'amour d'Iphis, ni de sa mort, après que celui-ci se fut pendu à sa porte, de désespoir. Comme elle regardait sans émotion passer le convoi funèbre d'Iphis, Vénus, pour la punir, la changea en pierre.

Androgyne. — Qui est en même temps homme et femme, qui réunit sur soi les organes des deux sexes ; hermaphrodite (*Voy.* ce mot). Dans le langage usuel, le mot androgyne est quelquefois employé pour désigner un homme dont les goûts et les manières rappellent ceux de la femme.

Andromane. — Femme qui est affectée d'andromanie.

Andromanie. — Fureur amoureuse chez les femmes. Fureur utérine. *Voy.* NYMPHOMANIE. C'est un égarement de l'esprit qui porte les femmes, qui en sont attaquées, à rechercher avec fureur les embrassements de l'homme, à se précipiter sur le premier qui s'offre à leurs regards, à s'en saisir avec violence.

Ankylocolpe. — Atrésie du vagin (*Voy.* ATRÉSIE.)

Ange. — Être purement spirituel qui a trouvé son incarnation dans la femme adorée.

Angérona. — Déesse du silence, que le Dictionnaire de Vémar appelle Angénora, je ne sais trop pourquoi, était en honneur, à Rome, auprès de tous les amoureux qui n'auraient osé pour un empire nommer celle qu'ils osaient aimer.

Anglais. — *Les Anglais sont débarqués* est une expression qui se dit pour indiquer l'époque du flux menstruel de la femme. C'est une allusion à la couleur favorite de l'uniforme militaire des Anglais. Pour rendre la même idée, quelques poètes ont employé des périphrases qui ne manquent ni de grâce, ni surtout d'adresse :

Ton seizième printemps et ton cœur vient d'éclore.
L'inconstante Phébé, te marquant ses retours,
Dans le faste des mois te fait suivre son cours.

LEMAUX.

Et cet astre inconstant dont les métamorphoses
Des Grâces, nous dit-on, séparent les Amours
Par une barrière de roses.

DEMOUSTIER.

Anorchide. — Privé de testicule. Les individus que l'on croit être anorchides, ne sont souvent que cryptorchides.

Antéversion. — Renversement d'un organe, et particulièrement déplacement de la matrice dans lequel le fond de cet organe est tourné vers le pubis, tandis que son orifice se dirige du côté du sacrum. En d'autres termes, l'antéversion est une inclinaison du fond de l'utérus en avant ; la métrite chronique est la cause la plus ordinaire de ce déplacement. Quand il y a antéversion, le doigt introduit dans le vagin perçoit l'orifice du col en arrière. Des pertes blanches accompagnent presque toujours l'antéversion.

Antipathie. — Espèce de haine très forte qu'on a pour des objets extérieurs, animés ou non. L'antipathie est la suite d'une impression physique, excitée dans nos organes, à la présence de certains objets. Il y a telle antipathie qui, avec l'âge et l'expérience, se perd, pour se changer en un goût décidé pour le même objet qui avait repoussé auparavant. En amour, elle se rencontre assez souvent.

Anurie. — Suppression de la sécrétion urinaire. L'anurie peut être le résultat soit d'un obstacle à l'excrétion de l'urine par les uretères, soit d'une lésion ou d'un trouble fonctionnel primitif des reins. L'anurie a encore été constatée dans le cancer de l'utérus, l'hystérie et dans quelques empoisonnements.

Anus. — Terminaison inférieure de l'intestin, formée par l'orifice du rectum, donnant passage aux matières fécales. L'anus est maintenu fermé par un muscle spécial circulaire, appelé sphincter.

Apaiser. — Obtenir une trêve dans la petite guerre de l'amour. Signer un armistice.

Apelle. — On désigne sous ce nom ceux dont le prépuce, rétracté ou excisé, ne peut recouvrir entièrement le gland, comme chez les individus circoncis.

Aphrodisiaque. — On appelle aphrodisiaques des substances qui passent pour porter aux plaisirs de l'amour. Elles sont de deux sortes : les aphrodisiaques véritables, dont la cantharide est le type, et les aphrodisiaques apocryphes, comprenant le benjoin, le musc, le safran, etc. Des substances de la première catégorie l'action irritante est toujours dangereuse ; des autres l'effet stimulant est souvent attendu en vain. Les gens sensés, mal partagés sous le rapport de la volupté, doivent s'abstenir de rechercher les excitants, réels ou factices, que débitent des empoisonneurs ou de vulgaires filous. — On lit dans Clément Marot :

> Cantarides et artichaut
> Et la mignonette d'entrée,
> Ils sont de chaude rencontrée.

Aphrodisiasme. — L'acte vénérien. Le coït.

Aphrodisie. — Age où l'on devient apte à la génération ; la puberté.

Aphrodisiographie. — Description des plaisirs de l'amour.

Appas. — Attraits, charmes extérieurs qui, dans une femme excitent les désirs.

> La timide pudeur relève ses appas.
> (J.-B. ROUSSEAU.)
>
> Lorsque l'on vient à voir vos célestes appas,
> Un cœur se laisse prendre et ne raisonne pas.
> (MOLIÈRE.)

Familièrement, on désigne par ce mot le sein, la gorge d'une femme (*Voy.* ces mots).

Arder. — Brûler. Hélas ! en serait-il donc de l'amour comme des religions, n'arderait-il jamais plus vif et plus fervent que lorsque la divinité reste mystérieuse et voilée. (Eugène Süe).

Ardeur. — Ce mot s'emploie pour désigner l'abus des plaisirs de l'amour. Dans les premiers temps du mariage, la plupart des époux montrent tant d'ardeur qu'ils semblent en vouloir finir sur-le-champ avec l'amour.

Aressement. — État de ce qui est droit et raide.

Aressier. — Redresser, raidir, mettre en érection :

> ... Hersent la tricheresse,
> Cele qui toy mastins aresce.
>
> (Renart).

Être en érection : Un lézard estouffé en urine d'homme gardera d'aresser l'homme qui bevra cette urine (Du Pinet).

Quand il gèlera le plus fort, mettez-vous tout nu contre un arbre ; et si vous *arsez* contre, ce sera une femelle. (Ber. de Berv.).

Argent. — Le nerf de la guerre... et de l'amour. L'argent est un métal parfait, qui n'est point altérable par le feu et l'air, qui n'a ni saveur, ni odeur, dont la ductilité est très grande, qui est le troisième des métaux dans l'ordre de la pesanteur. La dissolution d'argent dans l'acide nitrique est employé en chirurgie pour ronger et détruire des excroissances. Le nitrate d'argent fondu constitue la pierre infernale.

Argus. — Un aveugle à cent yeux. Dès que l'amour devient jaloux, il a cent yeux comme Argus ; mais, de ces cent yeux, il n'y en a pas deux qui voient juste.

Argyre. — Nymphe qui présidait à une fontaine de ce nom en Achaïe. Elle s'éprit éperdument de Sélemnus, jeune berger d'une rare beauté, et passait tous les jours la mer à la nage pour lui prodiguer ses faveurs. Mais la beauté de Sélemnus s'étant fanée, la nymphe cessa de se montrer. Le berger en dépérissait de chagrin, et Vénus, touchée de pitié, le métamorphosa en un fleuve qui allait chercher sa source où présidait la nymphe inconstante. Enfin, le berger oublia l'ingrate, et ses eaux, comme celles du fleuve Léthé, acquirent la vertu de faire perdre tout souvenir de leur amour à ceux qui en buvaient ou qui s'y baignaient.

D'amour et de mélancolie
Sélemnus enfin consumé
En fontaine fut transformé ;
Et qui boit de ses eaux oublie
Jusqu'au nom de l'objet aimé.
Pour mieux oublier Égérie,
Hier j'y courus vainement :
A force de changer d'amant,
L'infidèle l'avait tarie.

Aristolochique.—Synonyme d'emménagogue. Se dit des remèdes destinés à provoquer le flux menstruel. Les emménagogues qui ont le plus de réputation, sont l'aristoloche, le safran, la sabine, la matricaire, l'absinthe, la rue, l'assa fœtida, le castoréum, le fer, etc. Mais la rétention et l'irrégularité du flux menstruel dépendent de causes trop différentes pour qu'il soit permis de compter sur telle ou telle médication exclusive.

Armoise. — Vulgairement appelée *herbe de la Saint-Jean*. On ne la prescrit guère plus que comme emménagogue, et c'est un remède qui demande à être manié avec précaution. On ne devrait l'administrer que sur ordonnance du médecin.

Artichaut. — Les propriétés aphrodisiaques de l'artichaut chantées par le poète Marot et gravement enregistrées par l'académicien Aulagnier, sont catégoriquement niées par les hygiénistes modernes. On dit familièrement un cœur d'artichaut en parlant d'une personne volage.

Aspermatisme. — Impossibilité d'évacuer du sperme. *Voy.* IMPUISSANCE.

Artifices. — Ruses, astuces, dont les femmes ont appris, en naissant, la manière de se servir.

Atocie. — Stérilité de la femme.

Atrésie. — Occlusion ou imperforation des ouvertures naturelles. L'imperforation est congénitale ou résulte de certaines maladies telles que la brûlure. Il n'est pas très rare de voir les enfants venir au monde avec une atrésie de l'anus. On y rémédie en pratiquant au moyen du bistouri ou du trocart, une ouverture dans l'organe imperforé.

Atrételytrie. — Atrésie du vagin.

Atrétométrie. — Atrésie du col de l'utérus.

Attraits. — Charmes, agréments extérieurs d'une femme. *Voy.* APPAS.

Attraper. — Gagner, séduire. Les femmes courent devant nous, quand elles ont dessein de se laisser attraper : c'est leur rôle (Montesquieu). Ce mot est aussi synonyme de amuser, abuser. Dans le mariage, les deux partis sont souvent attrapés.

Avances. — Peut être regardé comme synonyme d'agaceries. Il est certain que toute femme qui fait des avances, est sûr d'en perdre intérêt et capital.

Aversion. — *Voy.* ANTIPATHIE.

Aveu. — Simple mot timidement prononcé et qui comble de joie celui à qui il a été murmuré.

Avien. — Plaisir charnel, luxure.

Quar tu penses que j'aim Tristrain
Par puterie et par avien

(TRISTAN).

Avironner. — Renfermer dans son sein, concevoir. *Femina circumdabit virum*, une femme advironera ung homme. (Fossetier).

Elle advirona dont le filz de Dieu en son ventre (Id.).

Avolterie. — Vieux mot qui signifiait le crime de l'adultère et fornication.

Avortement. — Expulsion du fœtus à une époque de

la grossesse où il n'est pas encore viable, c'est-à-dire jusqu'à la fin du sixième mois. L'avortement est dit *naturel*, quand il tient à un état particulier de l'organisme ; *accidentel*, quand il est le résultat d'une secousse, d'une chute, d'une émotion vive ; *provoqué*, quand il résulte de manœuvres volontaires.

Dans quelques cas, très rares, où l'existence de la mère serait fatalement compromise par la grossesse, le médecin peut provoquer l'avortement. L'avortement criminel tombe sous le coup de l'article 317 du Code pénal. De tous les avortements aucun n'est plus fréquent que celui des premières semaines... Les femmes, après un retard de quelques jours, perdent un peu plus abondamment, rendent des caillots, et tout est fini.

Avorton. — Produit de l'avortement, fœtus qui n'est pas viable. Les signes d'un fœtus avorté, au-dessous du terme requis pour qu'il soit né viable, sont : l'imperfection de ses membres ou de son corps, le défaut de cheveux, d'ongles, les doigts informes ou confondus, les paupières collées, les orifices trop béants ou même imperforés, la grandeur de la fontanelle ou l'ossification des os de la tête peu avancée.

B

Bacchanales. — Nous renvoyons à l'article *Dionysiaques* pour l'explication de ces fêtes de Bacchus, qui réveillent des idées de désordre et de débauche.

Bacchantes. — Prêtresses de Bacchus. Subjuguées par la puissance du dieu dont elles célébraient les conquêtes, on les voyait tomber dans un délire effrayant et se livrer, à l'envi, à tous les excès de l'intempérance.

Bacchus. — Dieu du vin. Il eut pour amantes Ergone, Althée, Aphrodite et beaucoup d'autres; mais il n'honora que la seule Ariane du titre de son épouse.

Badin, Badinage. — On dit d'un homme plus qu'enjoué qu'il est badin; l'épithète est peu désirable et peu honorable. Le verbe badiner est pris en meilleure part; il est très poétique, surtout dans le langage amoureux. Il est vrai qu'on se repent souvent d'avoir trop badiné. Quant au mot badinage, il est généralement pris pour synonyme de grâce et d'esprit. C'est, en ce cas, un des plus jolis mots de la langue. Paroles d'amour, tendres agaceries d'un amant.

Bagatelle. — Badinage d'autant plus dangereux qu'on n'y prend pas garde. Sous le titre de bagatelle, on a réuni une série de contes badins et facétieux.

Bague. — *Voy.* ALLIANCE. Le mot bague s'est dit pour une femme de mauvaise vie. En ce sens, ce mot est une contraction de *bagasse*, *bajarce*.

Bain. — Immersion totale ou partielle dans l'eau. Lorsque les femmes ont des pertes prolongées ou sanguines ou blanches, on doit croire qu'il y a peu de liaison dans les humeurs; qu'elles commencent à se dissoudre, qu'il y a un trop grand relâchement dans les vaisseaux qui cèdent trop facilement à l'impulsion des fluides qui y abondent. C'est alors que l'usage des bains est salutaire. On commencera par le demi-bain frais de 20 à 25 degrés l'hiver et de 15 à 20 pendant l'été; il durera d'abord un quart d'heure, et par degré on arrivera à un bain moins chaud, enfin à 16 degrés; en procédant ainsi, on évite beaucoup d'inconvénients, et surtout des squirres de matrice, qu'il serait on ne peut plus difficile de guérir.

Il faut avoir soin d'interrompre les bains à l'époque du retour des mois.

Bain d'une gisante; c'est-à-dire, bain d'une femme en couches.

Baiser. — Action d'embrasser, de poser ses lèvres sur. Le baiser qui offre à l'homme une des sensations les plus douces et les plus voluptueuses, qui, chez tous les nations, peut-être regardé comme une des caresses les plus touchantes et les plus naturelles n'est pas exempt de beaucoup d'inconvénients, lorsque les personnes de qui on les reçoit ont quelqpe incommodité qui doit proscrire tout contact intime avec des individus bien portants. Il faut surtout beaucoup se méfier du baiser des filles publiques, dont les bouches sont souvent tapissées de chancres vénériens. Il ne faut donner des baisers de cette manière, qu'autant qu'on est bien sûr de l'état sain de ceux à qui se donne cette preuve d'amour ou d'amitié.

O volupté! rien ne t'invite.
Comme un baiser pris sur le sein

Baiser, fleur des quatre saisons. — Agréable hors d'œuvre, qui ne satisfait pas la faim. — Grand sceau des bons ménages, qui s'imprime avec les lèvres. — Le baiser d'un jeune minois est une aumône faite aux vieux visages.

Baiserie. — Action de baiser souvent.

Baisier d'avril. — Expression qui signifie l'acte amoureux.

Je vous i doins le jui et l'esbani
Et l'acoler, et le baisier d'avril

Bal. — Un bal est une foire, où les mères étalent leurs filles, les coquettes leurs charmes et leurs diamants, les heureux leur suffisance, les notabilités du jour leur croix et leurs rubans, les nullités leurs habits à la mode ; c'est un champ clos où les champions font assaut d'esprit ou de fadeurs pour attirer sur eux le sourire bienveillant des femmes ; une lice où les femmes descendent aussi pour enlever des hommages réels ou affichés.

Le bal n'est trop souvent qu'un parterre de fleurs fanées.

— Rien de plus affreux que de voir des gens, qui ont trop chaud, transpirer en mesure. Les voir entrer au bal, à la bonne heure : Les femmes sont dans toute leur fraîcheur et les hommes ne sont pas encore enluminés et grincheux. Ne pas confondre *bal* et *danse*. Voir ce dernier mot.

Baliverneries. — Balivernes, discours inutiles. Dufail, gentilhomme breton, conseiller du parlement de Rennes, ne crut ni déroger à sa noblesse, ni manquer à la décence de la magistrature en faisant des contes lubriques. « Châtrez, dit-il dans un de ses contes, un Martial, un Térence, un Suétone, un Boccace dans son Décaméron, un Pogge Florentin, ou les contes de la reine de Navarre, ce serait vrai corps sans âme, un banquet de diable où il n'y aurait point de sel, et où le profit qui est contraire au mal ne pourrait se tirer. » Dufail est l'auteur des *Baliverneries* ou contes nouveaux d'Eutrapel.

Baptême. — Premier sacrement que l'église chrétienne confère à l'homme. Quand le baptême a été institué dans quelques pays pour sauver les âmes, on n'a pas eu pour but de le faire aux dépens des corps ; cependant, par la manière dont on l'administre, on fait tout ce qu'il faut pour nuire aux nouveau-nés. D'abord, on choisit pour baptiser la partie la plus délicate et la moins forte de la boîte osseuse, le sommet de la tête, ou la fontanelle, sur laquelle on verse de l'eau froide qui, en hiver, peut procurer des spasmes et des convulsions.

Il paraît certain que nous ignorons le temps précis auquel le fœtus commence d'être animé. Cependant l'opinion la plus probable est que l'âme raisonnable lui est unie dès le commencement, c'est-à-dire immédiatement après la conception. Au reste, cette opinion n'eût-elle pas plus de valeur apparente que les autres, quand il serait même encore plus difficile de déterminer si le défaut de mouvement sensible appartient à la faiblesse ou à la mort, le fœtus n'étant ni corrompu, ni manifestement mort, et la nécessité du baptême étant un dogme de l'église, auquel tout le monde ne veut pas encore se soustraire, on doit administrer ce sacrement sous condition. En effet, s'il est douteux si le germe est vivant ; et quoiqu'il se trouve encore enveloppé dans les membranes, on le peut baptiser même dans cette circonstance, dit Jérôme Florentin, puisqu'il n'est point décidé si ces membranes, qui empêchent l'eau de toucher immédiatement, sont un obstacle à la validité du baptême.

Il est probable, d'après Suarez et autres, qu'en cas de nécessité, il est permis de baptiser l'enfant dans le sein de sa mère, par le moyen d'une seringue.

Barry (Marie-Jeanne Pécu, du). — Courtisane, maîtresse de Louis XV, née à Vaucouleurs, en 1746, d'un frère picpus nommé Gomart et d'une couturière, laquelle épousa plus tard Rançon Vaubernier, commis aux barrières. La jeune fille, placée à Paris chez une marchande de modes, la quitta bientôt pour devenir, sous le nom de *Mademoiselle Lange*, la commensale de la Gourdan, courtisane alors en renom. Jean du Barry, le *roué*, la prit chez lui pour servir d'appât aux fils de famille qu'il attirait dans sa maison afin de les ruiner au jeu. Bientôt une plus brillante spéculation s'offrit à sa pensée, il songea à faire obtenir à cette fille d'amour la place laissée vacante par la Pompadour. Aidé par Lebel, valet de chambre du roi, et le duc de Richelieu, qui déjà avait servi de complaisant intermédiaire entre Louis XV et Mme de Pompadour, il réussit ; et Jeanne Vaubernier, devenue comtesse du Barry par son mariage avec le frère de du Barry, le *roué*, fut présentée à la cour et devint la favorite en titre. Portant près du trône ses habitudes de prostituée, elle couvrit d'une tache nouvelle la royauté de Louis XV, déjà si avilie.

Bassin. — C'est ainsi qu'on désigne une cavité spacieuse, qui termine la colonne épinière, et qui chez l'un et l'autre sexe est destinée à recevoir l'extrémité du canal alimentaire, la vessie et une partie des organes de la génération. Chez la femme, la matrice occupe cette excavation pendant qu'elle est dans l'état de vacuité ; elle n'en sort guère que vers le cinquième mois de la grossesse, époque où elle est parvenue vers le haut de la région hypogastrique. L'étroitesse du bassin nuit toujours à la facilité de l'accouchement, en supposant que le diamètre de la tête soit toujours le même.

Si les parents qui destinent leurs filles au mariage, consultaient, avant de former leur lien, un accoucheur expérimenté, pour savoir si elles pourraient être mères, surtout quand elles sont contrefaites, il ne périrait point tant de femmes pendant comme après l'accouchement, et il n'en coûterait pas la vie à un aussi grand nombre d'enfants.

Bâtards. — Les enfants naturels ont toujours été pour les législateurs un gros sujet d'embarras. On voulait être juste à leur égard ; on voulait cependant ne pas blesser, ne pas affaiblir le sentiment de la famille, les droits de la famille qui sont la base de notre société. Mais on eut le tort de rendre responsables des fautes des parents *(délictuum patrum)* des êtres innocents. On voulait tout concilier. Une solution nette était très difficile à trouver et on laissa forcément dans le doute une foule de points. Sciemment ou non, la loi est demeurée incomplète, insuffisante.

Mais si en droit les bâtards furent peu de chose, en fait ils furent souvent, par leur esprit et par leur génie, par de hautes protections généralement bien légitimées, par leurs relations, etc....., appelés à jouer des rôles considérables et avoir une influence des plus profondes. On dirait que la société est pour les bâtards le fleuve du Styx où les douleurs, les difficultés, les luttes et aussi une certaine indépendance, les trempe d'une façon exceptionnelle, les rend aptes, à devenir dirigeants après avoir été exploités, à devenir des guides après avoir été des martyrs. Cette vérité, qu'on pourrait appeler rationelle, est confirmée par des faits de l'histoire. On distinguait chez les peuples anciens (Romains et Grecs) deux classes de bâtards :

1° Les enfants nés dans le concubinage qu'on appelait *naturales liberi ;*

2° Les enfants nés d'un commerce momentané avec une femme de basse extraction ; on leur donnait dans ce dernier cas le nom de *spurii.*

Le plus fameux des héros antiques, Hercule, avait été nommé le *patron des bâtards*. Il était comme on sait, fils de Jupiter et d'Alcmène, femme d'Amphytrion, général des Thébains. A peine né, dit la mythologie, il fut persécuté par Junon, qui comprit déjà quelle haute destinée l'attendait. La Bible nous offre également des exemples de bâtards fameux : Ismaël, fils d'Agar, concubine d'Abraham, fut, malgré l'infériorité de sa naissance, élevé comme l'espoir de la maison du patriarche. Jephté eut pour mère une courtisane de Galaad ; naturellement courageux, il combattit, en faveur des Israëlites, les Ammonites. Archélaüs, qui avait usurpé le trône de Macédoine et qui fut protecteur d'Euripide, était fils naturel du roi Perdiccas et de Simicha, esclave d'Alcitas, frère de Perdiccas. On ne doit pas compter Thémistocle, qui était fils de Néoclès ; d'après la loi, il était réputé bâtard, parce que la mère était étrangère. Deux enfants trouvés, plus tard très célèbres dans l'histoire, ce furent Romulus et Remus. Ils étaient, suivant la tradition, fils de la vestale Rhea Sylvia et du dieu Mars. On dit qu'ils furent allaités par une louve. Les arts et la littérature ont accrédité cette tradition qui est néanmoins mise en doute. Certains n'ont vu dans cette louve que Rhea Sylvia elle-même. D'autres n'y voient qu'une simple courtisane. Les courtisanes portaient, en effet, le nom de *lupa*. Ptolémée Soter fut un enfant abandonné. Sa mère l'ayant exposé sur un bouclier d'airain, un aigle pourvu aussitôt à sa nourriture. Il le défendit des ardeurs du soleil, raconte la légende, en le couvrant de ses ailes. Il naquit de Robert le Diable, duc de Normandie, et de la fille d'un corroyeur de Falaise, un fils qui fut Guillaume le Bâtard. Une anecdote peut nous donner un exemple des idées et de la façon d'agir du monde, à l'époque où il vivait. Au siège d'une ville qu'il tenait fort longtemps investie, les habitants vinrent pour le narguer sur les remparts, en criant : « La peau... peau... peau...! » lui rappelant ainsi le métier des parents de sa mère. Des recherches récentes faites par M. Ménard nous montrent Rabelais sous un jour nouveau ; c'était un bâtard. C'est ce qui fit qu'aucune biographie ne peut jamais donner exactement l'époque de sa naissance. Les enfants naturels n'étaient pas enregistrés. Le grand railleur était fils de Rabelais, lieutenant civil du Chinonnais, et de la belle Catherine Desplantes, maîtresse de ce dernier. Comme c'était un usage établi à cette époque, l'irrégularité de sa naissance le fit destiner aux ordres. Catherine Desplantes eut par la suite, en légitime mariage, un fils qui fut plus tard le cardinal du Bellay. Il était par conséquent le frère utérin de Rabelais ; c'est ce qui explique encore la protection du cardinal et cette sorte d'amitié fraternelle qui ne se démentit pas durant tout le cours de l'existence de ces deux frères à qui la société avait fait des situations si différentes. Jean Dunois, dit le bâtard d'Orléans, fut un célèbre capitaine. On n'a aucun renseignement précis sur sa naissance. Le 22 février 1555, le comte de Dunois déposa en justice, comme témoin, dans le procès de la pucelle. L'âge qui lui est donné par ce document judiciaire est de cinquante et un ans. Son père était Louis, duc d'Orléans, frère de Charles VI. Il eut pour mère Mariette d'Enghien, dame de Carri. Dès l'âge de douze ans, il disait fièrement qu'il n'était pas le fils du ridicule Carri, qu'il ne voulait pas de sa succession et qu'il s'appelait Bâtard d'Orléans. Il fut élevé, en effet, dans la maison du prince avec ses enfants légitimes. Valentine de Milan le prit en telle affection, qu'avouant son regret de n'être pas sa mère, elle disait souvent : « On me l'a volé !... » Elle avait de lui une telle opinion qu'elle répétait encore qu'il n'y avait que lui pour venger un jour son père. D'Alembert fut trouvé sur les marches de l'Église *Saint-Jean-le-Rond*. C'est là qu'une brave femme du peuple, une fruitière, le recueillit, l'éleva. Elle s'appelait la mère Rousseau, d'Alembert ne reconnut jamais d'autre mère que cette brave femme qui s'étonnait souvent que son protégé fût un grand esprit. Quand d'Alembert fut arrivé à la renommée, c'est en vain que sa vraie mère, dont le nom était très connu, voulut le revendiquer. Il refusa constamment de la reconnaître pour sa mère. Ses études avaient été très brillantes. Les professeurs crurent voir en lui un nouveau Pascal. Tour à tour médecin et avocat, d'Alembert fut le principal promoteur de l'encyclopédie. Il ne put pourtant parvenir à délaisser les mathématiques, auxquelles il finit par se consacrer d'une façon exclusive. Voici ce que dit un de ses biographes : Le roi de Prusse, Frédéric II, lui offrit la présidence de l'académie de Berlin, et l'impératrice de Russie lui demanda instamment de venir diriger l'éducation de son fils avec cent mille livres d'appointements. Le philosophe refusa ces offres brillantes. Demeurer dans sa patrie lui sembla préférable, auprès de ses amis, auprès de sa brave nourrice, chez laquelle il vécut quarante ans, heureux de répandre un peu d'aisance dans la maison hospitalière qui avait abrité ses jeunes années. Le général Championnet, ou plutôt Étienne Jean, né à Valence (Dauphiné), dut son nom à sa situation même d'enfant trouvé. On sait qu'on appelait Champi (femme Champesse) tout enfant qu'on abandonnait. Qui n'a retenu la touchante légende berrichonne de François le Champi. Le nom vient de *campus*, champ, enfant trouvé dans le champ, et non de *champignon*, comme on l'a prétendu à tort. Ce fut d'abord dans l'armée d'Espagne que Championnet s'engagea. Lorsque la Révolution française éclata, il fut chargé de réprimer des révoltes dans le Jura. Il était né en 1762. On dit qu'il mourut de chagrin, le 10 décembre 1799, laissant une mémoire sans tache de général humain et brave.

On pourrait prolonger la liste de tous ces hommes remarquables qui eurent à vaincre tant de préjugés sociaux pour arriver, tant de luttes à soutenir, et qui y trouvèrent peut-être une nouvelle force. Parmi les contemporains et qui vivent encore, et qui occupent des situations légitimement acquises, uniquement dues à leurs talents, on compte un certain nombre d'hommes nés dans les conditions que nous voulons dire. Ils sont connus ; ils sont appréciés. On n'a pas à les nommer ni à faire le récit de leurs combats, ni à énumérer leurs ouvrages, qui sont connus de tous. A l'avenir, et qui peut le savoir, comme un des plus grands auteurs dramatiques de ce temps se plaît à le répéter avec cette originalité si profondément humaine et ce génie du cœur qui le caractérisent, est-ce peut-être à un enfant trouvé que nous devrons la direction des ballons ou quelqu'autre grande découverte qui intéresse notre époque. Mais ce qui peut garder d'un enthousiasme trop grand au sujet de ces enfants qui sont comme les épaves de la société, c'est, d'un autre côté, pratique et humanitaire, que nos prisons, nos cours d'assises sont les endroits où viennent échouer une trop grande majorité de ces êtres qui, généralement laissés à eux-mêmes et ne trouvant pas dans leur volonté la force de vaincre leurs penchants, qu'on a pu considérer comme héréditaires, se révoltent contre la société elle-même qui les a exclus. Pour ces derniers et au sujet de leur instruction et de leur éducation, il n'y a présentement, qu'un remède à proposer, qui est le suivant :

S'en occuper !

Batteries. — Dans le sens figuré, moyens d'action combinés. Les coquettes dressent leurs batteries, dont l'amour encloue souvent les pièces. Mademoiselle Henriette mit ses charmes en batterie contre le fils du boulanger (Ed. About.)

Baume. — Nom commun à plusieurs résines odorantes, fournies par des végétaux. Au figuré, consolation, adoucissement.

L'amour possède un baume souverain qui guérit les blessures par lui causées. Ajoutons que, pour guérir toutes les blessures de l'amour, le copahu est propriétaire d'un baume assez connu et fréquemment employé en médecine contre la blénnorrhagie urétrale et le catarrhe chronique de la vessie.

Bavette. — Petite pièce de toile qu'on attache sur la poitrine des petits enfants, pour recevoir la bave qui découle ordinairement de leur bouche.

Bayadère — Nom que l'on donne aux danseuses et courtisanes de l'Inde et des autres pays de l'Orient. On les appelle plus particulièrement *almées* en Turquie et en Égypte. Tout en évitant de se livrer eux-mêmes au plaisir de la danse, que leur a refusé leur Prophète, les Mahométans en jouissent par le spectacle des bayadères, sans transgresser leur loi religieuse. Les bayadères vivent en commun ; comme nos troupes de comédiens, elles s'enrégimentent, ne pratiquent point leur art isolément, et mènent une existence presque nomade. Quelques-unes de ces congrégations de femmes sont la propriété exclusive, soit du sultan, soit de quelque pacha, soit de quelques grands seigneurs. Les bayadères qui n'appartiennent exclusivement à personne se vendent à un taux fixe comme les prostituées.

Leurs attraits sont tellement puissants que les malheureux qu'elles ruinent s'excusent à leurs propres yeux en les considérant comme des magiciennes, comme des fées terrestres qui ont jeté sur eux un charme irrésistible.

Beauté. — Ensemble harmonieux de formes et de proportions, qui éveille en nous le sentiment du plaisir et de l'admiration. En général, la beauté est ce qui plaît à nos sens. La santé est indépendante de la beauté, et comme cette maxime n'est pas inverse, on voit qu'il est de la dernière nécessité qu'une femme, pour être toujours belle, se porte toujours bien ; il faut donc, pour ménager ce précieux don de la nature, ne rien faire qui puisse contrarier la marche d'une existence physiquement heureuse, fondée sur une bonne constitution et sur un régime de vie sobre et régulier; ce sont là les préservatifs et les cosmétiques les plus assurés pour maintenir le plus longtemps possible la fleur éphémère de la beauté. Ce qui contribue beaucoup à conserver l'harmonie dans les proportions qui font une belle femme, c'est particulièrement qu'elle n'éprouve aucune gêne de la part de ses ajustements, corset, cordons, ceinture, etc.

Beauté. — C'est le plus radieux diadème dont le hasard puisse couronner un front ; c'est aussi un engin à attirer la foudre. — Pour un mari, une jolie femme est un luxe importun, un apanage inquiétant, une enseigne périlleuse, qui a son beau côté tourné vers la rue et dont il n'a que le revers. Des esprits chagrins professent que tout est beau dans l'univers, excepté l'homme qui déshonore la création. Il y a cependant des hommes sans venin et des femmes sans tache !

On dit aussi que la beauté est le signalement et le passeport de l'amour.

On demandait à Aristote : Qu'est-ce que la beauté ? « Laissons, dit-il, faire cette question à des aveugles. »

Fontenelle rencontrant un homme de sa connaissance qui

venait de se marier, lui demanda si sa femme était belle : « Elle est très aimable, elle a de l'esprit, des lumières. — Ce n'est pas ce que je vous demande. Est-elle jolie ? Une femme n'est obligée qu'à cela. »

Un prédicateur foudroyait en chaire les charmes extérieurs de la femme, et terminait par cette phrase plus qu'hyperbolique : « Tout cela, mes frères, ce n'est que de la boue. » Un jeune homme, que n'avait probablement pas attiré à l'église l'éloquence du prédicateur, et qui se trouvait à côté d'une fort belle personne, lui dit alors tout bas : « Ah ! mademoiselle, il faut avouer qu'il y a de bien jolie boue. »

Lors du mariage de Louis XVI avec Marie-Antoinette, Louis XVI demanda au duc de X*** qui avait été chargé de la recevoir à la frontière et qui la précédait de quelques heures à Paris, si la jeune archiduchesse était d'une beauté aussi achevée qu'on le disait, et comme le duc s'extasiait sur les charmes de la Dauphine, le roi l'interrompit brusquement en lui disant : A-t-elle de la gorge? — Oh ! sire, je n'aurais jamais osé porté mes regards... — Vous êtes un sot, mon cher duc, c'est par là qu'il fallait commencer. »

Observons, avant de terminer cet article, que la beauté, étant une fleur éphémère dont le règne a bientôt passé, quand elle n'est pas accompagnée des qualités morales, devient souvent un des plus dangereux poisons de la société, et d'autant plus capable d'en rompre les ressorts et de la désorganiser, que c'est une idole à laquelle le goût naturel qui porte au plaisir a fait sacrifier dans tous les temps, dans tous les pays et à tous les âges. La débauche, le vin, la corruption, et tous les maux physiques qui en sont les suites, entraînent souvent dans le précipice la jeunesse imprudente et la vieillesse libertine, que de fatales beautés ont soumises à leur empire.

Nous extrayons du curieux ouvrage *Johannis meursii elegantiæ latini sermonis*, l'endroit où Aloïsia énumère les trente qualités physiques qui constituent pour la femme la beauté parfaite. Voici :

Triginta hæc habeat quæ vult formosa vocari
Fœmina ; sic Helenam fama fuisse refert.
Alba tria, et totidem nigra, et tria rubra puella,
Tres habeas longas res, totidemque breves ;
Tres crassas, totidem graciles ; tria stricta, tot ampla.
Sint itidem huic formæ, sint quoque parva tria.
Alba cutis, nivei dentes, albique capilli ;
Nigri oculi, cunnus, nigra supercilia.
Labra, genæ atque ungues rubri ; sit corpore longa,
Et longi crines, sit quoque longa manus.
Sint que breves dentes, auris, pes ; pectora lata,
Et clunes, distent ipsa supercilia.
Cunnus, et os strictum ; stringunt ubi cingula, stricta ;
Sint coxæ et cullus, vulvaque turgidula.
Subtiles digiti, crines et labra puellis ;
Parvus sit nasus, parva mamilla caput,
Cum nulli aut raræ sint hæc, formosa vocari
Nulla puella potest, rara puella potest.

Bégayement. — La langue des novices et des apprentis en amour. Il existe, sous le titre de *Bégayements d'amour*, un charmant petit opéra-comique, sur le scénario duquel Albert Grisar a brodé une musique spirituelle, pleine d'intentions fines et de phrases gracieuses.

Bégueule. — Femme prude, dédaigneuse jusqu'à l'impertinence, parlant de vertu sans en avoir, affectant un air, un ton, des manières de précieuse ridicule.

.... Il est force bégueules
Au teint ridé, qui pensent qu'elles seules,
Avec du fard et quelques fausses dents,
Fixent l'amour, les plaisirs et le temps.

(Voltaire).

Berceau. — Lit de l'enfant. Première demeure du jeune être. Le berceau doit être sans défaut. Les rideaux dont on l'entoure en constituent un bien souvent. Sans doute les rideaux ont l'avantage de garantir du froid les organes frêles du nouveau-né et de mettre ses yeux trop sensibles à l'abri de la lumière vive, mais, trop souvent, ils créent autour de la frêle créature un espace clos dans lequel l'air ne pénètre pas et où s'accumule l'acide carbonique. Donnez de l'oxygène à vos enfants, mesdames; leurs petits poumons ont, plus que les nôtres, besoin de ce gaz rénovateur du sang. Laissez l'air circuler librement autour des berceaux et remplacez par un simple paravent latéral les lourdes étoffes sous lesquelles Bébé est emprisonné. S'il vous faut absolument des rideaux, — l'élégance ne perd jamais ses droits, — un léger flot de dentelles mobiles vous est permis, mais le paravent reste imposé.

L'amour maternel aime les berceaux en osier, tandis que l'amour proprement dit n'aime que les berceaux de verdure.

Bercer. — Balancer un enfant dans son berceau ou sur les bras. Quoique cette habitude paraisse fort ancienne et fort invétérée, il n'en est pas moins vrai que c'est un préjugé, et que les enfants ne manqueraient pas de dormir, lorsque le besoin se ferait sentir, sans y être ainsi excités artificiellement. On ne berce pas les petits des autres animaux, et ils ne s'en portent pas moins bien. Il serait donc important de faire sentir aux gens de la campagne, que les enfants n'ont pas plus besoin d'être bercés pour dormir que de téter quand ils crient : Dans l'un de ces cas, très souvent on dérange la digestion, et dans l'autre on gorge inutilement des enfants, à qui l'on voit prendre le téton à regret et machinalement.

Berger, bergère. — Se prend pour *amant*, *amante*, dans la poésie pastorale. *Un berger fidèle. Une bergère insensible. Étoile du berger*, nom qu'on donne vulgairement à la planète de Vénus. On l'appelle aussi *étoile du matin* ou *du soir*, suivant l'époque de la journée où elle se montre. *L'heure du berger*, moment favorable aux amants.

Biberon. — Beaucoup de médecins se sont élevés contre la pratique du biberon. D'après Trousseau, sur quatre enfants allaités artificiellement il en meurt au moins un et les autres risquent d'être rachitiques. La diarrhée verte et les coliques, les vomissements, le choléra infantile, l'émaciation, le facies sénile, l'entérite et le muguet, la mort enfin, en sont trop souvent la conséquence. Ce n'est pas sans raison que les cultivateurs appellent le biberon « la rente du médecin. » S'il est vrai que, dans les grands centres, l'alimentation artificielle est à peu près impraticable, il faut pourtant reconnaître qu'elle donne à la campagne des résultats moins défavorables. Mais, quoi qu'il en soit, le biberon ne vaut pas une nourrice digne de ce nom, et nous pensons avec le poète que :

Le meilleur biberon, c'est le sein d'une mère.

Nous avons connu des nourrices qui avaient toujours deux nourrissons : *l'un à droite, l'autre à gauche*. Le numéro de droite ne tétait jamais à gauche, le numéro de gauche ne fréquentait jamais les domaines du numéro de droite. Quand les deux enfants sont gourmands, l'équilibre s'établit, mais de ces deux bébés, si l'un est gourmand et l'autre sobre, l'un fort et l'autre faible, ce dernier est bien exposé à mourir de faim sur la source vitale, tandis que le premier passe toute sa vie à se donner des indigestions que ne comprend pas sa nourrice, qui, dans la bonne foi ignorante, croit leur faire la part égale en leur assignant à chacun un côté de la table du premier banquet de la vie.

Bidet. — Cuvette de propreté qui doit servir également aux deux sexes. On a dit que les habitants des campagnes, pour ne pas se servir de bidets, ne s'en portaient pas moins bien ; mais s'en portent-ils mieux ? Et leur transpiration en devient-elle plus supportable ? Ne négligeons jamais les moyens simples et faciles de maintenir la propreté, puisqu'elle influe infiniment sur la salubrité.

Bijou. — Matière précieuse ou simple imitation qui sert à la parure. Que de bijoux se donnent pour en posséder un en échange!

Une dame romaine montrait un jour à la mère des Gracques un riche écrin. Pressée à son tour de faire voir ses bijoux, Cornélie amena ses enfants : « Voilà, dit-elle, toute ma parure. »

Billet. — *Billet doux,* billet galant, courtes et tendres missives qui font le ravissement ou le désespoir des cœurs amoureux. Les billets doux ont rarement une valeur littéraire, et peut-être est-il permis de dire que plus la passion est profonde et sincère, moins le *billet doux* est spirituel. Les plus beaux en ce genre sont quelquefois les plus niais. Ninon de l'Enclos en écrivait de fort gracieux, auxquels il ne fallait pas trop se fier. Témoin ce pauvre maréchal La Châtre, si bien trompé, malgré son billet où la belle s'engageait à lui rester fidèle ; d'où vient l'expression proverbiale : *Oh! le bon billet qu'à La Châtre!* appliquée moqueusement aux gens trop crédules.

Blasé. — L'homme blasé est celui qui, après avoir abusé des jouissances, est tombé dans une satiété complète : la satiété produit le dégoût ; le dégoût, l'apathie ; l'apathie, un ennui profond qui trop souvent pousse au suicide. Intelligence, amour du travail, imagination, souvenir, espérance, éclairs de l'esprit, tendresses du cœur, chastes émotions des sens, tout ce parfum de la vie a disparu dans l'homme blasé. Ce n'est plus qu'une ombre qui a laissé tomber derrière elle tout ce qu'elle avait de sève, de vie. A peine est-il capable de remords. Le remords, c'est encore la vie, et l'homme blasé ne vit plus. État digne de pitié, de mépris, juste châtiment de la profanation qu'on a faite des dons sacrés de la nature.

Bonheur. — Etat presque chimérique. Ce serait celui dans lequel l'homme passerait une vie moralement et physiquement heureuse. Cet état est rarement possible, ou, pour mieux dire, ne l'est pas, parce que la faiblesse, compagne ordinaire de notre existence, soit qu'on la considère au physique ou au moral, vient bientôt déranger une position pour laquelle nous ne sommes pas créés.

Etat dans lequel l'imagination, pleinement satisfaite de la jouissance des objets qu'elle avait désirés avec ardeur, se complaît exclusivement dans cette jouissance ; telle est l'espèce de bonheur dont jouissent deux amants jusqu'à ce que leur illusion soit dissipée.

Bordel. — Lieu de prostitution, maison de tolérance. *Les bordels à Rome payent une redevance au trésor.*

(*Voir* LUPANAR.)

Bottine. — Chaussure particulière aux femmes et aux enfants, qui n'est garnie de cuir que sur les bords et au talon, et dont le dessus et la tige, qui est très courte, sont en étoffe de drap, de velours, de soie, de couleur noire ou autre. Il en est des bottines comme du corset ; les femmes ne sauraient avoir un pied assez petit et mignon, ni une taille assez élancée et pincée. C'est nuire à leur santé que de chausser des bottines étroites et de porter un corset.

Bouche. — Partie inférieure de la face, limitée en haut par la voûte palatine, en bas par le plan musculeux auquel appartient la langue et qui comble l'espace circonscrit par le corps du maxillaire inférieur, en arrière par la voûte du palais, au-dessous duquel la bouche communique avec le larynx par l'isthme du gosier, en avant et sur les côtés par les arcades dentaires. Parmi les choses qui concourent à faire une beauté parfaite, on cite, pour le coloris, l'incarnat des lèvres qui doit être celui d'une rose qui s'épanouit, et le tour de la bouche qui doit être blanc comme de l'albâtre, et cette partie de la bouche est le seul endroit du visage où la couleur soit tranchée. La bouche doit être, pour la forme, petite et bien coupée, et former, en souriant sur chacune des joues, une petite fossette qu'on nomme la *fossette des grâces*.

Boudoir. — Sorte de cabinet coquettement orné, à l'usage particulier des dames, qui s'y retirent pour être seules et n'y admettent que les personnes les plus intimes. Ce mot vient du verbe *bouder*, pris dans une acception plutôt gracieuse que repoussante, exprimant l'humeur piquante et capricieuse, les agaçantes bizarreries, la moue demi caressante, demi colère, d'une femme jolie et coquette.

Bouge. — Petit logement sale et peu éclairé où il n'y a place que pour un lit, et insalubre. Se dit des endroits mal famés et des lieux de prostitution. *Cet homme hante les bouges.*

Bougre. — Terme de mépris et d'injure, usité dans le langage trivial et obscène. Se disait autrefois des gens livrés au vice contre nature dont les Bulgares étaient accusés.

Bouquet — Faisceau de fleurs, soit disposées naturellement sur la plante, soit réunies après avoir été cueillies. En pyrotechnie, on nomme bouquet la pièce finale d'un feu d'artifice. C'est le contraire dans le mariage : le bouquet se tire au début.

Bourdalou. — Vase de nuit dont on peut se servir au lit, et sans quitter la position horizontale.

Bourse. — Objet nécessaire, indispensable en amour. C'est le nom de plusieurs membranes affectant la forme d'une poche ; *Bourses synoviales, muqueuses, sébacées.* Employé au pluriel, ce mot est le nom vulgaire du scrotum, ou poche membraneuse qui enveloppe les testicules.

Bousin. — Se dit des bals fréquentés par les filles publiques et des lieux de débauche.

Bracelet. — Ornement qui se porte au bras. L'usage en est immémorial. Nos femmes le portent très coquettement au poignet et mettent souvent un très grand luxe dans cet article de toilette. Elles en ont en or, en argent, en cheveux, en rubans de velours, en crin, en corail, en pierres de tous genres. Les uns sont ornés de diamants, d'autres sont enrichis de perles fines ; il en est qui étalent des mosaïques ; d'autres enfin, plus tendres et d'un plus haut sentiment, initient le public aux traits d'un père, d'un mari, ou d'un ami plus cher encore.

Bréhaigne. — Stérile, en parlant des femelles des animaux domestiques ou de ceux qu'on entretient dans des parcs ou dans des viviers. *Une jument bréhaigne. Une carpe bréhaigne.* Une carpe qui n'a ni œufs ni lait. Substantif. *C'est une bréhaigne.* Famil. Se dit aussi d'une femme stérile, et d'une femme qui a passé l'âge critique. On dit également *bréhagne,* et *bréhaine.*

Broche. — Forte épingle d'argent ou d'or montée avec des camées ou des pierres précieuses, au moyen de laquelle les femmes retiennent leur châle ou le fichu ou ruban qu'elles portent autour du cou.

Bubon. — Terme générique qui peut s'appliquer à toute tumeur de glandes conglobées, éparses sous la peau. Le bubon vénérien est une tumeur qui vient aux glandes des aines ou des aiselles, à la suite d'un commerce impur ; elle est communément douloureuse, dure, rénitente, et parvient difficilement à suppuration.

Le bubon, ou poulain, qui arrive peu après le coït, doit être regardé comme une maladie essentielle : celui qui succède à une gonorrhée supprimée, à des chancres desséchés par les caustiques, ou à quelque autre symptôme vénérien est une maladie consécutive qui caractérise la vérole confirmée.

5

C

Cabinet. — Petite pièce séparée, dans un logement, et le plus souvent consacrée à quelque usage de la vie intime. — *Cabinets particuliers.* Pièces isolées des salles communes, dans les cafés et restaurants, et réservées aux personnes qui désirent rester seules : *Vous savez combien sont minces les cloisons qui séparent les* CABINETS PARTICULIERS *dans les plus élégants restaurants de Paris* (Balz.). On a ainsi défini les cabinets particuliers : Chambres particulières d'un restaurant où le dessert précède souvent le repas.

Cachectique, Cachecticus (médecine). — On dit qu'une personne est *cachectique* lorsqu'elle est pâle, blême, bouffie, ventrue ; qu'elle est triste, mélancolique, qu'elle a de la peine à faire les exercices que son âge et sa santé lui permettaient. Quoiqu'un tel individu soit véritablement *cachectique*, les médecins comprennent néanmoins, sous ce même nom, beaucoup d'autres dérangements de la santé. Toutes les fois qu'il y a dans nos humeurs une surabondance d'une humeur quelconque, d'où résulte un vice de nutrition, dès lors l'on appelle cachectique l'individu chez lequel on rencontre cette surabondance d'humeurs. Que ces humeurs soient bilieuses, laiteuses, purulentes, etc.... n'importe.

Cachexie. — Si l'on entend par *cachexie* tout état dans lequel une humeur, quelle qu'elle soit, ne peut pas être assimilée au sang, quand elle circule avec lui, on doit considérer les femmes en couche et les nourrices, au moment du sevrage, comme des malades cachectiques. Cependant, l'affection ne pourrait être que momentanée chez celles qui ont le système vasculaire assez actif pour se débarrasser de la surabondance de ce fluide par les sueurs, ou par une évacuation quelconque. Ainsi, le système de Bordeu sur ce point ne paraît pas avoir une base solide; car il suffit, selon lui, que le lait ait pénétré le tissu muqueux et cellulaire pour constituer une véritable *cachexie* laiteuse.

Cachemire. — Tissu très fin fait avec le poil d'une race de chèvres de Cachemire ou du Thibet, destiné à cacher bien des épaules qu'on désire montrer, et dont la vue coûtera d'autant plus cher que le cachemire sera d'un prix plus élevé. Le cachemire cache aussi bien des fautes, témoin ces vers de C. Delavigne :

... Prodige inouï dont je suis stupéfait :
Lucile a de l'esprit, un talent qu'on admire,
De la beauté, vingt ans, et pas de cachemire !

Cadeau. — Petit présent, don que l'on fait à quelqu'un dans le but de lui être agréable.

Je ne sais comment reconnaitre
Le cadeau que vous m'avez fait.
(*Mercure de France* 1762).

Je voudrais inventer quelque petit cadeau
Qui coûtât peu d'argent et qui parût nouveau.
(Régnard.)

Cadeaux de noces. — Objets d'agrément, de parure, que le fiancé offre à sa fiancée. Prov. : Les petits cadeaux entretiennent l'amitié.

Cajolerie. — Action de cajoler, paroles et manières flatteuses qu'on emploie pour gagner quelqu'un ou pour lui plaire. Se dit particulièrement des paroles tendres, des discours amoureux que l'on adresse à la femme qu'on courtise. Il ne faut pas oublier qu'on n'attrape point les mouches avec du vinaigre... les femmes non plus. Les cajoleries sont un langage flatteur et passionné avec lequel on cherche à séduire une femme ou un fille.

Calamistré. — Frisé, bouclé, léché, poli, lustré. Cheveux calamistrés. Les cheveux calamistrés de Cérès ont la rudesse virile que l'art antique prêtait aux coiffures des divinités androgynes.

Calice. — On nomme, en anatomie, calices ou entonnoirs *(infundibula)* de petits conduits membraneux, au nombre de six à douze, dont chacun embrasse, par une de ses extrémités, un ou plusieurs des mamelons glanduleux du rein et aboutit par l'autre au bassinet dans lequel il transmet l'urine.

Callipédie. — Si par le mot callipédie on entend l'art de rendre les enfants beaux, bons et spirituels, ce n'est autre chose que l'éducation, qui a pour but de développer et de diriger chez les enfants les facultés physiques, morales et intellectuelles dont la nature les a pourvus. Si, d'autre part, on prétend que ce mot exprime l'art de procréer, à volonté, des enfants bien constitués de corps et d'esprit, on entre dans le domaine des hypothèses et des rêveries dont le genre humain s'est de tout temps bercé. L'histoire en est longue, et dès l'antiquité on trouve des traces de cette opinion. Cependant, ceux qui se sont occupés de la callipédie et même de la mégalanthropogénésie (art de faire des grands hommes), ont eu en vue quelques faits propres à motiver leurs recherches, tels que la ressemblance des enfants avec leurs parents.

Ils avaient pu aussi observer la transmission de certains types extérieurs, comme de certaines dispositions maladives. Enfin ils avaient remarqué sans doute que, dans les pays où, les femmes étant exclues de l'héritage, les considérations de l'intérêt ne sauraient influer sur les alliances, le sang est plus beau que dans ceux où règne la coutume opposée.

Malgré tout cela, l'application de la callipédie sera probablement toujours une pure théorie dans l'état social où une foule de circonstances viennent contrarier les plans qu'on pourrait établir. En général, si les ouvrages écrits sur la callipédie sont des rêveries, ce sont quelquefois celles de gens instruits et de gens de bien.

Callipyge. — Qui a de belles fesses. C'était sous ce titre que Vénus était adorée à Syracuse dans un temple élevé par la piété reconnaissante de deux jeunes filles très très bien avantagées de ce côté.

Calculifrages. — Il n'existe point de remèdes *calculifrages*, ou qui aient la propriété de briser le calcul dans la vessie de l'homme, quoique plusieurs plantes aient reçu le nom de sadifrages qui voulait dire la même chose. On croit un peu plus aux lithontriptiques, ou remèdes capables de dissoudre et de détruire peu à peu cette concrétion.

Camisole. — Les *camisoles*, ou espèces de gilets, ont été imaginées pour garantir le corps de l'impression du froid ou de l'humidité, quand les habits qu'on porte ne sont pas suffisants pour en défendre. On fait des *camisoles* de toile, de toile de coton, de soie et de laine. On place ces *camisoles* ou immédiatement sur la peau, ou dessus la chemise; lorsqu'elles sont appliquées sur la peau, souvent elles ont l'inconvénient des habits fort chauds; elles causent des sueurs très facilement; et au moindre mouvement elles ne permettent point à l'air extérieur de s'introduire et de tempérer un peu de chaleur individuelle; elles attirent avec trop d'abondance les humeurs vers la peau et peuvent, en dissipant une trop grande quantité de sérosités utiles, causer l'épaississement des humeurs, la sécheresse des solides et un excès habituel de l'insensible transpiration, qui ne nuirait pas moins que ne le ferait un cours de ventre trop longtemps entretenu, ou un flux d'urine trop considérable. On a remarqué que beaucoup de personnes qui avaient l'habitude de porter ces flanelles continuellement sur la peau étaient sujettes à devenir fort maigres, fort sèches et à s'affaiblir; elles se privent d'ailleurs de l'avantage que pourrait leur procurer le même moyen, si elles étaient attaquées de rhumatismes et d'humeurs stagnantes dans le tissu cellulaire ou musculeux; cet usage est encore nuisible aux personnes d'une constitution faible et délicate, qui font de l'exercice et qui transpirent facilement.

Camphre. — Il y a longtemps qu'on a observé l'action presque spécifique du *camphre* sur les veines et sur les organes de la génération. Relativement aux parties génitales, les médecins ont été partagés d'opinion; on a pensé pendant longtemps que le *camphre* éteignait le feu de l'amour et s'opposait au spasme qui l'entretient; de là le vers :

Camphora per nares, castrat odore mares.

Mais Hoffman a fait voir que cette propriété n'était qu'illusoire, et qu'il était au contraire très propre à augmenter l'ardeur vénérienne.

Canapé. — Siège à dossier pouvant servir à la fois à plusieurs personnes. Le canapé est le meuble indispensable d'un boudoir (voir ce mot) Sa meilleure qualité est la discrétion disent les uns, la solidité disent les autres. Cette dernière qualité est surtout nécessaire aux canapés des cabinets particuliers, dont l'usage est plus réclamé.

En terme d'argot, le mot canapé désigne un lieu où se réunissent les pédérastes : Les femmes qui tiennent des canapés se nomment tantes.

Cancan. — Bruit, scandale sans raison; bavardages, malins propos. On désigne, aussi par ce mot, une danse de fantaisie des bals publics, avec des sauts exagérés et des gestes indécents, moqueurs et de mauvais ton. Certaines femmes du Quartier Latin se sont fait une célébrité scandaleuse par l'audace et le dévergondage avec lesquels elles innovaient dans cette variété de la chorégraphie.

Cancer. — Le nom de cancer a été appliqué, dès la plus haute antiquité, à certaines tumeurs dures, bosselées, arrondies, environnées de veines variqueuses et susceptibles de s'ulcérer. Les causes qui déterminent le cancer sont peu connues; les affections tristes de l'âme, un coup porté sur un organe, une inflammation aiguë ou chronique. peuvent déterminer un cancer; mais ces causes seraient insuffisantes s'il ne s'y joignait une prédisposition toute spéciale de l'économie, que l'on désigne sous le nom de *diathèse*. Les femmes, dont le tempérament est lymphatique, paraissent y être plus sujettes que les hommes. Le cancer n'est pas regardé comme contagieux; il attaque plus particulièrement le sein, l'œil, le nez, l'estomac, l'utérus, les testicules.

Candeur. — Pureté, simplicité, innocence de l'âme. Ce mot convient de préférence aux jeunes filles. La candeur est un don qui resplendit dans sa fleur et dans sa grâce vers la vingtième année, mais qui deviendrait de l'afféterie ou du calcul à un âge plus avancé. La candeur n'est pas la vertu; elle l'accompagne, l'embellit, lui prête un charme indicible, jusqu'à ce qu'un jour la jeune fille devienne femme. Alors la première et irréparable candeur s'envole et disparaît pour toujours; il reste des qualités charmantes: la pudeur, le sentiment du devoir, l'amour du travail, la vertu bien comprise, qui font la femme honnête. La candeur est surtout l'état de l'âme avant la connaissance de l'amour, but final de la création; elle le brave, parce qu'elle l'ignore. La pudeur, au contraire, s'effraye du péril dont elle mesure l'étendue; elle rougit en considérant la profondeur de l'abîme. Lorsqu'on y est tombé, on ne rougit plus.

Canif. — Petit couteau d'acier qui sert à tailler les plumes. Donner un coup de canif dans le contrat, c'est-à-dire manquer aux devoirs de la fidélité conjugale.

Capital. — Mot qu'Alexandre Dumas fils a employé pour désigner la virginité de la jeune fille, avec la manière de s'en servir et de s'en faire cent mille livres de rentes.

Hélas ! qu'il y a de malheureuses qui se le laissent dévorer !

Capoue. — Ville du royaume d'Italie. L'ancienne Capoue offrait le séjour le plus délicieux de cette contrée. Aussi ces mots, les *délices de Capoue*, sont-ils restés pour désigner une accalmie morale, mêlée de jouissances et de plaisirs, où les ressorts du corps et de l'esprit se détendent et s'amollissent.

« Pour un grand nombre d'artistes, le mariage est une époque d'assoupissement et parfois de léthargie. Pour Colonge, au contraire, il devint le signal du réveil. Il n'est pas inutile d'expliquer à quel propos s'accomplit cette métamorphose de l'insouciance en activité, et comment s'alluma la flamme qui mit en cendres la *paresseuse Capoue*, où le talent du jeune peintre était demeuré engourdi. » (Charles de Bernard.)

Caprice. — Changement fréquent et bizarre Le caprice est une loi d'amour.

L'amour n'est point une folie
Mais il faut n'aimer qu'en courant ;
Plaire à chacun, changer souvent :
Tout est caprice dans la vie.

Semble-t-on négliger Sylvie,
D'un pas léger elle vous suit ;
La suit-on, d'abord elle fuit :
Tout est caprice dans la vie.

Des cœurs autrefois l'harmonie
Formait d'hymen le nœud charmant ;
Ce n'est aujourd'hui que l'argent :
Tout est caprice dans la vie.

Quel charme, quelle sympathie
Que deux cœurs qu'Amour assortit !
L'hymen bientôt les désunit :
Tout est caprice dans la vie.

Chez nous une femme jolie
Donne dix mois à son mari.

Il part, survient un favori :
Tout est caprice dans la vie.

L'hymen est une loterie.
Pour un bon billet cent mauvais ;
Qu'y faire ? On en est pour les frais :
Tout est caprice dans la vie.

On sait que les femmes du grand monde ont la spécialité des caprices, et il ne peut en être autrement. Elles reçoivent vivement, passionnément les impressions, mais non profondément. Elles reflètent les idées, les sentiments, les images avec fidélité et vivacité ; mais elles ne savent ni les retenir, ni les conserver. Dans le langage des salons, les caprices d'une femme sont tout simplement des amours de fantaisie, des amourettes passagères qui naissent et meurent en un jour. Marguerite de Valois, Marie Stuart se sont passé tous leurs caprices. La Vallière n'était, pour Louis XIV, que le caprice d'un instant.

Il a fait bien des caprices, se dit d'un séducteur qui a attiré sur lui l'attention de beaucoup de femmes.

Caresse. — Affection que l'on témoigne par ses discours ou ses actions à quelque personne. *Caresses d'une femme* se prend quelquefois dans le même sens que *faveurs*, mais généralement on y attache une idée de marques d'affection pleines de pureté, de délicatesse.

Carie vénérienne. — La carie vénérienne est une solution de continuité dans les os, accompagnée de perte de substance, occasionnée par une humeur âcre et rongeante. C'est une sorte de corruption, de putréfaction, particulière aux parties osseuses, qui y produit le même effet que la gangrène et la mortification sur les parties molles et charnues. Dans cette maladie, l'os est dépouillé de son périoste, et sa couleur, qui est ordinairement d'un blanc tirant sur le bleu, devient jaune, brune, et finalement noire ; ce sont les premiers degrés de la *carie*. Le dernier degré et le plus fâcheux est celui dans lequel l'os est déjà rongé ou corrodé ; et quelquefois sa substance inégale est percée de petits trous comme la pierre-ponce ; ce qui est le caractère d'un os vermoulu; quelquefois il est spongieux et dissous, et il en résulte une sanie plus ou moins chloreuse : on peut dire alors que la *carie* est une espèce d'ulcère dans l'os. Plus l'erosion et l'âpreté sont considérables, plus la *carie* doit être réputée grave ; elle est extrême lorsque les os du crâne, par exemple, en sont rongés de part en part, ou qu'elle pénètre jusque dans la moelle des grands os cylindriques ; mais il faut la regarder comme désespérée, lorsqu'elle attaque les articulations. Il n'y a guère alors de ressource que dans l'amputation, si elle est possible.

Carnaval. — Le carnaval est une époque de l'année qui précède le carême et qui est destinée particulièrement aux agréments de la société, aux grands repas, aux danses et aux bals. Autant les exercices du carnaval peuvent être favorables à la santé, lorsqu'on s'y livre avec modération, autant ils deviennent préjudiciables, lorsqu'on s'y livre avec excès.

Le carnaval a pour origine certains usages de la plus haute antiquité. On a célébré chez les anciens peuples, principalement aux époques de renouvellement des saisons, des fêtes religieuses qui paraissent s'être rattachées à la théorie de la renaissance de toutes choses, au principe de la fécondité.

Le polythéisme, pour ne pas avoir eu les mêmes dogmes que nous, pour ne pas avoir été spiritualiste à notre manière, est loin d'avoir été sans vertu et sans efficacité morale, aussi impur et aussi abrutissant que les écrivains catholiquesse sont habitués à le peindre. Ainsi les *Bachanales* ou *Dionysiaques* n'étaient pas des orgies, des scènes honteuses ; mais seulement des fêtes où des femmes, loin d'offenser la pudeur publique, rendaient pieusement un solennel hommage au dieu de la fécondité dans l'homme, au principe divin de l'amour régénérateur.

Caroncule. — Petit morceau de chair *Caroncules myrtiformes* : Petits tubercules rougeâtres, de forme plus ou moins variable en nombre indéterminé 2 à 5), situés à l'orifice du vagin, et formés par la membrane muqueuse de ce conduit. *Caroncules papillaires* : Petits mamelons que présente le tissu des reins, et qui versent l'urine dans les calices. *Caroncule de l'urètre* : Tubercule très saillant, oblong, terminé en pointe, placé au commencement du canal de l'urètre Voy. VERUMONTANUM.

Carte (Être en). — Être inscrit à la police. Se dit particulièrement des prostituées placées sous la surveillance de la police.

Castration. — La *castration* est une opération par laquelle on retranche les testicules des animaux mâles, pour les empêcher d'être aptes à la reproduction de leurs semblables. La *castration* se pratique communément en Asie sur les hommes, spécialement chez les Turcs, qui châtrent tous ceux de leurs esclaves qu'ils destinent à la garde de leurs femmes. Non seulement ils leurs coupent les testicules, mais encore très souvent ils emportent la verge, dans la crainte que leur inaptitude à la génération ne leur ôte pas l'aptitude au plaisir. L'extravagance humaine sur ce point n'a point gardé de bornes dans les siècles reculés ; on a vu à la honte de l'humanité les Origène, les Léonce d'Antioche, les Valéziens, les moines se mutiler pour éviter de remplir le devoir le plus juste et le plus impesant de l'humanité. On a par la suite défendu aux eunuques de se faire prêtres, et en même temps on a imposé aux prêtres les privations des eunuques. Ce qui fut une des plus belles absurdités dont l'histoire puisse faire mention.

La *castration* a été pratiquée sur l'homme de temps immémorial dans l'Orient. Cette coutume liée à la polygamie, y subsiste encore de nos jours. La *castration* des femmes n'a jamais été établie d'une manière régulière. La *castration* est une opération chirurgicale destinée à débarrasser l'économie d'un organe profondément altéré dans son tissu et devenu nuisible. Hors le cas de maladie, ce n'est que sur les enfants que la *castration* peut se faire avec moins de danger. Il y a cependant des exemples assez nombreux d'adultes qui ont survécu à la mutilation que subit Abailard, et que pratiqua sur lui-même Origène. Chez la femme, on a, dit-on, extirpé les ovaires ; mais on conçoit difficilement comment cette extirpation a pu avoir lieu sans entraîner une péritonite funeste. L'influence de la castration s'exerce sur l'économie tout entière.

Le docteur Spaulding a exposé à l'Académie de médecine du Détroit un cas dans lequel il enleva les deux testicules à un jeune garçon de quatorze ans qui n'aurait pas tardé, sans cela, à devenir tout à fait imbécile, à force de se livrer à la masturbation. Avant de recourir à une mesure si désespérée, le docteur avait consulté plusieurs de ses confrères les plus éminents, qui avaient cru que l'opération pouvait se justifier. Le résultat est satisfaisant. Le jeune homme est en train de prendre des habitudes de travail et est déjà en état de gagner sa vie.

Ce moyen nous paraît *radical !*

Catholique (Enseignement). — Si des fœtus humains informes, que l'on appelle monstres, viennent à naître, quelle conduite devra-t-on tenir ? Pourvu qu'ils aient une forme, une apparence humaine, et que l'on puisse constater leur existence d'une manière absolue ou sous condition il faut les baptiser : *Si vivis, aut si capaa es.* Dans le cas même où le monstre ne présenterait rien d'humain, il faudrait encore baptiser sous condition : *Si tu es homo.* Car les auteurs modernes affirment que tout être qui vient de la femme est un être humain et est muni d'une âme. Voici ce que dit M. Frédault. « Pendant longtemps on crut à la réalité des monstres ; on imaginait que la femme pouvait concevoir avec des animaux et engendrer des petits moitié homme et moitié bête. Une étude plus approfondie a changé ces manières de voir. On a reconnu que la femme ne pouvait concevoir que de l'homme ; que la création d'un métis monstrueux entre l'homme et la bête était impossible, en un mot, que la nature ne fait pas de monstres, et que les monstruosités ne sont que des vices de développement. » Le cardinal Gousset dans sa *Théologie morale*, enseignait la même doctrine : « Quant aux productions irrégulières, nous pensons qu'on doit baptiser tout monstre qui sort du sein de la femme, quelque difforme qu'il soit, quelque ressemblance qu'il puisse avoir avec la brute. » D'un autre côté, dit Frédault, on n'a jamais vu, ce que l'on croyait autrefois, des formes véritablement monstrueuses, qui rappelassent des formes animales. Dans le doute, si un monstre est composé de plusieurs personnes, on doit s'attacher à ces paroles du Rituel : Peut-on discerner si le monstre a une ou plusieurs têtes, une ou plusieurs poitrines, il aura dès lors autant de cœurs, d'âmes et d'individualités distincts, et dans ce cas chacun des êtres devra être baptisé. S'il y a péril de mort et que le temps manque pour que chaque être soit baptisé séparément, on pourra, en versant l'eau sur chacune des têtes, les baptiser en même temps en disant : *Ego vos baptizo*. Quand il n'est pas bien certain que deux personnes soient réunies dans le même monstre, il faut en baptiser une d'abord absolument, et l'autre ensuite sous condition, de cette manière : *Si non es baptizatus*, si tu n'es baptisé. Quand deux têtes sont réunies sur un seul corps, on peut affirmer la présence de deux âmes. L'analyse anatomique, dit Geoffroy Saint-Hilaire fils dans l'*Encyclopédie du dix-neuvième siecle*, démontre que, dans de tels êtres chaque individu possède en propre un côté de l'unique corps et l'une des deux jambes; et l'observation des phénomènes psychologiques confirme pleinement ce résultat singulier et pourtant incontestable..

. . . .

La prose pie que l'on vient de lire est du R. P. Vauverts, professeur d'accouchements à l'Université catholique de Lille.

Laudate pueri Dominum.

Ceinture. — Ruban de soie, de fil ou de laine ; cordon, bande de cuir ou tout autre objet semblable, dont on se ceint le milieu du corps. En 1420, une ordonnance de Charles VI défendit aux prostituées de porter des ceintures ornées d'or et de broderies. Les infractions devinrent si fréquentes qu'on se lassa de les punir, et qu'elles restèrent en possession de leurs ceintures. Les honnêtes femmes se virent forcées d'abandonner cet ornement. De là le proverbe : *Bonne renommée vaut mieux que ceinture dorée.*

Ceinture de virginité : Chez les anciens, ceinture que le mari déliait la première nuit des noces. Détacher la ceinture *solvere zonam*, c'était consommer le mariage. Il est dit, dans l'Écriture Sainte, que les prostituées se tenaient dans les carrefours, ayant les ceintures prêtes à être détachées. La ceinture des vierges romaines était de laine blanche et nouée d'un nœud singulier, qu'on appelait le nœud d'Hercule ; c'était une allusion à la fidélité et à la pudeur que l'épouse doit conserver sans cesse et à l'amour constant que l'époux doit témoigner pour elle.

N'oublions pas de mentionner la *Ceinture de chasteté*, dont on peut voir un spécimen au musée de Cluny. C'est une sorte d'appareil muni d'un cadenas et embrassant le bassin. Cet appareil, imaginé par la jalousie, était fort usité dans certains pays au moyen âge. La médecine en a fait usage pour soustraire les jeunes gens, filles et garçons, à la honteuse coutume de l'onanisme.

Ceinture de Vénus : Ceinture dite *ceste* que les poètes attribuaient à Vénus et à laquelle ils attachaient le pouvoir d'inspirer de l'amour et de charmer les cœurs. Lorsque Junon voulut plaire à son époux, elle alla trouver Vénus pour lui emprunter cette ceinture.

On dirait que, pour plaire, instruit par la nature,
Homère ait à Vénus dérobé sa ceinture.

(Boileau.)

Célibat — État qui, pour être fort agréable à Dieu, n'en doit pas moins être désagréable pour ses créatures. Le jour où l'église a condamné ses lévites au célibat, elle a créé dans l'humanité un ordre de passions étranges, maladives et impossibles à tolérer. Dans les temps modernes, on trouve peu de reglements faits contre les célibataires ; on peut même remarquer que les législateurs n'ont pas encouragé les mariages à l'égal des chefs des anciennes républiques. Et, chose bien plus étrange, les ministres d'une religion qui donnait ce précepte : *Croissez et multipliez*, ont le plus autorisé le celibat et par leur discipline et par leur exemple. Chez les prêtres du paganisme, la chasteté était fort recommandée, mais fort peu observée. Le célibat passa des anciens cultes dans la religion chrétienne. Garder la continence était un acte de pureté que les premiers Pères de l'Eglise ont célébré avec enthousiasme. Toutefois, les personnes préposées au culte en usaient à cet égard comme bon leur semblait. Les évêques, les prêtres, les diacres pouvaient se marier ; seulement ils ne devaient épouser qu'une femme. Cette règle s'est conservée dans l'église grecque. Au moyen âge, un grand nombre de prêtres, des évêques et des papes étaient mariés. Cela est prouvé par une foule d'actes. Des règlements particuliers avaient interdit le mariage aux ecclésiastiques ; une défense générale fut portée par le concile de Trente. Aussi, les réclamations les plus vives s'élevèrent de la part des protestants et même de quelques catholiques. Les divers écrits de ce temps allèguent les nombreux désordres que le célibat amenait dans le clergé régulier ou séculier. Le libertinage des moines était passé en proverbe. On peut même dire que les Contes de la Reine de Navarre sont un faible tableau de ces excès. Depuis, le mal a empiré ; au moment de la Révolution, les cloîtres étaient presque tous des lieux de prostitution. Quant au clergé séculier, les abus n'ont guère été moindres. C'est ce que démontre, jusqu'à l'évidence, cette foule de procès scandaleux dont les tribunaux de la France ont retenti. Les Mingrat, les Contrafatto, les Lacollonge et autres prêtres, ont été poursuivis ou condamnés ; mais combien ont échappé à la vindicte des lois !

Césarienne (Opération). — On désigne ainsi l'ouverture qu'on pratique aux parois du bas-ventre et à la matrice, pour en retirer un enfant, lorsque différents obstacles empêchent qu'il ne passe par les voies qui doivent lui donner issue. Les femmes grosses sont exposées à des maladies et à des accidents, auxquels elles succombent souvent avant de parvenir au terme de l'accouchement. Plusieurs ont une grossesse fort heureuse, tout paraît se disposer pour la terminaison la plus désirable, elles éprouvent déjà les douleurs qui annoncent une prochaine délivrance : lorsque, tout à coup, ces espérances s'évanouissent; et, au lieu de donner la vie à un nouvel être, la mère expire, et sa perte est presque toujours suivie de celle de l'enfant renfermé dans son sein. Plus d'une cause est capable de produire un changement de scène aussi terrible qu'inattendu. Quelquefois, au milieu des violentes douleurs qui semblent naître de l'accouchement, et en même temps l'avancer, la mère est subitement frappée d'apoplexie. Cet apoplexie est produite par l'interruption du cours du sang, et surtout par la compression de l'aorte descendante ; ce qui force les fluides de s'accumuler dans les vaisseaux de la tête, de les dilater outre mesure, et de briser ceux du cerveau, que leur extrême fragilité empêche de résister. Chez les femmes dont le genre nerveux est très irritable, ce sont les douleurs elles-mêmes qui produisent ces accidents mortels, en excitant des convulsions qui arrêtent la circulation, ou en totalité, ou dans une partie essentielle à la vie. Chez d'autres, une hémorrhagie qui est due ordinairement au détachement du placenta ou à son adhérence à l'orifice de la matrice, ou enfin à la rupture de l'utérus, entraîne, pour ainsi dire, avec elle le principe vital. Mais qu'elle que soit la cause de la mort de la mère, il est toujours extrêmement difficile de déterminer, avec sûreté et précision, l'instant où elle cesse de vivre. On sait combien ils ont quelquefois de ressemblance avec les effets de certaines maladies. Cette incertitude est bien plus grande à l'égard des personnes du sexe, et surtout dans des circonstances où les divers accidents qu'elles éprouvent présentent des phénomènes qu'il est si aisé de confondre avec les apparences de la mort. Combien de fois n'a-t-on pas vu des femmes, sans être grosses tomber, par l'effet d'une affection hystérique, dans des évanouissements tellement prolongés qu'on ne pouvait les distinguer d'une véritable mort, et ensuite être rappelées à la vie, à un entier usage de toutes les fonctions ? Cela ne peut-il pas avoir lieu, encore plus facilement, dans celles qui sont enceintes, dont la sensibilité se trouve exaltée par l'état dans lequel elles se trouvent, et surtout par la violence des douleurs qui sont si propres à faire croître, et, à plus forte raison, à aigrir les affections hystériques, de quelque espèce qu'elles soient ? Qui osera évaluer la quantité de sang qu'une femme doit perdre, pour ne laisser aucun espoir de revenir d'une syncope qui l'a fait regarder comme morte ? On en voit succomber à une hémorrhagie de quelques livres, tandis que d'autres ont résisté à des évacuations énormes. Et, s'il est vrai encore que de pareilles pertes influent moins sur les femmes que sur les hommes, comment prononcer que l'une vit encore, et que l'autre ne vit plus ? Ce fut une décision de ce genre trop précipitée qui causa tous les malheurs de Vésale. Quel exemple est plus fait pour intimider que celui du prince des anatomistes de son siècle ? Et on peut dire que, malheureusement, il n'est pas l'unique. Au moment où une femme prête d'accoucher succombe réellement, ou bien en apparence, soit sous les coups d'une maladie quelconque, soit par la violence des douleurs, on peut toujours douter raisonnablement que l'enfant qu'elle porte ait subi le même sort. En effet, quoique le plus ordinairement la mort de l'un suivre celle de l'autre, cependant on en a vu assez souvent donner des signes de vie et de force ; et même quelquefois, quoique ces signes n'aient pas eu lieu, contre tout espoir, on les a tirés vivants du sein de leurs mères déjà mortes. Non seulement on a des exemples d'enfants ainsi vivants ; mais encore on en cite qui se sont eux-mêmes frayé la route sans aucun secours étranger. Valère Maxime nous rapporte qu'un certain Gorgius fut, avant de naître, porté au bûcher, et que son apparition inattendue hors du corps de sa mère interrompit la pompe funèbre. Harvée avait vu une femme mourir à la fin du jour ; elle fut laissée pendant la nuit dans une chambre isolée : le lendemain, il trouva entre ses cuisses un enfant qui était sorti seul de la matrice. Vrisberg cite trois observations d'enfants qui naquirent encore renfermés dans leurs membranes ; ils vécurent ainsi, l'un sept minutes, et les deux autres neuf : alors les enveloppes ayant été déchirées, ils commencèrent à respirer. Il est très vraisemblable qu'un enfant, dans une pareille circonstance entretient, par l'action de ses propres organes la circulation qui auparavant ne dépendait, au moins pour la plus grande partie, que du jeu des organes de la mère: et que, dans l'impossibilité où il est encore de jouir de la respiration, le sang qui ne passe point par les poumons, va de l'oreillette droite à l'oreillette gauche par le trou botal, et du commencement de l'artère pulmonaire à l'aorte par le canal artériel. Cette circulation, toute faible qu'elle est, suffit pour empêcher la dernière étincelle de la vie de s'éteindre. Et si elle paraissait l'être, les mêmes secours, au moyen desquels on parvient à la ranimer dans les noyés et dans les autres asphyxiés, peuvent la rappeller chez les enfants qui viennent de naître, et qui présentent le simulacre de la mort.

Chaine. — Lien, engagement étroit, sujétion ; tout ce qui attache, asservit, soumet, astreint. gêne la liberté. C'est en ce sens qu'on dit, *les chaines de l'amitié, de la tendresse, de la reconnaissance, de l'amour*. Les amants, tout en se plaignant de leurs chaînes s'y complaisent parce qu'elles sont volontaires ; l'idée qu'il ne dépend que d'eux de les rompre les leur rend plus légères. Il n'en est pas ainsi des chaînes de l'hymen ou du mariage, qui obligent à un attachement nécessaire.

Chair. — Substance molle et sanguine qui concourt avec les os à former le corps de l'homme. On désigne par ce mot les inclinations sensuelles de l'homme. *Marcher selon la chair*, c'est suivre les penchants déréglés de la nature corrompue. La luxure est nommée le *péché de la chair*. Être de chair, c'est-à-dire avoir des faiblesses humaines, et particulièrement des faiblesses amoureuses.

Champi, Champisse. —Bâtard, bâtarde. Ce mot qui n'est plus usité que dans quelques localités du centre de la France, a fourni le titre d'un des plus jolis romans de George Sand et d'une de ses meilleures pièces de théâtre. Les mœurs de la campagne n'ont jamais été mieux dépeintes que dans *François le Champi*.

Changer. — Quitter une chose pour en prendre une autre. Les femmes sont le contraire des chemises. Pour en avoir une propre, il ne faut pas en changer (Jules Noriac).

Chancre. — Les *chancres* vénériens sont de petits ulcères, ronds, superficiels, qui sont la suite d'un coït impur, et qui attaquent dans les deux sexes les parties naturelles, comme plus immédiatement exposées à l'action du virus vénérien. Dans les hommes on les remarque plus ordinairement au gland, mais plus communément à la couronne, au prépuce, au frein, quelquefois même à l'extrémité extérieure du canal de l'urèthre. Dans les femmes, ils occupent l'intérieur des grandes lèvres, les nymphes, le clitoris, le prépuce du clitoris, les caroncules, ils pénètrent quelquefois jusqu'à l'intérieur du vagin ; on en remarque aussi à l'extrémité de l'urèthre, près des lacunes.

Chaperon. — Personne âgée et grave, chargée de veiller sur la conduite d'une jeune fille ou l'inconduite d'une jeune femme. C'était anciennement une sorte de chape qui avait un capuchon qu'on rabattait pour se garantir du froid ou de l'humidité. Le chaperon, défendu en 1415 et en 1419 aux femmes de mauvaise vie, fut en usage en France jusqu'à Charles VII, sous lequel il fut remplacé par les bonnets et les chapeaux.

Chasteté. — Abstinence absolue des plaisirs de l'amour. La pratique de la chasteté est commune aux deux sexes ; ils ne doivent se permettre dans leur commerce rien de honteux, rien de ce qui les assimilerait à la brute ; ils ont été créés pour s'aimer avec décence. La chasteté consiste dans une sévère délicatesse de sentiment, d'action et de langage ; elle est la pratique des lois de la pudeur et de la morale, qui ne permettent rien de ce qui peut troubler la pureté des mœurs et souiller la virginité de l'âme. La femme a des lois plus sévères à observer que l'homme ; aucune pensée, aucune parole ne doit altérer cette virginité morale imposée surtout à la jeune fille. Il est vrai qu'on ne donne guère aux jeunes filles aujourd'hui que l'orgueil pour gardien de leur chasteté ; quand une vertu n'est gardée que par un vice, il est aisé de gagner la sentinelle.

Il ne faut pas croire que la chasteté soit ce continuel combat de l'homme contre le vœu de la nature, ni cette entière abnégation des plaisirs qu'elle nous offre dans une union avec une douce compagne. Les religieux et les religieuses qui font des vœux de continence ne sont pas les seuls dépositaires de la chasteté : la véritable sagesse consiste à tempérer la fièvre des passions, et non à contrarier les desseins de la nature.

Chatouillement. — Action de chatouiller ; sensation qui tient du plaisir quand elle commence, et de la douleur quand elle est extrême. Les amoureux aiment à se chatouiller au physique et au moral. Le chatouillement consiste dans un ébranlement de l'organe du toucher, léger comme l'ébranlement qui produit toutes les sensations voluptueuses, mais plus vif cependant, et même assez vif pour agiter, irriter les nerfs au delà de la limite qui sépare le plaisir de la douleur. Le chatouillement moral, c'est toujours une excitation factice qui se trouve sur l'extrême limite de la souffrance et de la jouissance.

Châtrer. — Opérer la castration, retrancher les testicules ou les ovaires pour rendre impropre à la reproduction. *Voy.* CASTRATION.

Chatte. — Femelle du chat. On dit : elle est amoureuse comme une chatte, en parlant d'une femme à complexion amoureuse.

Chaude-pisse. — Nom vulgaire de la gonorrhée. Par bienséance, on évite de se servir de ce mot qui est du genre obscène.

Chevelure. — L'ensemble des cheveux. Voy. ce mot. A aucun âge, hormis le cas de certaines maladies graves, on ne doit sacrifier entièrement la chevelure, dans le chimérique espoir de la rendre plus épaisse ou d'en arrêter la chute. Tout au plus est-il avantageux de la *rafraichir*. Lorsqu'il existe des dispositions manifestes à une calvitie anticipée, sans qu'on puisse lui découvrir aucune cause morbide, on se servira parfois avec quelque succès de certaines pommades spéciales, comme celle de Cazenave, et surtout celle de Dupuytren.

Pour ce qui est des préparations, à formules ordinairement secrètes, que l'on entend préconiser, nous ne voulons rien en dire, si ce n'est qu'à notre avis c'est presque toujours une duperie, à cause de l'incertitude des résultats obtenus, et souvent un danger, en raison des drogues malsaines que contiennent généralement ces compositions empiriques.

Quant à la manière de disposer les cheveux, qui se soucie des prescriptions de l'hygiène, dans une question où règnent despotiquement, surtout chez les femmes, les variables caprices de la mode et de la coquetterie ? Nous dirons néanmoins que la frisure casse le poil, et que la chaleur même du fer le dessèche et irrite la peau. La coiffure qui, sous le rapport de l'hygiène, convient le mieux aux femmes et surtout aux jeunes filles est celle qui tient les cheveux doucement relevés et serrés le moins possible, celle qui consiste à les lisser soigneusement, à les disposer en larges bandeaux de manière qu'ils soient facilement et toujours aérés, à les démêler matin et soir, à les brosser avec soin et légèreté, à les enrouler mollement.

L'art de disposer les cheveux sur la tête a créé un si grand nombre d'arrangements gracieux ou fantastiques, qu'il faudrait tout un volume pour énumérer les dangers inhérents à chaque coiffure. Quel que soit l'accommodage céphalique choisi par une femme, qu'elle n'oublie pas que le cheveu est une production animale fragile, semblable à un végétal délicat. Si elle se rappelle que les végétaux ont besoin, pour vivre, d'air de lumière et d'humidité, elle ne plaquera pas sa chevelure en masses compactes impénétrables aux fluides atmosphériques et aux rayons solaires ; elle ne la recouvrira pas de substances grasses et poisseuses, plus ou moins odorantes, noyant le système pileux dans un flot d'axonge, le rendant imperméable à l'air.

Une jeune et jolie femme faisait un jour appeler un docteur pour une céphalalgie violente. Le médecin cherchait vainement à déterminer le trouble fonctionnel ou organique qui pouvait avoir amené les souffrances de sa cliente, lorsque l'idée lui vint — les médecins ne respectent rien — de plonger les doigts au milieu d'un élégant fouillis de frisettes mutines occupant toute la tête, depuis la nuque jusqu'au front. Sous les boucles de la malade, sa main sentit un corps dur : c'était une épingle à cheveux. Il l'enleva et poursuivit ses investigations. Nouvelle recherche, nouvelle épingle. Soixante fois ses doigts sondèrent les profondeurs de l'édifice chevelu, soixante fois ils en retirèrent des morceaux de fil de fer. Quand ce fut fini, quand les cheveux torturés eurent du repos, quand le crâne fut allégé du demi-kilo de métal qui le chargeait, la céphalalgie avait disparu, et la patiente, — elle ne voulut pas l'avouer, — n'en était que plus belle.

Que nos coiffeurs, munis seulement d'une brosse, d'un peigne et d'un morceau de savon, arrangent et varient, pour le plaisir des yeux, l'élégant édifice capillaire de nos élégantes, nous applaudirons, mais s'ils continuent à échafauder des nattes ou des tresses à grand renfort de colle, de clous et de ficelle, ils seront toujours des... perruquiers !

Cheveux (faux). — Deux catégories de gens chargent

leurs têtes de faux cheveux ; la première se compose de vieillards et des valétudinaires qui ont besoin de protéger par une perruque leur crâne sensible et dénudé; la seconde comprend toutes les personnes qui, dans un but de coquetterie, ajoutent à leur chevelure naturelle des chignons artificiels, des tours de tête menteurs, des nattes factices, des anglaises achetées, des toupets faits sur mesure. Les individus chauves, que des rhumes fréquents viennent visiter, que de violents maux de dents tourmentent, que des névralgies rebelles font souffrir, ont raison de se couvrir la tête. Qu'ils donnent à l'enveloppe protectrice de leur sinciput glabre la forme de la chevelure absente, plutôt que celle d'un bonnet de coton, c'est leur affaire et nous ne voyons nul inconvénient à leur façon d'agir, mais il n'en est pas de même des gens, bien portants, qui se condamnent volontairement à la perruque totale ou principale.

Aux femmes, — et aussi aux hommes — qui, dans l'espoir de plaire, entassent des Pelions de cheveux d'occasion sur des Ossas de crins de rencontre, il est de notre devoir de dire que leur élégante pratique n'est pas sans inconvénients. La présence des postiches, quels qu'ils soient, nuit aux sécrétions normales du cuir chevelu et gêne en partie la respiration cutanée. L'amas monstrueux de faux cheveux sous lequel disparaît le visage d'une jolie femme, produit une compression des tissus et, par suite une gêne dans la circulation du sang fort propre à amener des maux de tête, des éblouissements et des tintements d'oreilles. Plus d'une femme charmante, qui était sujette à la migraine, a vu cesser son mal quand elle s'est décidée, sur nos indications, à renvoyer, en bloc, au ruisseau, d'où il était venu en détail, le paquet de filaments malpropres qu'elle appelait sa natte. Faites de même, aimables lectrices, contentez-vous de vos charmes naturels.

J'entends une objection. Une dame mûre prend la parôle : « Docteur, dit-elle, voulez-vous que je jette aussi ma natte, moi dont les cheveux diminuent tous les jours ? »

— Vous aussi, madame ! vous perdez une partie de vos gracieux attraits parce que les lois de l'évolution humaine le veulent ainsi ; l'épaisseur de vos cheveux diminue insensiblement à mesure que le printemps de votre vie fait place à une saison plus rigoureuse. Cette chute de vos cheveux philosophiquement acceptée sera lente si la brosse et le peigne font tous les frais de leur toilette ; mais si vous chargez d'un paquet piliforme étranger qui les écrase et les étouffe, si vous vous enrôlez dans les prêtresses du chignon supplémentaire, vous n'aurez plus à parler de chute, le mot qu'il faudra employer sera celui de la *degringolade*.

Cheveux (teints). — Les faux cheveux ne font que rendre les gens malades, les cheveux teints les tuent.

Un mot des teintures :

> .... Lorsque nos cheveux blancs
> Ont empreint sur nos fronts la sainteté des ans,

nous paraissons vénérables si nous acceptons de bon cœur notre calvitie ; si nous demandons à la chimie de nous rendre les attributs de la jeunesse envolée, si nous cherchons à

> Réparer des ans l'irréparable outrage,

nous devenons tout simplement risibles. Quoi de plus ridicule en effet que la tête d'un vieillard qui se teint. Quel que soit le nombre des badigeonnages qu'elle subit, jamais elle n'arrive à être noircie : les cheveux croissant de leur base vers la pointe par des dépôts successifs déposés les uns à la suite des autres, le pied du végétal capillaire reste blanc quand sa cime a la prétention de rappeler l'aile du merle. Il faut renouveler sans cesse les applications de matière colorante pour prévenir en partie ces disparates de couleur, de telle façon que le liquide tinctorial se trouve constamment en contact avec le cuir chevelu. Or, de quoi sont faites les teintures employées par les vieux beaux ?

La jeunesse en flacon des élégants ridés, des jolis cœurs, à la démarche affaisée consiste en : céruse, plâtre, sel de Goulard, chaux vive, nitrate d'argent, mercure métallique. Je défie un marchand de cosmétique de me montrer une eau « régénératrice qui ne contienne une de ces substances énergiques, teignant réellement les cheveux, mais leur ôtant la souplesse, flétrissant la peau, irritant le cuir chevelu, brûlant les glandes pilifères, pouvant donner lieu à des accidents d'empoisonnement. Il n'existe pas de teinture *tenant solidement* exempte de dangers. *L'eau africaine* contient du nitrate d'argent ; *l'eau de la Floride* composée, au dire du prospectus, de « suc de plantes exotiques et bienfaisantes », renferme de l'acétate de plomb et du soufre ; *l'eau transmutative*, analysée par le chimiste Coulier, est une solution ammoniacale de nitrate d'argent et de sulfate de cuivre ; la *teinture américaine* est faite d'acide gallique et de pierre infernale ; le *chromachrome*, le *melanogène* et toutes les autres teintures *solides* contiennent des substances nuisibles analogues. Les cosmétiques inoffensifs tels que : infusion de fèves et de lierre, décoction de feuilles de noyers, de sumac, noir d'ivoire, charbon de liège, sont de *couleur infidèle* ; ils déteignent sur la figure, les mains, le linge. Donc, au lieu de se salir avec ceux-là ou de s'intoxiquer avec les autres, que chacun garde sa tête. De cette façon nous n'assisterons plus à ces contrastes grotesques de toitures remises à neuf sur des édifices étançonnés.

Chlorose. — Maladie des femmes. Les anciens auteurs l'appelaient mal des vierges, fièvre d'amour. Sa nature est encore inconnue, et à ce sujet les médecins sont en dispute, faisant dépendre la chlorose, les uns de la faiblesse des organes génitaux ; les autres d'une altération du sang qui, selon eux, ne contiendrait plus une suffisante quantité de fibrine et de matière colorante ; d'autres enfin de l'absence du fer dans le sang. Les causes de la chlorose sont nombreuses ; aussi cette affection est-elle fréquente. L'humidité, l'abus des boissons aqueuses, les veilles excessives, la jouissance prématurée des plaisirs de l'amour aussi bien que leur privation, les peines morales vives, notamment les chagrins d'amour, sont autant de causes de la chlorose.

Cléopâtre. — Dernière reine d'Egypte, célèbre par sa beauté et par ses crimes, fille de Ptolémée Aulète. Mariée à son frère Ptolémée Denys, elle partagea le trône avec cet enfant. Bientôt après, elle succomba sous les intrigues d'Achillas et de l'eunuque Photin, quitta l'Égypte en fugitive, et demanda un asile à la Syrie. C'est alors que César débarqua à Alexandrie. Un soir, un esclave introduisit Cléopâtre auprès du vainqueur de Pompée. Les séductions d'une merveilleuse beauté troublèrent le cœur du Romain. Cléopâtre recouvra sa couronne, et mit au jour un fils qui porta le nom de Césarion. Après la mort de son amant, elle se déclara contre les meurtriers et refusa de livrer sa flotte à Cassius. Elle fut pourtant accusée auprès d'Antoine, qui lui donna l'ordre de comparaître devant son tribunal. Elle se rendit à Tarse sur une galère admirablement décorée, et se montra au lieutenant de César avec tous les attributs de Vénus sortant des eaux. Antoine, ébloui, ne put résister aux charmes de cette royale courtisane. Il la suivit à Alexandrie, et oublia dans les orgies les menaces des Parthes et l'ambition d'Octave.

Clitoris. — Petit organe charnu, rond et long, situé à la partie antérieure et supérieure de la vulve chez la femme. Il arrive quelquefois que cet organe a un développement exagéré, qu'on appelle clitorismie.

La difformité du *clitoris*, quand sa longueur est excessive, n'apporte pas un obstacle à la génération ; mais c'est un vice révoltant pour les maris, parce qu'il donne à la femme l'apparence de l'homme et refroidit la tendresse de celui-ci pour un objet qui a trop de ressemblance avec lui. Quoique cette conformation soit rare, les observateurs en fournissent beaucoup d'exemples. Elle était bien connu des anciens, les femmes grecques et romaines, dans les temps de dissolution des mœurs, ne rougissaient pas d'avouer cet état et de simuler entre elles les plaisirs qui exigent la réunion des deux sexes.

Cocottes. — Filles de raccroc qui constituent la *Belle Jardinière* de l'amour ; elles servent d'abreuvoir à la soif publique ; leur cœur a adopté la formule : Entrée libre !

La cocotte est le plus souvent un office d'agent de change, avec un titulaire, deux ou trois associés en nom et quantité de sous-traitants, bailleurs de fonds. Tous caissiers, par exemple. La charge se gère en commun et les opérations se font au grand jour. La morale y gagne-t-elle ? — Peut-être non, mais la cocotte, oui.

Cocu. — Mot employé par Molière pour désigner généralement un personnage heureux, qui fait des heureux autour de lui. Notre pruderie ne s'accommode guère aujourd'hui de ce terme fréquemment usité jadis, et les auteurs ne s'en servent ni dans leurs romans ni dans leurs pièces de théâtre.

> Si n'être pas cocu vous semble un si grand bien,
> Ne vous marier point en est le vrai moyen.
>
> (MOLIÈRE.)

> Un gentilhomme très épris
> Epousa le merle des merles
> Comme Cléopâtre, depuis
> A sa lèvre il buvait les perles.
>
> Mais après la perle, l'aspic.
> Pauvre grand seigneur, on l'étrille :
> Le voilà — dans un dernier trille —
> Comme le commun... du public.

De lui pourtant elle était fière.
Portant son blason, son écu,
Avec elle, au bout de la terre,
Que de succès le beau coq eut !

De fleurs rares les plus nouvelles
A chaque pas on la couvrait ;
Fier, son mari les ramassait,
Si bien qu'il en portait de belles.

Mais le malheur de ce mari
Etait prévu — la chose est claire.
C'est une chanteuse légère,
La femme devait l'être aussi.

Cocuage. — Ce mot peu usité aujourd'hui, se rencontre dans tous les écrits burlesques du XVIIe siècle. Selon Beaumanoir accuser un homme de *cocuage*, c'était lui faire un outrage si sanglant qu'il pouvait tuer impunément l'offenseur. Droit ou amende que, dans quelques pays, aux Pyrénées, les seigneurs se faisaient payer par les adultères. Si les maris étaient consentants, le seigneur percevait à son profit toute l'amende qu'avait encourue le délinquant ; dans le cas contraire, il la partageait avec le cocu. En 1275, le comte de Foix remit aux habitants de la vallée d'Andorre le droit de *cocuage*, sous la condition qu'ils se soumettraient à sa justice haute, moyenne et basse.

Cœur. — Reliquaire qui n'est jamais vide ; par exemple les reliques qu'il contient ne sont pas toujours de bon aloi. Un cœur neuf, c'est comme une maison neuve, ce ne sont pas les locataires qui essuient les plâtres.

Coït. — Expression familière aux médecins, pour désigner l'acte vénérien, la copulation charnelle ou l'accomplissement du mâle et de la femelle pour la génération. Cet acte n'est honteux que quand il est illicite et désordonné. C'est par lui que se propage le plus ordinairement le virus vénérien, quand un des deux conjoints en est déjà infecté.

Commandements (de Lucine). — Voici les préceptes de Lucine, déesse qui préside aux accouchements :

Ton fils toi-même nourriras,
Afin qu'il vive longuement !
Autour de lui ménageras,
D'air frais et pur un bon courant !
Avec grand soin éviteras
Tout bruit dans son appartement,
De flanelle le couvriras
Et le tiendras chaudement !
Dans le maillot lui serreras
Son petit corps modérément !
Dix fois par jour le laveras.
Afin qu'il vienne proprement !
S'il s'échauffe, toi, tu boiras
Deux ou trois tasses de chiendent !
S'il a le flux, lui pousseras
D'amidon, vite, un lavement !
Poudre de riz tu lui mettras
Pour le garer du frottement !
Force éponge prépareras,
Pour tous les cas... et accidents !

Commerce. — *Avoir commerce, être en commerce avec*, se dit en parlant de liaisons illicites entre personnes de sexes différents. *Avoir commerce avec une femme mariée.*

Comparaison. – Une comparaison qui ne date pas d'hier : — Croyez-moi, Henry, l'amour, le mariage et le regret peuvent se comparer à une gigue écossaise, à un menuet et à un pas de cinq. L'amour est prompt et chaleureux comme la gigue écossise ; il en a tout le caprice. Le mariage est digne et réservé comme le menuet antique, et puis vient le repentir qui, porté sur ses jambes débiles, tombe insensiblement dans la langueur du pas de cinq, jusqu'à ce qu'il finisse par tomber dans la fosse... (William Shakspeare).

Compromettre. — *Compromettre une femme,* laisser

soupçonner par des paroles inconsidérées ou par des demi-confidences, ou par certaines allures, qu'on est son amant.

Conception. — Action de concevoir ; fonction propre aux femelles des animaux vivipares et qui a pour résultat la formation de l'embryon. Tous les faits démontrent que les ovaires seuls fournissent la substance nécessaire à la fécondation. En effet, leur ablation produit le même résultat que celle des testicules chez le mâle. On pense généralement que les petites vésicules contenues dans ces espèces de glandes, mises en contact avec le fluide fécondant qu'apporte la trompe, se gonflent, se déchirent et laissent échapper comme d'une coque, un petit corps (l'*ovule* ou le *germe*) qui descend dans la matrice par la trompe et y forme un être nouveau. Comment cet être peut-il naître du contact entre l'ovaire et la semence ? C'est là un des impénétrables secrets de la nature. Pour exqliquer cette opération mystérieuse la science en est réduite a des conjectures Les *ovaristes*, qui assignent à la femme le rôle principal, prétendent que l'ovaire fournit un œuf véritable, pourvu de tous les organes indispensables aux premiers développements de l'embryon, et qui, pour être fécondé, n'a besoin que du contact du sperme. Les *animalculistes* ont constaté que la semence masculine renferme, à l'époque de la puberté, un grand nombre d'animalcules vivants. Ce sont ces animalcules qui effectuent la conception et qui fournissent à l'embryon les rudiments du système nerveux. La conception est un phénomène qui échappe complètement à la volonté. Les symptômes indiqués par quelques femmes n'ont rien de constant ni de certain. De là viennent pour la science, des difficultés insurmontables.

Concubinage — Cohabitation habituelle de l'homme et de la femme en dehors du mariage. Le *concubinage* prend à notre époque de très grandes proportions dans toutes les classes de la société.

Concupiscence. — Appétit déréglé des plaisirs des sens.

Confession. — Entreprise de blanchissage qui permet de salir d'autant plus de linge, qu'on a plus de facilité pour le laver.

Confiance. — Compagne inséparable du premier amour, qui s'éteint et meurt avec lui, mais qui ne renaît pas comme lui de ses cendres.

Congestion Mammaire. — Les sympathies entre les mamelles de la femme et son appareil sexuel deviennent évidente chez quelques sujets, même pendant l'état de vacuité, et se traduisent ordinairement alors, soit aux approches de l'ovulation spontanée, soit au moment même des règles, par un médiocre degré de congestion ; les seins deviennent légèrement douloureux et se gonflent faiblement, le contact des vêtements est mal supporté, il y a quelquefois un peu d'irradiation vers les ganglions ovillaires, et cet endolorissement est soulagé, quand la mamelle vient à être artificiellement contenue. surtout chez les femmes qui, dès l'enfance, ont pris l'habitude de ce soutien. Tous ces légers symptômes de congestion se montrent aussi, mais beaucoup plus communément, dans les commencements de la grossesse : on les observe. soit très peu de jours après la fécondation, soit plus ordinairement, après la première suppression mensuelle. Il est néanmoins un bon nombre de femmes chez lesquelles tous ces phénomènes manquent absolument ou sont si fugaces et si peu marqués qu'ils passent, pour elles, complètement inaperçus. La majorité des femmes, cependant. les éprouve et beaucoup d'entre elles accusent une sensation de picotements et de gêne douloureuse, après les premières semaines qui suivent la conception ; bientôt le gonflement apparait, puis se prononce davantage, les seins se développent à mesure que la grossesse avance et chez quelques-unes, celles surtout dont la constitution est bonne, la grossesse exempte de troubles fonctionnels et le développement général du corps inachevé, les régions circonvoisines s'associent pour une faible part à ce mouvement de suractivité : les épaules, la région cervicale prennent des contours plus arrondis, plus moelleux, plus prononcés, et avec de l'habitude on arrive même, par l'examen de l'aspect particulier de ces parties, à tirer quelques indices pour le diagnostic. Chez certains sujets, l'état congestif et l'hyperthrophie des mamelles sont portés à un haut degré par la grossesse. A une augmentation de volume considérable se joint l'apparition ou le gonflement de nombreuses veines sous-cutanées qui se détachent, par leur coloration et leur relief, sur le fond blanc et uni des téguments mammaires ; et parfois le développement général des deux organes est porté si loin qu'il se produit, dans l'enveloppement tégumentaire des mamelles, de véritables éraillures, résultant d'une distension forcée, tout à fait analogue aux *vergutures* des parois abdominales Chez d'autres sujets, au contraire, c'est à peine si, vers la fin de la gestation, les mamelles paraissent se ressentir du nouvel état de l'appareil génital. Le plus souvent il est vrai, chez ces individus les glandes mammaires de petites dimensions resteront impropres à remplir convenablement les fonctions qui leur sont dévolues : pourtant, on observe, par exception des jeunes femmes dont les seins, presque inertes pendant la grossesse, reçoivent de l'accouchement une stimulation assez vive pour fournir une sécrétion, surabondante et riche, au moins à peu près suffisante aux besoins de l'en-l'enfant.

Conjugal (Devoir). — Les théologiens, les législateurs, les philosophes ne se sont pas moins occupés que les conteurs et les poètes du *devoir conjugal,* question qui prête autant à une discussion sérieuse qu'au badinage léger. Le devoir conjugal est une obligation pour les deux époux. Si le Coran permet au musulman d'avoir autant d'épouses qu'il en peut nourrir, il lui impose le devoir de s'approcher de chacune d'elles au moins une fois tous les mois. Quant au catholicisme, pui regarde l'œuvre de chair comme une abomination, et conseille la continence jusque dans le mariage n'ayant pu, sous ce rapport, obtenir satisfaction complète, il essaya de diminuer le mal et interdit aux époux de se rendre le devoir conjugal durant les temps de pénitence et aux époques de grandes fêtes.

Le soir de ses noces, un nouveau marié fit à sa femme un long et moral discours. Il lui dit que le mariage était chose sérieuse et non une œuvre de plaisir et de volupté ; que quant à lui il connaissait ses obligations, et qu'il lui rendrait le devoir conjugal tous les quinze jours, comme tout bon mari doit le faire. Le lendemain notre époux était paisiblement couché dans sa chambre, jouissant d'une solitude et d'une tranquillité qu'il croyait avoir conquise par son adresse et son habileté, quand il entend frapper à sa porte. « Qui est là ? s'écrie-t-il en se levant en sursaut. — Moi ! — Qui, vous ? — Votre femme. — Que voulez-vous ? — Voilà... Pourriez-vous m'avancer une quinzaine ? »

Conjungo. — Mot emprunté du latin. Mot en usage dans la cérémonie catholique du mariage, dont on se sert familièrement pour désigner la formule qui unit les époux.

> Avant le conjungo,
> Oh !
> Vous n'étiez pas comm'ça,
> Ah !
>
> SCRIBE.

Connaissance. — La dame du monde dit : un amant ; la femme entretenue : un protecteur : la bourgeoise : un galant ; la bonne d'enfant : un pays ; la grisette : une connaissance.

Conquête. — Action d'inspirer de l'amour.

La conquête d'un cœur est plus facile à faire
Qu'elle n'est facile à garder.

(REYNARD).

Dame ! mon cher, il faut renoncer aux conquêtes ;
Les amoureux râpés font peu tourner les têtes.

(PONSARD.)

Et la dernière main que met à sa beauté
Une femme allant en conquête
C'est un ajustement des mouches emprunté.

(LA FONTAINE.)

Consentir. — Femme qui consent à parler d'amour finit toujours par en prendre, ou au moins par se conduire comme si elle en avait.

Contact. — Attouchement, état de deux corps qui se touchent. L'amour, tel qu'il existe dans la société, n'est que le *contact* de deux épidermes et l'échange fortuit de deux fantaisies.

Continence. — Abstention volontaire des plaisirs de l'amour. Iconol. Figure allégorique représentant une femme qui fuit l'amour, et pare de la main le trait qu'il lui lance. Ne pas confondre *continence* et *chasteté*. Voir ce dernier mot.

Convoiter. — *Convoiter* la femme du prochain.

Certes, je ne sais pas quelle chaleur vous monte ;
Mais à *convoiter*, moi, je ne suis pas si prompte.

(MOLIÈRE).

Copahu. — Sorte de térébenthine qu'on tire par incision d'un arbre du Brésil appelé copaïer et employée en médecine contre les maladies des voies urinaires. *Baume de copahu. Capsule de Copahu.* Ce produit, limpide et sans couleur au moment où on le recueille, prend bientôt une teinte jaune très prononcée ; son odeur est vive et pénétrante, sa saveur, âcre, amère, tenace, est insupportable à beaucoup de personnes.

Coqueliner. — Courir après les jeunes filles.

Coquelineux. — Coureur. *Voy.* ce mot.

Coquet. Coquette. — Qui a de la coquetterie, qui cherche à plaire. Une femme coquette se soucie peu d'être aimée ; il lui suffit d'être trouvée aimable et de passer pour belle.

Coquine. — Se dit dans un sens particulier pour désigner une femme débauchée, qui use de rouerie pour tromper ses amants.

Cordon. — *Cordon ombilical.* — Lien qui attache l'enfant au placenta par le nombril. Un spasme violent de la matrice peut, ainsi que plusieurs observations en font foi, expulser tout à coup le fœtus, la mère étant debout ou marchant. Alors si le *Cordon* est trop court, il se rompra en laissant le placenta dans la matrice, ou bien le fœtus entraînera dehors avec violence tout l'arrière faix. Cependant, la mère frappée du même spasme, ou saisie de terreur, tombera en syncope, et l'hémorrhagie du *Cordon* fera périr son fruit, sans qu'on puisse la déclarer coupable d'aucune manière. Enfin, une femme, accouchant seule au milieu des convulsions, peut fouler aux pieds son enfant, ou en se roulant, déchirer le *Cordon* par lequel il lui tient encore. Je demande si, dans des circonstances pareilles dont l'histoire de la médecine fournit des exemples, cette malheureuse mère n'est pas innocente ? *Cordons spermatiques,* ceux qui soutiennent les testicules. *Cordons sus-pubiens* ligaments ronds de l'utérus.

Corinthe. — Ville grecque de la Morée (Péloponèse), située sur l'isthme auquel elle a donné son nom, et à 60 kilomètre de Tripolitza ; 5,000 habitants, archevêché, château fort, ruines nombreuses. Elle était anciennement une des villes les plus importantes de la Grèce par sa population, son commerce, ses richesses, son luxe et ses colonies. Les mœurs de ses habitants étaient fort dissolues, et ses courtisanes étaient fameuses dans toute la Grèce. On connaît le proverbe latin : *Non licet omnibus adire Corinthum*, qu'on fait traduire ainsi par nos lycéens : Il n'est pas permis à tous d'aller à Corinthe. La véritable signification de cette phrase est : *Il n'est pas permis à tout le monde de coucher avec Corinthe*, Corinthe étant une courtisane dont le prix n'était abordable que pour quelques princes privilégiés.

Cornard. — Terme bas et injurieux. Mari dont la femme est infidèle.

> L'un amasse du bien dont sa femme fait part
> A ceux qui prennent soin de le faire cornard
>
> (MOLIÈRE.)

Corsage. — C'est la gamelle aux tentations, la tirelire aux compliments. Les seins qui ne servent pas à l'enfant servent au régal des yeux, s'étalent dans un corset de satin, où tout le monde peut tremper son regard, mais où il n'est pas permis de mettre les doigts. Dans le cas d'absence de *corsage*, le coton constitue une seconde nature.

Corset. — Digue que l'on oppose généralement à des marées basses. Il soutient les faibles, contient les puissants et ramène les égarés. Pour les neuf dixièmes des femmes, le corset est une chose nuisible au point de vue de l'hygiène. Cette cuirasse, avec son attirail de fer et de baleine, n'ajoute absolument rien aux charmes naturels du beau sexe, la Diane chasseresse et la Vénus de Milo en font foi ; elle ne fait qu'exercer une constriction fâcheuse sur la poitrine et l'abdomen. Les femmes de la Grèce et de Rome que personne ne songe à citer comme des laiderons, ne cherchaient pas à rehausser leur beauté en s'appliquant sur le thorax et sur les hanches des lames rigides semblables à des attelles solidement reliées par le plus résistant des tissus. Au lieu de se cercler comme des futailles, de se sangler comme des chevaux, elles se contentaient généralement de rester telles qu'elles étaient sorties des mains du Créateur. Quelques-unes, pour lesquelles la nature s'était montrée prodigue du côté du corsage, portaient une sorte de ceinture pectorale, consistant en une simple bande d'étoffe élastique appelée *strophium*.

Le strophium soutenait suffisamment et sans violence ce que le corset moderne froisse, déforme et atrophie brutalement. Nous demandons qu'on revienne aux modes romaines, qui valaient bien les nôtres au point de vue de l'esthétique, et qu'on proscrive impitoyablement le soi-disant indispensable objet de toilette qui contribue, dans des proportions considérables, à rendre nos femmes maigres et maladives.

Depuis Ambroise Paré, les médecins n'ont cessé de tonner contre le corset; ce vêtement qui ne rend aucun service, mais qui peut, par contre, faire survenir dans l'organisme une kyrielle de maux intéressant les cinq fonctions principales : respiration, circulation, digestion, nutrition, reproduction ! Les dames n'ont pas écouté les médecins.

Le docteur Réveillé-Parise leur a dit : « Si, par un caprice de la mode, le corset venait tout à fait à être proscrit combien les femmes se trouveraient heureuses. Et si, plus tard, on infligeait comme peine corporelle le port d'un corset, ainsi qu'on inflige la cangue aux Chinois, à coup sûr les femmes jetteraient de hauts cris et se révolteraient contre la barbarie du supplice. » Le docteur Réveillé-Parise n'a pas été entendu.

Le serons-nous davantage en déclarant : que le corset, ne suivant pas les mouvements du corps, oblige la personne qui le porte à inventer des mouvements faux qui sont parfois des contorsions; qu'il empêche le libre développement des muscles ; qu'il gêne l'oxygénation du sang ; qu'il amène des palpitations fréquentes ; qu'il prédispose à la chlorose et à l'anémie ? Nous n'osons l'espérer.

Napoléon Ier disait :

« Le corset est un vêtement détestable ; il meurtrit les femmes, maltraite leur progéniture et n'annonce que des goûts frivoles. »

Louis XVIII écrivait à Mme Cayla :

« Vous seriez la plus jolie femme de mon royaume si, méprisant une mode absurde, vous abandonniez cet affreux corset qui enlaidit la nature ».

Charles X soupirait : « il n'était pas rare autrefois de trouver en France des Diane, des Niobé ; aujourd'hui, grâce au *corset*, on n'y rencontre plus que des guêpes ».

Un corset bien fait est un vêtement précieux. On les fait trop longs pour les très jeunes filles ; la compression de l'abdomen étant absolument inutile. Lorsque les transformations de la puberté sont faites, leur dimension doit être augmentée.

Chez toutes les femmes un peu fortes, au lieu d'une grande cuirasse, il faut conseiller des corsets courts et larges et une ceinture abdominale séparée qui rend de grands services.

Le corset et les bottines dépassent en férocité les plus épouvantables rigueurs de l'Inquisition.

Coucher. — Coucher avec une fille, ce n'est que lui faire faire ce qu'il lui plaît ; de là à lui faire faire ce que nous voulons, il y a souvent bien loin !

Couches. — On donne le nom de couche à des linges qui sont employés lorsqu'on emmaillote les nouveau-nés, pour servir à recevoir leurs excréments. Comme un des grands points de salubrité pour les enfants est de les tenir très proprement, on voit aisément qu'il faut renouveler les couches chaque fois que l'enfant les aura salies.

Couchette. — On nomme *couchette*, un petit lit dans lequel on place les enfants qui quittent le berceau. On ne peut trop recommander la plus grande propreté dans le maintien des *couchettes* et des accessoires des lits des enfants, c'est le moyen d'empêcher la mauvaise odeur dans les lieux où ils reposent : cette précaution est surtout importante dans les maisons où on en reçoit un grand nombre.

Coupé. — Voiture qui, à Paris surtout, n'est le plus souvent qu'un boudoir à roulettes.

Cour d'Amour. — Les cours d'amour étaient des réunions de personnes de l'un et de l'autre sexe, désignées soit par l'assentiment général, soit par le choix particulier des plaideurs, pour *connaître* de toutes les questions amoureuses et pour terminer les querelles qui venaient à s'élever entre amants sur le fait de leurs mutuels engagements. Ces tribunaux rendirent des sentences jusqu'au règne de Charles VI, époque où se dégradèrent les mœurs et les habitudes de la véritable société féodale. Leur origine se perd dans l'obscurité du XIe siècle ; mais leur existence est déja parfaitement constatée dans les monuments littéraires du siècle suivant. Maître André, chapelain du roi et que l'on suppose avoir vécu l'année 1170, a, dans un ouvrage curieux intitulé *de arte amatariâ*, rapporté un assez grand nombre de leurs arrêts ; d'un autre côté, la forme de plusieurs chansons et les expressions employées par un grand nombre de poètes ne peuvent laisser la plus légère incertitude sur l'existence et l'autorité d'une cour amoureuse à la même époque.

Les jugements rendus par les magistrats de ce tribunal avaient un caractère sérieux ; car, dans cette partie du moyen âge que l'on doit resserer entre le XIIe siècle et le XVe, l'amour était une passion très grave. *Donner sa foi à une dame*, c'était contracter auprès d'elle un engagement aussi puissant qu'en la donnant à un seigneur suzerain. Dans les deux cas, les serments devenaient la sanction de la promesse, et l'opinion n'admettait alors aucune dispense capable de relever d'un serment, quel qu'il fût. Rome seule avait le droit d'apprécier les circonstances fort rares qui en rendaient l'exécution impossible. Un serment (en latin *sacramentum*) était une véritable adjuration hautement adressée à une âme bienheureuse, un saint, un ange, ou même à une des trois personnes de la trinité, de punir le contractant s'il ne tenait pas sa promesse. Mais comme dans les questions politiques, le bras séculier hâtait souvent la vengeance divine contre les parjures, on sentait également la nécessité de garantir l'exécution des serments d'un autre ordre. Il y eut donc un tribunal chargé de connaître des querelles amoureuses, un tribunal auquel l'opinion publique dénonça toutes les affaires qui se rapportaient à de tendres engagements, un tribunal dont les arrêts étaient ponctuellement exécutés et qui, sans appel, pouvait déshonorer ou rendre l'honneur, couvrir un accusé de gloire ou d'ignominie, le faire admettre ou rejeter des honnêtes compagnies, en un mot, décider du bonheur et de la considération de toute noble dame et de tout gentilhomme.

On sait qu'au XIIIe siècle les usages de la chevalerie passaient pour être empruntés à ceux de la noble et fabuleuse cour d'Artus. C'est jusque-là qu'on faisait remonter le baptême chevaleresque, la *quintaine*, les tournois, les réunions de Pâques et de la Pentecôte, etc., etc. On attribua également aux héros de la *Table ronde* la rédaction du Code d'Amour qui régissait les amants et servait de guide aux juges compétents. Voici les plus importants articles du Code.

Le mariage ne peut avoir de force contre un précédent amour. — L'indiscret ne peut être un amant fidèle. — On ne peut aimer deux personnes en même temps. — Il faut que l'amour diminue s'il n'augmente. — Les plaisirs ravis par force ne sont plus des plaisirs, mais autant de délits. — La mort de l'objet aimé exige deux années de veuvage et de chasteté. — On ne doit pas aimer celles qui ne peuvent se marier. — La probité est la condition indispensable de l'amour. — Quand l'amour diminue, il meurt bien vite et ne survit que rarement. — L'amour ne peut rien refuser à l'amour. Il est permis d'être aimé par deux, et cela n'engage pas la personne aimée.

On n'aura pas de peine, après avoir lu ces articles, à regarder comme beaucoup moins ancienne que le roi Artus la rédaction du *Code amoureux*. En effet, bien qu'on ne puisse en contester l'autorité dès le XIIe siècle, il serait impossible de reconnaître dans nos anciennes *chansons de geste*, nous ne disons pas la mention de pareilles dispositions, mais même la moindre trace des mœurs qui en feraient supposer l'existence. Les héroïnes de ces vieux poèmes sont encore soumises au sort des femmes chez tous les peuples barbares ; elles ne sont à l'épreuve ni de l'abandon, ni des injures, ni même des coups.

On ne leur promet rien, car on ne croit rien leur devoir, et souvent on les accuse des crimes les plus abominables parce que, traitées en esclaves, on leur suppose l'âme des esclaves ; mais avec le XIIe siècle les mœurs changent soudainement de caractère. Les sentiments les plus épurés d'amour divin et terrestre se réveillent dans tous les cœurs et prennent un caractère d'exaltation incroyable ; on court en Orient pour défendre la cause de Dieu, on traverse les villes et les royaumes pour s montrer en aide aux veuves, aux orphelins, aux dames belles, innocentes et persécutées. Puis indépendamment des obligations féodales, la baronnie française se soumet à des obligations morales auxquelles se trouve irrévocablement lié ce que nous appelons aujourd'hui le *point d'honneur*. Pour qu'un *vallet* ou fils de famille fût alors un *homme comme il faut*, il devait : 1° *aimer une dame*, 2° *demander sa foi*, et, s'il l'obtenait, lui *engager la sienne par serment ;* 3° défendre son honneur envers et contre tous etc., etc. Et comme aujourd'hui le point d'honneur, réduit à des questions de bravoure, a pour seuls juges compétents les hommes de guerre, ce même point d'honneur, fondé sur d'autres conditions, dut alors avoir pour juges naturels une réunion de dames illustres ou de chevaliers courtois.

Maître André nous a conservé deux arrêts dans lesquels nous voyons, en dépit de la nature des jugements, la preuve de la gravité du tribunal. Le premier fut rendu, en 1174, par Marie, comtesse de Champagne, fille de la reine Éléonore de Guyenne. Il s'agissait de décider si le pur et véritable amour pouvait avoir lieu (*habere locum*) entre personnes mariées. Sans doute le Code d'amour disait bien que le mariage n'était pas une raison suffisante d'oublier un amour antérieur, sans doute deux amants que le mariage venait ensuite à récompenser n'avaient pas le droit de trahir leurs serments précédents, par la raison unique que l'hymen et l'amour étaient incompatibles : cela n'était pas, cela ne devait pas être; mais une femme libre de serments amoureux pouvait-elle contracter un amour inviolable à l'égard de celui qui, devant Dieu, l'avait « de son anneau épousée, de ses biens dotée, et de son corps honorée? » Était-elle encore libre d'ajouter à tant d'engagements celui de ses sentiments les plus intimes et de ses affections les plus secrètes? La sage comtesse rendit l'arrêt suivant :

« Après mûre et longue réflexion, et de l'avis du plus grand nombre de nos dames, nous avons décidé que la résolution suivante aurait désormais force de chose jugée :

« L'amour ne peut avoir d'extension sur les personnes mariées, car les amants sont unis par un lien volontaire et toutes les faveurs qu'ils s'accordent doivent être un effet de leur plein et libre consentement; pour les époux, ils ne pourraient, sans péché, se refuser quelque chose. Rendu le 3e des calendes de May, indiction VIIe, l'an 1174. »

Et Éléonore, comtesse de Guyenne et plus tard reine d'Angleterre, ayant à décider si le mariage subséquent pouvait empêcher une dame de tenir les tendres promesses faites à un autre chevalier, « déclare que ne voulant pas contredire l'arrêt de la comtesse de Champagne, elle prononçait également que l'amour ne pouvait avoir d'extension sur les personnes mariées et que la dame devait sans scrupule accorder l'amour promis ».

Nos idées, comme on le voit, ont bien changé depuis ce temps ; mais le nom des personnes qui rendirent ces deux jugements, l'âge avancé de la reine d'Angleterre quand elle prononça le second, ne permettent pas de regarder ces sentences comme de purs et frivoles jeux d'esprit. Il était donc admis dans les mœurs générales qu'une épouse pouvait engager ailleurs sa foi sans manquer à ce qu'elle devait à la sainteté du mariage. L'amour était donc un sentiment qui n'excluait pas la plus parfaite pureté des mœurs, et ce qui le prouve encore mieux, c'est la réprobation universelle qui couvrait les amants peu soucieux de l'honneur de leurs dames.

Coureur. — Celui qui en conte à toutes les femmes et qui est d'une grande inconstance en amour. Ah fi ! marquis, je ne saurais vous aimer ; vous n'êtes qu'un coureur. *Coureur de filles*, celui qui entretient un commerce habituel avec des femmes de mauvaise vie. Fille ou femme prostituée ou de mauvaise conduite. Ne voudrait-on point que je mariasse mon fils avec elle ? une fille inconnue qui fait le métier de coureuse ? (Molière).

Courir. — Rien ne court plus vite qu'une illusion qui s'en va, si ce n'est une virginité qui s'envole.

Courtisane. — Femme de mœurs déréglées, qui se distingue par une certaine élégance de manières. Dans le style soutenu; toute femme de mauvaise vie qui est au-dessus des simples prostituées. Les *courtisanes* de Venise. Le Canara est toujours en possession de fournir les *courtisanes* les plus voluptueuses et les plus belles danseuses de tout l'Indoustan (Raynal). C'est par une extension abusive que l'on applique cette dénomination de *courtisane* à la tourbe hideuse de ces femmes flétries qui provoquent à la débauche sur la voie publique.

Crêtes Vénériennes. — C'est une espèce d'excroissance vénérienne qui est ainsi nommée, parce qu'elle a la forme d'une *crête* qui orne la tête des coqs et des poules : elle est ordinairement placée à l'anus et aux parties de la génération, et souvent au clitoris chez les femmes. On la traite précisément comme le condylome dont elle est une espèce, et elle exige comme lui un traitement méthodique.

Critique (âge). — Époque à laquelle les femmes cessent communément d'avoir leurs règles et deviennent stériles. Dans ce sens, on dit d'une femme qu'elle est *hors d'âge* lorsqu'elle a passé *l'âge critique*.

Cruelle. — Personne sévère, exigeante. Les femmes aiment beaucoup qu'on les appelle *cruelles*. Ne pas trouver de cruelles est une expression qui signifie : être toujours heureux en amour.

> Jamais surintendant ne trouva de cruelles.
>
> (BOILEAU).

Il y a peu de cruelles parmi les nymphes de l'Opéra.

Curiosité. — Désir de connaître. Sentiment qui perd les jeunes filles et qui gagne les femmes lorsqu'elles n'ont plus rien à perdre. Lorsqu'il gagne les jeunes filles, elles sont perdues.

Cul. — Terme bas et très familier par lequel on désigne cette partie du corps humain qui comprend les fesses et le fondement. Voltaire aurait voulu bannir ce mot de la langue. « On répétera ici, dit-il, ce qu'on a déjà dit ailleurs, et ce qu'il faut répéter toujours jusqu'au temps où les Français se seront corrigés, c'est qu'il est indigne d'une langue aussi polie et aussi universelle que la leur d'employer si souvent un mot déshonnête et ridicule pour signifier des choses communes, qu'on pourrait exprimer autrement sans le moindre embarras. Pourquoi nommer *cul d'âne* et *cul de cheval* des orties de mer? Pourquoi donner le nom de *cul blanc* à l'œnante et de *cul rouge* à l'épeiche? Cette épeiche est une espèce de pivert, et l'œnante est une espèce de moineau cendré. Il y a un oiseau qu'on nomme *fêtu-en-cul* ou *paille-en-cul;* on avait cent manières de le distinguer d'une manière plus précise. N'est-il pas impertinent d'appeler *cul de vaisseau* le fond de la poupe? Plusieurs auteurs nomment encore *à-cul* un petit mouillage, un encrage, une grève, un sable, une anse, où les barques se mettent à l'abri des corsaires. On se sert continuellement du mot *cul-de-lampe*, pour exprimer un fleuron, un petit cartouche, un pendentif, un encorbellement, une base de pyramide, un placard, une vignette. Un graveur se sera imaginé que cet ornement ressemble à la base d'une lampe; il l'aura nommé *cul-de-lampe* pour avoir plus tôt fait, et les acheteurs auront répété ce mot après lui. C'est ainsi que les langues se forment. Ce sont les artisans qui ont nommé leurs ouvrages et leurs instruments. Certainement, il n'y avait nul nécessité de donner le nom de *cul-de-four* aux voûtes sphériques, d'autant plus que ces voûtes n'ont rien de celle d'un four, qui est toujours surbaissée. Le fond d'un artichaut est formé et creusé en ligne courbe, et le nom de *cul* ne lui convient en aucune manière. Les chevaux ont quelquefois une tache verdâtre dans les yeux, on l'appelle *cul-de-verre*. Une autre maladie des chevaux, qui est une espèce d'érysipèle, est appelée le *cul-de-poule*. Le haut d'un chapeau est un *cul-de-chapeau*. Il y a des boutons à compartiments qu'on appelle boutons à *cul-de dé*. Comment a-t-on pu donner le nom de *cul-de-sac* à l'angiportus des Romains ? Les Italiens ont pris le nom d'angiporto pour signifier *strada senza ciscita*. On lui donnait autrefois chez nous le nom d'impasse, qui est expressif et sonore. C'est une grossièreté énorme que le mot *cul-de-sac* ait prévalu. »

Cythère. — Ile de la Méditerranée, située entre la Laconie et la Crète. Elle avait un port estimé, nommé port Scandée. Les Phéniciens y avaient apporté très anciennement le culte de Vénus ; c'est ce qui fit dire aux poètes que cette déesse naquit de l'écume de la mer.

D

Dada. — Manie. Le dada d'une jeune fille, c'est d'avoir un mari ; quand elle a un mari, son dada est d'avoir un amant ; quand elle a un amant, son dada est de devenir veuve pour épouser son amant ; quand elle devient veuve, son dada est de mettre son amant à la porte.

Le principal dada de l'homme est d'être aimé pour lui-même ; le dada de la femme, c'est de trouver cette prétention exhorbitante (Jules Noriac).

Dalila. — Femme philistine, de la vallée de Sorec, fut la maîtresse de Samson. Elle se laissa gagner par l'or de ses compatriotes, et leur livra son amant pieds et poings liés, après lui avoir coupé ses cheveux, dans lesquels résidait toute sa force, suivant les assertions de la Bible. Ce nom a été employé souvent pour désigner une maîtresse intéressée et perfide.

Dame. — Titre honorifique qui distingua longtemps les femmes nobles des femmes roturières. On appelait, du temps de Louis XIV, mademoiselle Molière, la femme de notre grand comique. Par une singularité remarquable, on a, depuis très longtemps, donné le nom de *dames* aux marchandes de poissons et de légumes réunies à la halle de Paris. En 1793, on interdit les dénominations de *dame* et de *demoiselle*, qui furent remplacées par celle de *citoyenne* jusqu'au moment où la réaction contre-révolutionnaire fit abandonner cette dernière qualification. Aujourd'hui, toutes les femmes, sans distinction, sont appelées *madame* quand on leur adresse la parole. Le titre de citoyenne ne leur convient pas moins, sans doute, mais ce mot de *madame*, qui n'emporte plus rien de son vieux sens féodal, si ce n'est une certaine teinte de respect et de courtoisie, ne saurait blesser la fibre démocratique la plus sensible et la plus délicate, puisqu'il est d'une application commune à toutes les femmes, riches ou pauvres, pourvu qu'elles soient honnêtes et ne fassent pas obstacle à la civilité. Au moyen âge, une dame avait son écu, sa bannière, ses pages, son écuyer; elle jouissait de tous les honneurs de son rang, dont elle remplissait aussi les charges, car il lui était permis d'équiper des hommes d'armes, de marcher elle-même à leur tête, quand la présence d'un époux ne l'exemptait pas de ces mâles fonctions; elle pouvait même paraître, ou du moins se faire représenter par procureur dans les assemblées provinciales. Les dames avaient le droit de porter des fourrures d'hermine, de menu-vair, des joyaux d'or, des souliers à la poulaine, des manches larges, des masques de velours, des coiffures de soie, ou en forme de cornes ou de pyramides. En vertu des galantes prescriptions du code chevaleresque, elles étaient entourées d'hommages multipliés et d'un respect religieux.

Dame galante, femme d'une conduite légère.

Damoiseau. — Se dit d'un homme qui fait le galant, le dameret; d'un homme à bonnes fortunes.

Danaé. — Fille d'Acrisius, roi d'Argos, et d'Eurydice. Son père l'ayant enfermée dans une tour d'airain, à cause d'une prédiction, faite par l'oracle, qu'il serait tué par l'enfant qui naîtrait d'elle. Jupiter, changé en pluie d'or, pénétra dans la tour et séduisit Danaé. De cette union, naquit Persée; Acrisius voulut le faire périr ainsi que sa mère, en les exposant tous deux aux flots. Il fut sauvé et devint plus tard, quoique involontairement, le meurtrier d'Acrisius.

Danse. — Mouvement rythmique du corps, accompagné de gestes et d'attitudes, qui se fait ordinairement au son de la voix d'un instrument : L'antiquité de la danse est constatée par les traditions et les monuments historiques. On dansait dans les cérémonies religieuses des Hébreux. Les sculptures anciennes trouvées dans l'Égypte et dans l'Inde attestent aussi que de temps immémorial la danse a été en usage dans ces deux contrées. Elle fut en honneur chez les Grecs, où tour à tour elle fit partie des fêtes de plusieurs divinités, principalement de celles de Bacchus, des représentations scéniques et des jeux militaires. Rome suivit cet exemple, et les chrétiens eux-mêmes, adoptant les *danses sacrées* du paganisme, célébrèrent longtemps ainsi les jours les plus solennels. Le moyen âge eut ses *danses*, parmi lesquelles on distinguait la *danse aux flambeaux*. Ce fut une grande affaire que la danse à la cour de Louis XIV; elle devint, comme on le sait, l'origine de la grande fortune de Lauzun. Quoi qu'en aient pu dire les censeurs chagrins, la danse est un exercice salutaire en lui-même : il exerce tout le système musculaire, accélère la respiration et la circulation, et imprime à l'économie tout entière plus d'activité; mais c'est la danse villageoise en plein air qui produit ces résultats; dans les salons, où l'on valse en étouffant, la danse n'a pas les mêmes effets; mais ce n'est pas elle qu'il faut accuser. La *danse* doit faire partie d'une éducation physique bien entendue, comme un moyen de donner de la grâce et du maintien.

Débauche. — On donne le nom de *débauche* aux excès de tout genre, auxquels on ne voit que trop souvent les hommes se livrer. Ce sont ces excès qui sont cause qu'ils ont trouvé ainsi les moyens d'abréger leur existence. La *débauche* la plus naturelle et en même temps la plus dangereuse, est celle des femmes. Nombre d'inconvénients sont la suite de l'épuisement auquel on s'expose en s'abandonnant à la volupté, surtout dans le jeune âge.

Cette faiblesse vulgaire, ce laisser-aller stupide, quel qu'en soit l'objet, constitue un poison et non une ivresse. Pour faire parade de tous les vices, il ne faut pas le quart du courage qui est nécessaire pour pratiquer une seule vertu. — Être vicieux, s'est se dispenser du travail incessant et mâle, de l'essor continuel et vigoureux qu'on nomme volonté. C'est jeter la rame et s'abandonner au courant. La passion nous mène assez vite sans qu'on lui aide.

Le paganisme n'avait que trop souvent associé la *débauche* aux joies de son Olympe. L'histoire, trop féconde en tristes réalités, nous en offre le type dans les noms les plus célèbres. Chez les Grecs, on la trouve unie à presque toutes les actions d'Alcibiade. Elle arrêta, à trente-deux ans, par une fin honteuse, la marche d'Alexandre vainqueur de l'Asie. A Rome, la *débauche* dans Marius fut le véhicule de la cruauté; elle fit de Catilina un conspirateur, d'Antoine un proscripteur et plus tard une victime; mais c'est dans la famille dégénérée des Césars qu'elle étala ses infamies avec le plus de prodigalité. On peut dire que, sous ses empereurs, Rome devint le temple de la *débauche*. Sous Néron, ses excès inspirèrent Pétrone dans la peinture du licencieux festin de Trimalcion; le nom de Messaline est devenu hideusement symbolique. Il est triste d'avoir à reconnaître dans notre histoire, et tout près de nos jours une époque, déshonorée par d'aussi honteux souvenirs. Cette époque fut celle de la Régence, si déplorablement continuée par les scandales du règne de Louis XV.

Débordement. — Dissolution de mœurs, débauche, libertinage. Elle a souillé toute la terre par le *débordement* de sa passion (Jérémie). En reprochant à ceux qui composent la cour leurs mœurs corrompues et leurs *débordements* (Bourdaloue). De ces écoles publiques de lubricité naissait un *débordement* de vices (Massillon).

Décalotter. — Oter de dessus une chose.

Décalotter une corne, un vase, un alambic. Méd. : Mettre à jour le gland du pénis en faisant glisser la membrane ou calotte qui le couvre.

Décence. — Bienséance, honnête extérieur; convenance, conformité de la conduite, des paroles, de la mise, avec les lieux, les temps, les personnes. La *décence*, qualité essentielle des deux sexes, quoique ses prescriptions soient plus rigides pour l'un que pour l'autre, est ce respect constant des mœurs et des bienséances, ce soin de conformer toutes ses actions aux lois, aux usages, aux convenances mêmes de la société dont une bonne éducation fait contracter l'habitude. Sans doute, la *décence* est relative ; elle peut se modifier suivant les pays et les climats. La nudité d'une jeune Spartiate était décente, parce que l'opinion n'y attachait aucune pensée déshonnête et que sa chasteté lui servait de voile. Chez les Romains, au contraire, la pudeur publique exigeait des femmes une constante attention pour dérober leurs charmes à tous les regards. Cette *décence* de maintien et d'habillement est également en usage chez nous. La *décence* du langage a subi, en France, des exigences plus ou moins sévères.

L'exemple de Molière et de plusieurs de ses contemporains nous montre combien, dans leur siècle, la tolérance était grande sur ce point. Aujourd'hui, les auteurs comiques sont bien loin d'avoir une pareille liberté, et l'indécence des expressions est celle qu'on leur pardonnerait le moins. Sans tomber dans les ridicules d'une pruderie excessive, la bonne société impose aussi une réserve décente à la conversation, surtout quand de jeunes personnes font partie du cercle où elle a lieu. C'est toujours, pour un homme bien élevé, une affaire de bon ton; dans ce dernier cas, c'est plus encore: c'est un devoir.

Déception. — Tromperie. Les déceptions les plus cruelles sont celles du cœur; elles jettent sur l'existence de l'amertume et le dégoût de la vie. La raison lutte sans succès contre les douleurs qu'elles causent; le temps peut les affaiblir, mais il ne les efface pas. Les mésalliances du cœur, les pires des mésalliances, en sont généralement la source.

Déchirement. — Solution de continuité des tissus organiques produite par une distension portée à l'excès et caractérisée par des bords frangés et inégaux. On dit aussi dans ce sens *déchirure*. Le *déchirement* incomplet est plus fâcheux que la séparation absolue, et dans ce cas, on observe souvent des accidents nerveux auxquels on ne remédie efficacement que par la section totale des parties endommagées. Diverses parties peuvent être déchirées. Tantôt la peau seule a souffert de la violence extérieure, tantôt cette membrane est restée intacte, et ce sont les tissus qu'elle recouvre qui sont déchirés, tels que muscles, artères, veines, etc., souvent les altérations plus ou moins latentes ont préparé ce résultat, en diminuant la consistance naturelle des tissus. Un grand nombre d'anévrismes ne reconnaissent pas d'autres causes. Les organes glanduleux ou parenchymateux, comme le foie, la rate, les reins peuvent être aussi déchirés à la suite de pressions et de secousses violentes; mais cela arrive plus souvent encore aux organes creux.

tels que l'estomac, la vessie et l'utérus, dans l'état de grossesse. Le traitement des déchirures ne diffère pas essentiellement de celui des autres plaies. La réunion peut s'en opérer immédiatement; mais quelquefois on est obligé de recourir à la suture. C'est ce moyen, après le rafraîchissement des bords, qu'on doit employer quand, la cicatrisation des bords de la plaie ayant eu lieu séparément, on veut opérer une réunion normale, comme après les déchirures du voile du palais ou du périnée.

Déchirures *(des parties de la génération dans l'accouchement).* — Les vices de l'utérus qui occasionnent des *déchirures* de la substance, sont les engorgements de son col, ou la dureté trop grande de ce même col, qui ne permet pas une dilatation facile ou assez complète, pour que la sortie du fœtus ait lieu sans de grandes difficultés et sans les efforts extrêmes de la part de la matrice. Quoique les auteurs soient presque tous de l'opinion que les femmes qui ont le col de l'utérus engorgé, ne peuvent concevoir, l'expérience prouve cependant que ce sentiment est erronné ; elle démontre seulement qu'il est plus difficile de concevoir quand on a cette maladie ; mais des faits qui me sont particuliers ne laissent aucun doute sur la vérité de la proposition que j'établis.

L'usage des crochets expose aussi à des *déchirures* étendues ; on n'est pas assuré de les fixer de manière à ce qu'ils ne puissent s'échapper ; dans ce cas, l'effort qu'on fait pour attirer l'enfant, ou la partie de l'enfant qui serait restée fixée dans le trajet, cet effort porte son impulsion tout entière sur les organes au-dessus desquels le crochet avait été arrêté. Il occasionne des *déchirures* accompagnées de contusions, complications qui en rendent la guérison plus longue et plus difficile par l'espèce de suppuration qui en résulte. La Motte cite des exemples de ces accidents.

Le volume excessif du fœtus, et particulièrement de la tête, donne naissance à des déchirements de l'utérus et du périnée Rien n est si commun que les observations des accoucheurs sur cette sorte d'accident.

On doit mettre aussi, au nombre de ces accidents, la dureté du col de l'utérus et des grandes lèvres, occasionnée par des lotions astringentes, ou par toute autre cause qui aurait pu consolider outre nature le tissu de ces parties.

Quoiqu'il en soit, la rupture du col de l'utérus est beaucoup plus fréquente qu'on ne le croit communément. On rencontre beaucoup de femmes chez lesquelles cet organe présente au toucher une échancrure latérale assez profonde qui est l'effet du déchirement opéré pendant les efforts de l'accouchement. C'est souvent à cette cause qu'on devrait rapporter certaines pertes qui subsistent très longtemps sans qu'on puisse les arrêter, et ces écoulements prolongés dont la matière est purulente. En effet, on observe que quelques-unes se plaignent d'éprouver des élancements à ces parties. On n'apporte pas assez d'attention à connaître la situation des parties de la génération et surtout de l'utérus après les accouchements laborieux. Il y a deux sortes de causes de déchirements des parties internes et externes de la génération dans le temps de l'enfantement. Les unes sont inévitables ; telles sont celles qui dépendent de l'obstruction ou de l'engorgement du col de la matrice. celles qui ont lieu par la dureté excessive des grandes lèvres et de tout l'orifice du vagin, et enfin, celles qui résultent des réunions vicieuses du vagin et de la vulve, apres des lesions et des suppurations qui ont fait adhérer fixement ces différentes parties entre elles, ou seulement leurs parois. La dureté simple des organes externes de la génération pourrait, dans quelques cas, recevoir des modifications qui en changeraient la nature ; on parvient souvent à ramollir ces parties par les moyens connus en leur donnant une faculté plus extensible: Il n'est pas facile de juger la grosseur de l'enfant et les accidents qui peuvent arriver à ce sujet lors de l accouchement. En effet, ce n'est qu'au moment où le travail est commencé et où le corps du fœtus s'offre à nu à l'examen de l'accoucheur, qu'il peut se faire une juste idée du volume excessif de la tête ; par conséquent, on n'a pas pu prendre des précautions contre la possibilité d'un événement dont on ne soupçonnait pas même la cause. On observera cependant que les déchirements dépendent moins de la grosseur excessive des parties, que de la promptitude avec laquelle l'accouchement se termine dans quelques sujets. L'on voit bien plus de femmes auquelles le déchirement de la fourchette, ou quelquefois même celui de l'entrefesson, est plutôt l'effet d'un prompt accouchement, parce que, dans celui-ci, les parties membraneuses n'ont point autant de temps qu'il leur faudrait pour souffrir cette dilatation peu à peu.

Déchoir. — Tomber dans un état moindre, pire, moins avantageux que celui où l'on était primitivement, aller en décadence.

L'âge la fit déchoir, adieu tous les amants.

(La Fontaine.)

Déclaration. — Action de déclarer, acte verbal ou par écrit par lequel on déclare quelque chose ; aveu de l'amour qu'un homme éprouve. Faire sa déclaration.

La déclaration est tout à fait galante.

(Molière.

Le vieillard fit en bégayant une déclaration tendre.

(Voltaire.)

Déclin. — État de ce qui décline, de ce qui penche vers sa fin, de ce qui arrive au terme de son cours. Le commencement et le déclin de l'amour se font sentir par l'embarras.

Déesse. — Divinité mythologique du sexe féminin, à qui le paganisme rendait un culte solennel. Femme aimée, trouvée belle en tout. Madame, vous êtes pour moi une déesse.

Il suivit l'espace de quatre lieues le char de sa déesse.

(VOLTAIRE.)

Défaite. — Abandon que fait une femme d'elle-même ; insuccès d'un homme auprès d'une femme. En général, tentative qui échoue ; il a éprouvé une double défaite, l'une de la part de la femme et l'autre de la part du mari, qui ne se doutait guère des propositions qu'il avait faites à sa femme.

Défaut de lait. — Les femmes dont la sanguification est imparfaite sont peu propres à être nourrices. La sécrétion du lait n'est pas assez abondante dans leurs mamelles pour fournir la nourriture nécessaire à leurs enfants. On n'a peut-être pas encore vu des mamelles absolument flasques ou affaissées après l'accouchement ; mais il n'est pas rare d'en trouver avec une tuméfaction si modérée, qu'il est impossible d'en attendre la sécrétion du lait. La succion même, qui est le moyen le plus actif et le plus propre à faire dériver les fluides dans ces organes, a quelquefois été employée sans succès chez certaines accouchées.

Les maladies des mamelles qui mettent obstacle à la sécrétion du lait, ne sont pas toujours de nature à être guéries assez promptement pour faciliter la lactation, surtout si elles sont anciennes. Quelques ressources qu'on emploie, on ne pourra donc pas faciliter cette sécrétion avant d'avoir changé la disposition vicieuse des organes ainsi affectés.

Défaut de lochies. — Rien n'est plus alarmant sans doute que le défaut d'une évacuation que l'on observe chez presque toutes les femmes après l'accouchement, et dont la suppression ou la simple diminution a causé la mort d'un très grand nombre. D'après l'observation journalière, on aura peine à croire que des femmes puissent avoir des enfants, sans que l'accouchement soit suivi de l'évacuation des lochies, et que ce fait particulier soit dans l'ordre de la santé de ces individus; c'est-à-dire que le défaut d'écoulement des vidanges, non seulement n'occasionne aucun accident, mais soit même l'état habituel de ces femmes. Cette vérité devient encore plus difficile à croire, quand on se rappelle la prodigieuse quantité de liquides que le plus grand nombre des femmes perdent par cette évacuation.

Le célèbre accoucheur La Motte cite deux faits à ce sujet: J'ai vu, dit-il, deux femmes qui étaient *sèches* dès le lendemain de leurs couches, sans que leur ventre fût aucunement gonflé ni grand, et sans qu'elles ressentissent aucune tranchée; se portant si bien qu'elle se seraient relevées deux jours ensuite, quoiqu'elles ne le fissent qu'au huitième jour.

Défaut d'écoulement des menstrues. — Des vices organiques peuvent s'opposer à l'écoulement des menstrues, et il en existe de plusieurs espèces. Nous savons que l'hymen est une membrane adhérente au contour de la vulve, et n'a pas toujours la même configuration. On a vu des sujets chez lesquels cette partie était sans ouverture. Parmi les vices de conformation qui ne permettent pas l'écoulement des menstrues, on peut compter la mauvaise conformation de l'utérus, ou le défaut d'existence de ce viscère. La matrice, d'ailleurs, ne parvient pas toujours au degré de développement convenable à l'âge où elle exécute ordinairement ses fonctions. Des filles qui paraissaient voluptueuses, moururent à vingt et quelques années, sans avoir été réglées.

Les femmes qui ne sont pas réglées, faute de développement suffisant de la part de la matrice, ne paraissent éprouver aucun accident de ce défaut de menstruation : en effet, le sang ne pouvait s'amasser dans les canaux de ce viscère; il est impossible qu'il y forme les engorgements qui naissent dans des circonstances différentes. Si la pléthore se manifeste par ces signes, elle donne lieu chez ces femmes aux accidents qu'on remarque chez les hommes.

Il ne suffit pas de voir paraître le sang qui forme les menstrues, il est nécessaire que la quantité qui doit s'évacuer passe au dehors ; autrement la portion qui séjourne dans la matrice, ou dans les vaisseaux de ce viscère, occasionne différents accidents. Ou le défaut d'écoulement dépend des obstacles qui se trouvent dans les passages de l'utérus ou du vagin : ou la structure intime de l'utérus, vicié dans son corps, en est la véritable cause. On doit rapporter au premier cas toute espèce de vice dans l'orifice du vagin et de l'utérus. L'hymen est ordinairement percé d'un ou de plusieurs petits trous, destinés sans doute à faciliter l'écoulement des menstrues. Or, la structure de cette ouverture peut être un obstacle à l'écoulement libre des règles, quand elle sera trop rétrécie.

On lit, dans les mémoires de l'Académie des sciences, qu'une fille qui voyait peu, sentit dans la région hypogastrique un poids qui s'augmentait avec le temps ; le volume du bas-ventre devint très considérable, les accidents que cet état occasionna lui donnèrent la mort. On trouva le vagin fermé par un hymen percé d'un très petit trou ; la matrice avait acquis un volume et une extension considérables : elle était remplie de liquides d'une odeur désagréable. Tout le corps était maigre et desséché, excepté les extrémités inférieures, grosses et œdémateuses ; l'infiltration avait gagné les lombes ; il y avait aussi dans le bas-ventre une quantité d'eau épanchée qu'on estima à deux pintes.

Le spasme de la matrice est sans contredit la cause la plus fréquente du défaut de menstrues suffisantes. Les causes du spasme sont innombrables ; les vices des digestions, la stase des humeurs âcres dans les viscères du bas-ventre, la mobilité des nerfs et leur agacement, les passions de l'âme qui affaiblissent le mouvement vital, le chagrin, les inquiétudes, le tiraillement des nerfs occasionné par les engorgements placés dans l'abdomen, l'acrimonie des fluides qui parcourent les vaisseaux de la matrice, leur épaississement, comme quand il est inflammatoire, pituiteux, scrofuleux, dartreux, le racornissement des vaisseaux de la matrice chez les femmes qui ont fait de fréquentes injections astringentes. Sans être introduites dans ce viscère, elles lui ont procuré une attriction qui a trop resserré le diamètre de ses vases, étant trop fréquemment en contact avec son col; telles sont, en général, les causes qui diminuent la quantité de l'écoulement menstruel.

Déflorateur. — Celui qui ôte à une jeune fille sa virginité.

Un grand déflorateur de filles,
Un grand ruineur de familles.

(Scarron).

Défloration. — Les hommes, dit M. de Buffon, jaloux des primautés en tous genres, ont toujours fait grand cas de tout ce qu'ils ont cru pouvoir posséder exclusivement les premiers : c'est cette espèce de folie qui a fait un être réel de la virginité des filles. La virginité qui est un être moral, une vertu qui ne consiste que dans la pureté du cœur, est devenue un objet physique dont tous les hommes se sont occupés. Ils ont établi sur cela des opinions, des usages, des cérémonies, des superstitions, et même des jugements et des peines; les abus les plus illicites, les coutumes les plus déshonnêtes, ont été autorisés ; on a soumis à l'examen de matrones ignorantes, et exposé aux yeux de médecins prévenus, les parties les plus secrètes de la nature, sans songer qu'une pareille indécence est un attentat contre la virgnité, et que c'est la violer que de chercher à la connaître ; que toute situation honteuse, tout état indécent dont une fille est obligée de rougir intérieurement, est une vraie *défloration*. Un signe que les hommes regardent encore comme le garant de la vertu d'une fille, est le sang répandu dans les premières approches. Mais ceux qui ont quelque connaissance anatomique des parties de la génération, savent que rien n'est plus équivoque que ce signe, qui d'ailleurs peut être suppléé par l'artifice d'une femme entendue : il semble en effet que cette coutume bizarre soit plus ou moins rigoureuse dans certains pays, en raison de ce que les peuples y sont plus ou moins éclairés. En Sibérie, et sur la route de Tobolsk à Pétersbourg, on regarde la chemise ensanglantée comme une preuve irréprochable de l'intégrité des nouvelles mariées ; et cette preuve est exigée avec rigueur. Mais à Moscou et à Pétersbourg, dit M. l'abbé Chappe, on n'est plus aussi rigide sur ce prétendu signe de la virginité.

Il arrive dans les parties de l'un et de l'autre sexe un changement considérable dans le temps de la puberté. Celles de l'homme prennent un prompt accroissement ; celles de la femme croissent aussi dans le même temps ; les nymphes surtout, qui étaient auparavant presque insensibles, deviennent plus grosses, plus apparentes ; l'écoulement périodique arrive en même temps ; et toutes ces parties se trouvent dans un état d'accroissement, et gonflées par l'abondance du sang ; elles se tuméfient, elle se serrent mutuellementet elles s'attachent les unes aux autres, et dans tous les points où elles se touchent. L'orifice du vagin se trouve aussi plus resserré qu'il ne l'était, quoique le vagin ait pris aussi de l'accroissement dans le même temps ; la forme de ce rétrécissement doit, comme on le voit, être fort différente dans les différents sujets, et dans les différents degrés de l'accroissement de ces parties.

Rien n'est plus incertain que ces prétendus signes de

virginité du corps. Une jeune personne aura commerce avant l'âge de puberté, et pour la première fois, et cependant elle ne donnera aucune marque de cette virginité. Ensuite, la même personne après quelque temps d'interruption, lorsqu'elle sera arrivée à la puberté, ne manquera guère, si elle se porte bien, d'avoir tous ces signes, et de répandre du sang dans de nouvelles approches ; elle ne deviendra pucelle qu'après avoir perdu sa virginité ; elle pourra même le devenir plusieurs fois de suite, et aux mêmes conditions. Une autre, au contraire, qui sera vierge en effet, ne sera pas pucelle, ou du moins n'en aura pas la moindre apparence. Les hommes devraient donc bien se tranquilliser sur tout cela, au lieu de se livrer, comme ils le font souvent, à des soupçons injustes ou à de fausses joies, selon ce qu'ils s'imaginent avoir rencontré.

Déflorement. — Action de déflorer ; résultat de cette action. Droit de déflorement, le droit, dont jouissait le seigneur d'un fief, de déflorer les nouvelles mariées appartenant à ce fief. Synonyme de *droit de cuissage*. Ce droit, qui était un outrage à l'humanité, fut converti, au XIVe siècle, en prestation pécuniaire ; toutefois, il subsista encore dans certaines provinces beaucoup plus tard, ainsi qu'il résulte d'un procès de la sénéchaussée de Bordeaux, dans le XVIe siècle, qui maintint le seigneur de Blanquefort dans ses droits de déflorement.

Déflorer. — Oter la virginité. Déflorer une jeune fille. Le bourreau qui commit les deux crimes abominables de déflorer une fille de huit ans, et de l'étrangler ensuite, méritait d'être un des favoris de Tibère (Voltaire). Il faut lire, dans *Barnave*, le chapitre intitulé : *Les filles de Séjan*, le plus beau de tout l'ouvrage, dû à la pume de Félix Pyat, qui a raconté ce triste épisode de déflorement.

Dégénérescence. — Disposition à dégénérer. Synonyme de *dégénération* ; particulièrement, l'état d'une chose qui est dégénérée ou qui est en train de dégénérer. Il s'emploie surtout en médecine. La *dégénérescence* des poumons, des organes glanduleux, des ganglions lymphatiques.

Dégoût. — Perte et manque de goût ; répugnance, aversion pour les aliments ; manque d'appétit. Aversion, éloignement pour une personne ou pour une chose. Il prit du *dégoût* pour sa femme.

Déjanire. — Mythol. Fille d'Œnée, roi de Calydon, en Étolie, fut épousée par Hercule. Le centaure Nessus, qui la portait pour lui faire traverser le fleuve Évenus, ayant voulu l'enlever, Hercule tua le ravisseur en lui décochant une flèche empoisonnée. Pour se venger, Nessus donna avant de mourir, à Déjanire, sa tunique teinte de son sang, en lui assurant que c'était un talisman propre à ramener son époux s'il devenait infidèle. Quelque temps après, Hercule s'étant attaché à Iole, Déjanire voulut faire l'essai de la tunique fatale, mais le poison qu'elle contenait fit mourir le héros dans des souffrances cruelles. Déjanire se tua de désespoir.

Délicatesse. — Pureté de cœur. La *délicatesse* est la fleur de la vertu. Il y a des puritains qui affectent dans leurs paroles une *délicatesse* qu'ils démentent cent fois par jour dans leurs actions.

Délice. — Plaisir, jouissance, volupté, dans le sens physique ou moral. Charmes de la première jeunesse, *délices* des premières amours, pourquoi vous retracer encore à ce cœur accablé d'ennui. *Faire les délices, être les délices de quelqu'un*, en être singulièrement chéri.

Délirer. — Être dans un grand désespoir d'esprit, dans un trouble causé, soit par des passions, soit par des émotions trop fortes. *Délirer* d'amour, de joie. Les réponses ne venant point, ou ne venant pas quand je les attendais, je me troublais entièrement, je *délirais* (J.-J. Rousseau).

Délivrance. — Sortie spontanée ou provoquée par l'art du délivre, c'est-à-dire du placenta et de l'enveloppe du fœtus, après l'accouchement ou l'avortement. Accouchement. Cette femme a eu une heureuse *délivrance.*

Délivre. — Synonyme vulgaire d'*arrière-faix*, le placenta et les enveloppes du fœtus.

Délivrer. — On appelle *délivrer* extraire le *placenta* de la matrice, opération qui a ordinairement lieu après la naissance de l'enfant. Je dis *ordinairement* parce qu'on a vu des fœtus sortir de la matrice environnés des enveloppes qui contiennent les eaux; mais ces cas sont rares. Pour savoir, dit Lévret, la conduite qu'on doit tenir en délivrant une accouchée, il est nécessaire de considérer ce que fait la nature dans cette fonction, pour l'imiter dans ses ressources et dans les moyens qu'elle emploie. Dès qu'une femme est accouchée, l'utérus reste quelques instants dans l'atonie, parce qu'il s'opère tout à coup un grand vide dans sa cavité Le même auteur aurait dû dire que le viscère déjà fatigué par les contractions qui ont été nécessaires pour l'expulsion du fœtus, demeure dans une sorte de repos momentané, parce qu'il ne trouve plus rien qui entretienne par son contact immédiat et sur une grande surface de ses parois, l'effet de son irritabilité ; joignons à ces causes que les contractions capables de rapprocher les faces internes d'un muscle creux doivent s'exécuter par gradation et qu'entre l'instant qui suit immédiatement la sortie de l'enfant, jusqu'au moment où la matrice se sent irritée par la présence du *placenta*, il était necessaire que le rapprochement de ses parois s'exécutât par degrés. Les femmes attaquées de mouvements spasmodiques, éprouvent quelquefois des contractions véhémentes de la part de l'utérus. Ce viscère, le plus susceptible d'une forte irritation, se contracte dans quelques sujets au point de rendre impossible l'extraction du *placenta*. On sait que les causes de ces spasmes extrêmes dépendent de deux genres de causes, les unes physiques et les autres morales. On range dans la première classe les irritations faites pendant l'accouchement pour parvenir à dilater l'orifice de la matrice, les déchirements quelques légers qu'ils puissent être, les contusions douloureuses, l'action de la main ou du forceps qui occasionne : ou des extensions trop précipitées, ou trop peu ménagées, l'existence des douleurs mêmes, quoique nécessaires pour déterminer la sortie du fœtus, le défaut d'attention à lubréfier les parties qui doivent se prêter à l'extension, et particulièrement ces pincements si mal à propos employés par quelques accoucheurs pour accélérer les contractions de l'utérus ; manœuvre qui tire sa source d'une ignorance punissable ou d'une accélération répréhensible chez ceux qui veulent multiplier les opérations de ce genre dans un court espace de temps. Parmi les causes morales, on compte toutes celles qui donnent naissance aux chagrins, aux inquiétudes quelles qu'elles soient, aux surprises, aux terreurs, à la joie même quand elle est excessive ; par conséquent, toutes les affections de l'âme quand elles sont véhémentes sont capables de porter un trouble, duquel résulte un spasme qui détermine des contractions de la matrice, telles que son orifice résiste à l'expulsion du *placenta.*

Delorme (Marion). — Fameuse courtisane, née vers 1615, à Blois, morte à Paris en 1650, brillait par l'esprit autant que par la beauté. Elle eut pour premier amant le poète Desbarreaux, et après lui Cinq-Mars, le duc de Buckingham, ainsi que plusieurs autres jeunes seigneurs de la cour. Louis XIII lui-même fut, dit-on, un des premiers à lui offrir ses hommages. Liée avec Ninon de Lenclos, elle partagea avec elle les suffrages des hommes les plus galants et les plus spirituels de son temps.

Demande. — Démarche qui a pour but d'obtenir des

parents leur fille en mariage. C'est l'oncle du jeune homme qui a fait la *demande*. La *demande* a été agréée de toute la famille.

Démonomanie. — Espèce de délire qui est tantôt vrai, tantôt simulé, dans lequel les scélérats ou les imposteurs cherchent à faire croire qu'ils sont obsédés ou possédés du démon. La passion hystérique produit quelquefois des symptômes qui paraissent avoir beaucoup de rapport avec la *démonomanie*, ce qui l'a fait appeler par quelques médecins *démonomanie* hystérique. M. Descottes, médecin à Argenton en Berry, a communiqué l'observation suivante à M. de Sauvages: elle avait été faite en 1760. Deux domestiques âgées de vingt ans, fort amies et hystériques, se trouvèrent mieux après avoir fait usage du castaréum, de la rue, et de la térébenthine; mais elles firent paraître pendant six mois des phénomènes qu'on attribua à l'obsession : 1° Quoiqu'on les eût renfermées dans des maisons différentes, chacune d'elles présageait, trois ou quatre jours avant, ce qui devait lui arriver, ainsi qu'à son amie ; 2° Elles imitaient assez bien la voix d'un chat, d'un chien, ou d'une poule ; 3° Elles avaient une très bonne mémoire, et un génie beaucoup plus vif qu'à l'ordinaire ; elles se moquaient des assistants, et leur donnaient des noms empruntés ; 4° Elles tombaient dans un sommeil si profond, que piquées, pincées ou brûlées, elles ne donnaient aucune marque de sensibilité ; 5° Elles s'éveillaient ensuite d'elles-mêmes ; en criant qu'elles avaient mal à la cuisse ou à la jambe, et il semblait en effet qu'on avait égratigné et rendu livide la partie qu'elles avaient désignée, quoique aucun des assistants n'y eût touché ; 6° L'accès avait trois temps ; dans le premier, les malades étaient à elles-mêmes ; et se rappelant ce qui s'était passé, elles rougissaient et paraissaient affligées. Dans le second, elles étaient en délire et dans des convulsions si considérables, que quatre hommes robustes avaient peine à les contenir ; elles présidaient ce qui devait arriver quant au temps et à la durée de l'accès ; enfin étant tombées dans l'assoupissement, elles éprouvaient une abolition totale de leurs sens, et s'éveillaient à l'heure et à la minute qu'elles avaient annoncées, en sautant souvent loin de leur lit, et en s'écriant : *grand Dieu ! qu'est-ce qui a la cruauté de me faire du mal à la jambe ou à la cuisse*. Cette scène se renouvela tous les jours pendant six mois, sans que le tempérament des malades en parut altéré en aucune manière ; mais elles tombèrent ensuite dans un état de langueur, qui fut suivi de la suppression de leurs règles, et à cette époque leurs médecins consultèrent M. de Sauvages.

Dentition. — Éruption naturelle des dents ; ensemble des phénomènes qui ont lieu pendant la formation des dents. Les dents se forment dans de très petites vésicules membraneuses, qu'on nomme follicules, arrondies, fermées de toutes parts et qui adhèrent beaucoup aux gencives. Il s'élève du fond de ces follicules un petit corps rougeâtre et mou, nommé *germe* ou *pulpe dentaire*. La dent distend son follicule et la gencive, perce cette dernière et se montre à nu sur le rebord alvéolaire. Cette *première dentition* ou éruption des *dents de lait* (dents primitives et temporaires) commence vers l'âge de six mois, et se termine à trois ans environ. La chute des dents de lait arrive vers l'âge de sept ans, et annonce la *seconde dentition* (dents permanentes), qui a lieu dans le même ordre et de la même manière que la précédente et qui est complète de dix-huit à vingt-cinq ans. Plus tard encore surviennent les *dents de sagesse*, qui garnissent le fond de la bouche. Il est quelques enfants qui naissent avec une ou deux incisives ; chez d'autres, l'apparition des premières dents est retardée jusqu'au commencement de la deuxième année et plus. La double époque de l'évolution des dents est, chez les enfants l'occasion de nombreuses maladies. Lorsque la première dentition se fait d'une manière normale, elle présente quelques phénomènes, tant généraux que locaux, d'excitation inflammatoire. Ils se dissipent par la sortie d'une ou de plusieurs dents. Chez les enfants mal dirigés, l'éruption dentaire se fait d'une façon irrégulière et tumultueuse, et amène après elle les congestions et les inflammations du cerveau, du poumon et du canal digestif. Il faut, pour prévenir et guérir ces maux, recourir au traitement adoucissant et antiphlogistique. Les bains tièdes sont d'une incontestable utilité. Il est bon aussi de frotter les gencives enflammées avec quelque substance émolliente, et quelquefois il devient nécessaire d'ouvrir par une légère incision, la voie à une dent qui a trop de peine à sortir. On voit coïncider avec la seconde dentition l'apparition du rachitis, de l'épilepsie, etc. C'est à une sage éducation physique qu'il appartient de conjurer ces maux. Signalons ici l'inconvénient d'arracher les dents de lait qui viennent à vaciller, et la nécessité de consulter un dentiste pour qu'il surveille cette opération naturelle d'où dépend, pour toute la vie, l'état de la bouche. Cette première phase de la vie extra-utérine, la formation des dents chez les enfants, développe assez fréquemment l'irritabilité nerveuse à un si haut degré, qu'il en résulte une excitation générale et une véritable fièvre nerveuse. Le retard de la sortie des dents peut être le résultat d'un état morbide général, le plus souvent une disposition scrofuleuse, ou d'une infection psorique.

Dépit. — Irritation, sentiment qui tient le milieu entre l'impatience et la colère. Concevoir du *dépit*. Faire éclater son *dépit*. Faire quelque chose par *dépit*. *Dépit* amoureux.

> Entre amant tel *dépit* n'est qu'une bagatelle
> Je veux dès aujourd'hui vous remettre avec elle.
>
> REGNARD.

Déportement. — Mauvaise conduite, mœurs déréglées, dissolues. Les *déportements* de l'impératrice Messaline.

Dépôts laiteux. — Les *dépôts laiteux* formés par les fluides destinés à se porter au sein pour la sécrétion du lait, et par celui qui doit sortir de la matrice, au moyen de l'évacuation des lochies. La Motte dit qu'une dame était accouchée au mois d'août sans avoir de feu dans sa chambre, *à cause de la chaleur qu'il faisait alors.* Elle accoucha avec une sensation d'un *fort grand froid et l'on eut beaucoup de peine à la réchauffer.* Après son accouchement, une douleur vive se manifesta à l'aine droite. La douleur, qui avait continué pendant tout le temps des couches, augmenta sensiblement quand cette dame *fut relevée.* L'accroissement de la tumeur et les symptômes qui l'accompagnaient, ne laissaient aucun doute sur son caractère inflammatoire. Je l'amenai, dit cet auteur, à une parfaite suppuration en huit jours : l'ouverture de l'abcès donna deux palettes de plus, et l'ulcère fut cicatrisé en dix jours. Il résulte des observations précédentes, que toutes les causes capables de supprimer ou de diminuer l'évacuation des lochies, peuvent donner naissance à des abcès extérieurs. Ainsi le froid qui saisit les femmes en couches, les affections de l'âme qui arrêtent ou retardent la circulation, et apportent un trouble dans la secrétion des liquides destinés à sortir de la matrice, sont autant de causes de *dépôts laiteux.* Les signes qui caractérisent ces dépôts ne sont point équivoques ; la tumeur est manifeste, son accroissement est sensible, la douleur est aiguë, la chaleur cuisante, les pulsations vives.

Dépression de matrice. — Dépression, c'est, disent tous les auteurs qui ont écrit sur cet objet, une sorte d'affaissement qui a lieu dans un point plus ou moins étendu de la circonférence de la matrice, en sorte que la portion déprimée rentre, pour ainsi dire, dans la cavité de ce viscère. Une comparaison simple rendra plus claire l'idée qu'on doit avoir de cet état. Supposons une sphère creuse dont la substance soit assez molle pour recevoir les variétés de configuration qu'on voudrait lui donner, mais en même temps assez solide pour conserver ces nouvelles formes : dans ce cas, faisons éprouver en un point de cette sphère une compression qui porte en dedans le point comprimé, l'intérieur de la sphère ne sera plus rond, mais il présentera, au contraire, une éminence qui est le produit de l'enfoncement opéré à sa surface par l'action qu'on y a exercée. La même chose arrive dans la matrice par le tiraillement qu'on lui fait éprouver, en voulant précipiter le détachement du placenta. On conçoit facilement que l'adhérence réciproque de ces deux corps expose celui qui contient le délivre à cet enfoncement, quand l'utérus ne résiste pas assez puissamment à l'effort qu'on fait pour arracher le placenta et rompre ses adhérences : car, dans cette circonstance, on fait fléchir en dedans la portion de la matrice ainsi tiraillée, et si après l'avulsion du délivre, elle conserve cette différence de forme, il y a *dépression*. On convient généralement que la *dépression* n'a lieu qu'au fond du viscère, par la raison que cette portion est la plus mince et en même temps celle qui s'est prêtée à la plus grande extension : d'où il suit qu'elle résiste moins que toute autre partie de la circonférence aux forces qui tendraient à changer sa configuration. D'ailleurs, il est prouvé par l'expérience, qu'après l'accouchement l'orifice de l'utérus et les parties avec lesquelles il est plus intimement lié, c'est-à-dire la portion inférieure de ce viscère, entrent les premières en contraction, et par conséquent acquièrent une force infiniment supérieure au fond, dont l'extension reste plus longtemps continuée. Il résulte aussi de cette différence d'action, que les parois inférieures s'appuyent les unes sur les autres, et offrent, par cela même, un obstacle plus difficile à vaincre à la puissance qui tendrait à changer leur configuration. Ajoutons, enfin, que les deux angles de la matrice étant en quelque sorte fortifiés par les ligaments, et un peu maintenus dans leur situation ordinaire, se prêtent plus difficilement aux efforts. Il n'en est pas de même du fond, qui étant abandonné à sa propre faiblesse, n'a point de moyens de résister à la force qui tendrait à le ramener dans la cavité du viscère, et à former la *dépression*. Cette explication prise de la nature même des parties organiques fait juger d'avance que l'accident, dont nous nous occupons, n'a lieu que quand le placenta est implanté et adhérent au fond de l'utérus.

Dépucelage. — Action de dépuceler une jeune fille ou une vierge.

Dépuceler. — Oter le pucelage, la virginité. Hercule écrasant les monstres, *dépucelant* les filles (Diderot).

Dépuceleur. — Celui qui dépucelle. *Dépuceleur de nourrices*, se dit, par moquerie, d'un fanfaron en amour, et de celui qui se vante, comme de choses extraordinaires, de ce que tout le monde a fait avant lui.

Dépucellement. — Action de dépuceler. Synonyme de *dépucelage*. — Féod. Nom du droit du seigneur ou du droit de cuissage dans certains pays.

Dérèglement. — Conduite déréglée, opposition aux règles de la morale, le pluriel ne s'emploie que dans ce sens. Vivre dans le *dérèglement*. Tomber dans tous les *dérèglements* Il faut bien des années de *dérèglement* et de libertinage pour arriver à ce comble d'infamie (Patru). Scipion n'avait pris aucune part aux *dérèglements* et aux débauches qui régnaient alors presque généralement parmi la jeunesse romaine Rollin).

Désaimer. — Cesser d'aimer. Pourquoi les Français ne diraient-ils pas *désaimer*, quand ils aiment si vite et *désaiment* si vite encore, d'après le caprice du moment?

(Mercier). En vivant avec lui j'ai passé par plus d'une phase ; je l'ai adopté, critiqué ; je l'ai aimé et *désaimé* (Michelet).

Désamour. — Cessation de l'amour ; refroidissement dans l'amour, ennui, lassitude qui commence à s'emparer de deux amants. L'amour excessif amène souvent le *désamour*.

Désaveu. — *Désaveu de paternité.* Action ayant pour objet de détruire la présomption de paternité qui résulte du mariage et de faire déclarer illégitime celui qui est en possession de l'état et des droits d'enfant légitime. Le mari peut exercer cette action : 1° Lorsqu'il prouve que pendant le temps écoulé depuis le trois centième jusqu'au cent quatre-vingtième jour avant la naissance de l'enfant, il était soit pour cause d'éloignement, soit par l'effet de quelque accident, dans l'impossibilité physique de cohabiter avec sa femme; 2° pour cause d'adultère, si la naissance de l'enfant lui a été cachée ; 3° si l'enfant est né avant le cent quatre-vingtième jour du mariage.

Descente de matrice. — On nomme *descente de matrice*, le déplacement de ce viscère, faisant saillie hors de la vulve ; car malgré qu'il puisse être placé plus bas qu'il ne doit l'être dans l'état naturel, tant qu'il ne paraît point au dehors, on ne désigne point cet état par la dénomination de descente ou de hernie, mais on l'indique par celle d'*affaissement*. On a beaucoup douté de l'existence de la *descente de matrice* ; cependant cette maladie a été parfaitement connue des anciens. Hippocrate en fait une mention expresse, il désigne les caractères par lesquels on la distingue de l'abaissement : l'utérus, dit ce savant médecin, se déplace quelquefois, et ce déplacement occasionne des maladies, soit que ce viscère soit descendu et paraisse dehors, *foras processerint*, soit qu'il soit encore caché dans la cavité du vagin. Il doit donc paraître étonnant que dans le dernier siècle des hommes d'un mérite distingué aient nié la possibilité de cette affection pathologique.

Déshonorer. — *Déshonorer une femme*, une fille, la séduire, lui faire violence, en abuser.

Désir. — Mouvement spontané ou réfléchi de l'âme qui aspire à la possession d'un bien ou de ce qu'elle regarde comme un bien. *Désir* vif, ardent, brûlant, violent, extrême. *Désir* déréglé, insatiable, coupable, aveugle, impudique, criminel. Le *désir* a pour antécédent la sensibilité ou la capacité d'être affecté agréablement ou désagréablement. Tant que notre volonté ne prend ses déterminations que dans la sensibilité, elle est toujours d'accord avec le *désir*, et pour qu'elle s'y associe, il suffit que nous ne croyions pas impossible de nous procurer l'objet de nos *désirs*. Mais quand nous pouvons calculer les conséquences de nos actions, souvent même nous nous apercevons qu'elles nous seraient très préjudiciables, et alors nous nous abstenons par intérêt, au nom même de la sensibilité, quoique le *désir* nous pousse à l'action. Le *désir* peut donc être en désaccord avec la volonté : ce ne sont donc pas deux manières d'être de nous-mêmes et identiques. Le *désir* est, de plus, essentiellement fatal, tandis que la *volonté*, au contraire, est essentiellement libre. Nous avons dit que le *désir* est fatal, mais ce n'est pas à dire qu'il ne dépende pas de nous d'éviter les circonstances propres à faire naître nos *désirs*, et qu'à cet égard nous n'ayons un empire indirect sur le *désir* lui-même. Le précepte qui veut que l'on veille sur son cœur ou sur ses *désirs* est donc parfaitement juste. Il faut savoir modérer ses *désirs*.

Devoir conjugal. — P. Zacchias a traité dans son volumineux ouvrage plusieurs questions relatives au *devoir conjugal*, dans la discussion prolixe desquelles nous ne le suivrons point. *Quando, quantum et quomodo debitum conjugale sit reddendum*. Telle est la principale division qu'il a suivie dans sa première question. Les deux premières branches de cette division appartiennent plutôt à l'hygiène qu'à la médecine légale. La troisième, ou le *quomodo*, serait plus de notre objet, ou mieux encore de la compétence de ce que l'on pourrait appeler médecine morale. C'est une suite de cas de conscience que les lumières de la médecine contribueraient, sans doute, à éclaircir et à décider. Mais il faudrait, en même temps, présenter à nos lecteurs une suite de tableaux obscènes qui n'ont pu se réaliser que dans les lieux consacrés à la débauche la plus infâme, et qui n'ont existé, peut-être, pour la première fois, que dans l'imagination très lubrique d'un Sanchez, d'un Amadœus Guiménœus, plus dignes d'être les compagnons de l'Arétin, que des guides en morale, Nous croyons donc convenable de renvoyer à l'auteur lui-même ceux qui pourraient avoir besoin de pareilles lumières ; d'autant mieux que nous n'écrivons pas dans la même langue que lui. Despréaux disait :

> Le latin dans les mots brave l'honnêteté,
> Mais le lecteur français veut être respecté.

Zacchias regardant, avec raison, comme un principe, que la lutte vénérienne est plus fatigante pour les hommes que pour les femmes, examine ensuite séparément ce qui peut être, pour les uns ou pour les autres, une raison suffisante de refuser le *devoir conjugal*. Tous ces différents motifs se réduisent au danger évident, ou au moins à une crainte raisonnable de détériorer la santé. Zacchias entre dans un détail très circonstancié, et plus ou moins bien appuyé sur l'influence que les saisons, les climats, les tempéraments, la manière dont les individus sont affectés, soit en général, soit relativement à quelques organes en particulier, les travaux, le régime, la grossesse, l'allaitement, le flux périodique, l'état valétudinaire enfin, certaines maladies pourraient avoir sur la santé des individus de l'un et de

9

l'autre sexe, s'ils se livraient aux plaisirs de l'amour avec plus ou moins de mesure. La plupart des questions susceptibles d'être agitées sur une matière aussi variée, sont, comme nous l'avons dit, plutôt du ressort de l'hygiène, que de celui de la médecine légale. Nous nous contenterons donc de les avoir indiquées, et nous ne répéterons point ici inutilement ce qu'on trouve dans d'autres articles de ce Dictionnaire.

Diabète. — Maladie singulière qui consiste dans une sécrétion très abondante de l'urine, avec altération particulière de ce liquide, qui devient sucré. Ce symptôme spécial du diabète est une surabondance de l'urine telle qu'elle surpasse en quantité les boissons qu'on a prises. On a vu jusqu'à cent kilogrammes d'urine être évacués dans les vingt-quatre heures. Une soif ardente est la conséquence inévitable de cette perte énorme de liquide, qui, rendu incessamment, empêche le sommeil et suscite dans l'économie des désordres de différents genres. L'ouverture des corps n'a jeté qu'une lumière incertaine sur l'histoire de cette maladie ; quelque augmentation du volume des reins sans altération de leurs tissus, quelques lésions inflammatoires des organes digestifs sont à peu près tout ce qu'on a découvert. En analysant l'urine, on y a trouvé, d'une part, une matière sucrée, non cristallisable dont la proportion peut aller jusqu'au septième du poids total de l'urée, de l'acide urique et des sels qui s'y trouvent dans l'état ordinaire. Il a été reconnu que le *diabète* se complique souvent de phtisie pulmonaire. Quoi qu'il en soit, le *diabète* est une affection chronique fort grave, qui résiste souvent à tous les traitements.

Diamant. — Carbone cristallisé. Le plus dur des corps connus. Les femmes ont pour ces cailloux brillants une passion telle qu'elles vendraient père, mère, mari et enfants pour s'en procurer. Comme de nos jours la loi s'oppose à ce qu'on vende son père, son mari ou ses enfants et que les mères sont d'un placement difficile, les femmes se vendent elles-mêmes (Jules Noriac).

Diane. — Mythol. Fille de Jupiter et de Latone, et sœur d'Apollon. Sa mère lui donna le jour dans l'île de Délos. Témoin des terribles douleurs de l'enfantement éprouvées par sa mère, elle demanda et obtint de Jupiter, son père, de garder une éternelle virginité. Jamais elle ne se maria ; jamais elle ne fut domptée par l'Amour. Elle est douée d'une beauté, d'une force et d'une jeunesse éternelles. Sa taille est svelte et souple, sa figure régulièrement ovale, son front large, ses yeux grands. Chaste elle ne montre point sa poitrine ; une robe blanche la voile aux yeux. Diane changea en cerf le chasseur Actéon qui avait eu l'imprudence de la regarder lorsqu'elle était au bain. Quoiqu'elle fût si fière de sa chasteté ; elle avait aimé Endymion, Pan et Orion.

Diane de Poitiers. — Fille de Jean de Poitiers, seigneur de Saint-Vallier, née en 1499. A treize ans, elle épousa Louis de Brezé, et elle resta veuve à trente et un ans. Elle obtint la grâce de son père, condamné à mort pour avoir eu part à la révolte du connétable de Bourbon, en se livrant au roi François Ier dont elle devint la favorite. Elle gouverna la France sous le nom de ce prince, fit exiler la duchesse d'Étampes, qu'elle avait supplantée, opéra de grands changements dans le conseil du monarque, le ministère et le parlement. Le roi lui donna le titre et le duché de Valentinois en 1548. Diane fit construire le château d'Anet où elle se retira après la mort du roi. Elle mourut en 1566.

Didon. — Fille de Bélus, roi de Tyr, Agénor ou Carchédon, d'après lequel les Grecs nommèrent la ville de Carthage. *Didon* épousa Sichée son oncle, grand prêtre d'Hercule. Pygmalion, son frère, la priva de son mari, qu'il fit massacrer au pied des autels, dans l'espoir de s'emparer de ses richesses. Mais *Didon* trompa l'avidité du tyran, et s'enfuit, emportant les trésors de Sichée. Après s'être arrêtée à l'île de Chypre, elle se dirigea vers l'Afrique et aborda à quelque distance d'Utique, colonie tyrienne, près de laquelle elle fonda Carthage, l'an 878 av. J.-C. Quelque temps après, Didon fut recherchée en mariage par Iarbas, roi des Gétules. Fidèle au souvenir de son époux, elle refusa Iarbas. Celui-ci en appela à la force et conduisit une armée contre Carthage. Didon, qui ne pouvait résister, fit préparer un bûcher, y monta et se perça le sein. Cette fin héroïque, qui couronne la vie de la fondatrice de Carthage, s'est effacée devant la fiction de Virgile, qui fait vivre *Didon* trois cents ans plus tôt.

Dignité. — Noblesse de caractère. Les hommes curieux, bavards, indiscrets, railleurs, ne sauraient avoir de la *dignité ;* les femmes prétentieuses et coquettes en sont également dépourvues. L'habitude de certains vices est incompatible avec la dignité : un colérique, un gourmand, un avare, en manqueront toujours.

Dionysiaque. — *Dionysiaques*, s. f. pl. Fêtes célébrées chez les Grecs en l'honneur de Bacchus. On en distinguait plusieurs à Athènes. Leur célébration était accompagnée de processions solennelles et de réjouissances de toute nature. où figuraient des personnes à moitié nues, ayant des peaux de bêtes rejetées sur le dos, portant à la main des thyrses, et la figure couverte de masques qui représentaient des silènes, des satyres et des ménades. Dans ces processions solennelles on chantait des hymnes à la louange de Dionysius, hymnes appelés spécialement dithyrambes, et où l'on exaltait les exploits et les privilèges du dieu en vers de mesure extrêmement libre et sous les images les plus hardies.

Dionysius. — Mythol. Nom principal du dieu de la

vigne chez les Grecs, tandis que celui de Bacchus était le plus usité chez les Romains. Outre l'idée de la fécondité de l'année, de l'agriculture et de la culture de la vigne, ce nom renfermait le sens mystique de la force divine fécondante, productrice, qui crée les forces diverses du monde sensible.

Diurétique. — Qui augmente la sécrétion de l'urine. Le vin blanc est *diurétique*. Le cerfeuil est *diurétique*. Un remède *diurétique*. On divise les *diurétiques* en chauds et en froids, ou en vrais et en faux. Les premiers excitent, stimulent et irritent ; ils sont apéritifs. Les seconds tempèrent et apaisent. La forme la plus généralement connue sous laquelle on administre ces médicaments est celle de la tisane. L'eau de poulet, les limonades, l'infusion de bourrache, etc., sont des *diurétiques*.

Divorce.— Acte par lequel s'opère la dissolution du mariage ; rupture légale du mariage du vivant des époux. Le divorce est une des institutions les plus anciennes du monde il était pratiqué chez les Juifs, chez les Égyptiens et dans la Grèce. A Rome, il fut consacré par le droit ancien et par le droit nouveau, et ses causes étaient nombreuses et même légères. Les Romains considéraient le divorce comme une voie de droit, acte *légitime*, qui pouvait se faire tant en l'absence qu'en la présence du conjoint que l'on voulait répudier. L'acte devait être passé en présence de sept témoins qui fussent tous citoyens romains, et l'une ou plusieurs des causes suivantes devaient être invoquées : la captivité ou l'absence durant quatre années du mari, la folie de la femme, l'entrée dans le sacerdoce, la vieillesse, la stérilité, les infirmités, l'adultère, les sévices graves ou la tentative d'homicide, le plagiat, le vol des choses sacrées et sa complicité, le faux, le sacrilège, la violation de sépulture, le crime du poison, le vœu de chasteté, la découverte de condition servile et enfin le consentement mutuel. Les chrétiens eux-mêmes pratiquèrent la loi de la séparation absolue entre époux sous la domination romaine, comme nous l'apprend saint Justin ; et dans les Gaules, après l'invasion des Francs, ils continuèrent à jouir de son bénéfice. Ce fut par suite d'un acte de divorce que Basine quitta le roi de Thuringe ; que Cherebert, roi de Paris, renvoya sa femme et qu'Andevère, première femme de Childéric, fut répudiée parce qu'elle avait tenu son propre enfant sur les fonds de baptême. Plus tard, Charlemagne divorça, Louis le Bègue imita son exemple, et Louis le Jeune ne rompit le lien conjugal avec la fameuse Éléonore d'Aquitaine que poussé par les conseils de saint Bernard. Ce ne fut que sous le règne de Philippe-Auguste, et à l'occasion de son mariage avec Agnès de Méranie, que les papes élevèrent la prétention de condamner le divorce ou plutôt de commander aux rois. Le droit du divorce formellement accepté par deux Pères de l'Église, par quelques papes et plusieurs conciles, était pratiqué par les chrétiens des églises grecque et protestante, par les catholiques de Pologne et par la plupart des autres peuples du monde. En France même, aucune disposition de la loi civile ne défendait expressément l'exercice de ce droit, lorsque éclata la Révolution de 1789. A cette époque, on se rappela que Diderot avait dit avec beaucoup de raison, qu'un serment éternel ne pouvait se prêter sous un ciel qui change, sur un autel qui tombe, par des êtres qui doivent se quitter ; aussi, en 1792, le divorce fut-il accueilli comme une conséquence du principe qui ne permet pas que la liberté puisse jamais être aliénée d'une manière indissoluble par une convention quelconque. La loi nouvelle était des plus importantes, elle touchait au droit naturel, au droit civil, au droit social et surtout au droit religieux. Dès lors, elle dut soulever de vives discussions au sein de nos assemblées délirantes, intéresser les passions et surexciter le zèle de ses défenseurs ou la colère de ses ennemis : c'est ce qui eut lieu.

Aboli en 1816, le *divorce* est rétabli actuellement !

Don Juan. — Séducteur, homme sans mœurs et sans conscience, mais agréable dans ses manières, et se faisant jeu de perdre les femmes de réputation. Un *Don Juan* de bas étage.

Dot. — Une sauce qui fait avaler le poisson. Dans une agence matrimoniale :

— Oui, monsieur, nous avons ce qu'il vous faut, une orpheline de vingt ans...

— Très bien, est-elle jolie ?

— Non, mais la dot est de 500,000 fr..... De plus la personne est poitrinaire.

— Poitrinaire, c'est quelque chose. Mais est-ce bien vrai ?

— Oh ! monsieur, on vous la garantit.

Douairière. — Femme âgée. Une vieille *douairière*. Par ironie. Duègne, vieille femme ridicule.

Douceurs. — Cajoleries amoureuses et propos galants. Dire, conter des *douceurs* aux jeunes filles. Méfiez-vous des douceurs des galants,

> S'en aller, à l'abri d'une perruque blonde,
> De ces froides *douceurs* fatiguer le beau monde.
>
> (BOILEAU).

Douleurs. — *Douleurs de l'enfantement.* Les *contractions utérines* forment évidemment le phénomène le plus important du travail, contractions douloureuses à différents degrés et appelées pour cela : *douleurs de l'enfantement*. La contraction de la matrice devient de plus en plus énergique à mesure que le travail avance. La douleur suit à peu près la même marche. Il faut cependant ne pas confondre la douleur *sensation*, avec la douleur *effort*. La sensation douloureuse semble se développer en raison de la résistance des parties sensibles qui sont tiraillées, froissées, déchirées quelquefois. L'effort douloureux au contraire, augmente à mesure que le travail avance et qu'il s'agit de surmonter un obstacle. Voilà pourquoi les douleurs qui accompagnent la dilatation de l'orifice dans le premier temps du travail sont d'ordinaire beaucoup plus agaçantes, plus insupportables que celles qui déterminent l'expulsion du fœtus. Les premières douleurs se font sentir le plus souvent dans la région sacro-lombaire, et sont accompagnées d'une sensation de tiraillement, dans le fond du vagin, et d'une pression sur la vessie. Ces maux de reins, comme les appellent les femmes, ont évidemment leur point de départ à l'orifice de la matrice, que les contractions du corps et du fond tendent à dilater. Ils diminuent d'intensité à mesure qu'il s'élargit. La matrice elle-même, comme on peut s'en assurer par la palpation du ventre, n'est pas le siège de douleurs vives ; sa sensibilité ordinaire est à peine augmentée pendant qu'elle est en repos (relâchée), on peut la palper et même la comprimer sans y provoquer de douleurs.

La douleur véritable recommence à se faire sentir quand les parties externes sont fortement distendues et sur le point de se déchirer. C'est à tort qu'on confond les efforts plus grands que fait alors la femme avec la douleur vraie. Suivant la période du travail à laquelle elles appartiennent, et suivant leur intensité (efforts et douleurs de reins), on leur a donné, dans le langage des praticiens, les dénominations de *mouches*, douleurs *préparantes*, douleurs *expulsives* ou *expulsatrices*, et douleurs *conquassantes*. Heureusement pour la femme que les douleurs de l'enfantement sont *intermittentes* ; car elle ne pourrait pas les supporter longtemps si elles étaient continues. Nous nous contenterons de constater ce caractère, sans chercher à en donner l'explication. Quant à la fréquence de leur retour, elle sont en général d'autant plus fréquentes que le travail est plus avancé. Il n'y a d'exception que pour la fin, alors que la partie fœtale est sur le point de s'engager dans les détroits inférieurs. Presque toujours il y a en ce moment un nouveau ralentissement, du moins chez les primipares, chez lesquelles ces détroits sont plus difficilement franchis par la partie la plus volumineuse de l'enfant. Ainsi, dans les premiers temps, les douleurs se suivent de quart d'heure en quart d'heure ; plus tard de dix minutes en dix minutes. L'orifice est-il complètement dilaté, l'œuf ouvert, c'est de cinq en cinq minutes qu'elles se succèdent. Quand la tête est au détroit inférieur, il y a souvent de nouveau des intervalles de huit à dix minutes. Une douleur dure rarement plus de vingt à trente secondes. Assez souvent on observe, vers le milieu du travail, une douleur *faible* et *courte*, suivie d'une autre plus *intense* et plus *longue*. On appelle au nom de *tranchées* ou *coliques*, les *douleurs* que les femmes éprouvent immédiatement après l'accouchement, et qui se renouvellent chez quelques sujets plusieurs jours de suite. Elles ressemblent quelquefois aux premières *douleurs* de l'enfantement par l'espèce de souffrance qu'elles suscitent et par le siège qu'elles occupent. A peine l'enfant est-il né, qu'elles ont coutume de se manifester. Il paraît que les contractions de l'utérus, qui se continuent pour l'expulsion du placenta, sont la causes de ces dernières ; c'est pourquoi elles ressemblent beaucoup à celles de l'accouchement. Il ne faut pas les confondre avec celles qui ont leur siège dans le vagin ou l'orifice de la matrice ; celles-ci sont ordinairement la suite d'un enfantement douloureux par les manœuvres qu'on a crues nécessaires et que le volume excessif du fœtus ont suscitées. En effet, dans l'un et l'autre cas, la distension outrée des parties génitales, leur fait éprouver des déchirements superficiels ou profonds qui doivent nécessairement donner naissance à des *douleurs* vives, mais dans ces dernières ont une plus longue durée, et on les distingue encore par le siège qu'elles occupent.

Les douleurs qui persistent avec quelque violence après

la sortie du fœtus, sont quelquefois continuées par la présence d'un second enfant ; circonstances qu'il est essentiel d'observer afin de faciliter sa naissance. On s'en assure en plaçant la main sur la région hypogastrique. On distingue le volume de la matrice qui est plus considérable qu'il ne doit être. D'ailleurs, l'hémorrhagie continue ordinairement jusqu'après l'expulsion du second enfant, qui se fait lui-même reconnaître par ses mouvements, à moins qu'il n'ait perdu la vie, ou qu'il ne soit trop affaibli, ou trop jeune. Dans ce dernier cas, il faut apporter plus d'attention pour s'assurer de sa présence dans l'utérus. C'est plus ordinairement dans les avortements que cette recherche est difficile par rapport à sa petitesse ; alors on est obligé de porter un doigt dans l'orifice de la matrice pour savoir si elle renferme encore un second enfant. Les *tranchées* sont les *douleurs* qui ont lieu après l'expulsion du fœtus et du placenta ; elles paraissent avoir pour cause le dégorgement de la matrice qui ne peut pas se faire sans ces contractions sourdes dont le caractère ressemble à quelques égards à celles du rectum, et qu'on connaît sous le nom de tenesme : c'est par cette raison qu'Ehnuller les nomme *tenesme utérin*. Comme la matrice a été extrêmement fatiguée par les *douleurs* de l'accouchement, sa sensibilité est excessivement augmentée : en sorte que les contractions nécessaires pour expulser au dehors les liquides surabondants encore contenues dans les vaisseaux de ses parois, ne peuvent manquer d'être douloureuses. C'est pourquoi les tranchées sont plus vives chez les femmes très sensibles, et surtout chez celles qui ont eu un accouchement plus long et plus tourmentant. La matrice, dans ces cas, peut être comparée aux chairs fatiguées par des ligatures, des chocs, ou un exercice violent qui ne supportent pas la compression exercée par un corps étranger sans de vives douleurs. Or, les contractions utérines opèrent le même effet ; et comme la substance de la matrice est devenue très sensible, les contractions sont accompagnées de douleurs.

Les nourrices ont aussi des tranchées, mais les suites en sont moins funestes que chez les femmes qui n'allaitent pas leurs enfants, parce que les fluides qui n'en ont pas pu s'écouler entièrement par la matrice, se portent aux mamelles, et contribuent à la formation du lait.

Si la matrice a souffert dans l'accouchement par quelque cause que ce puisse être, on ne peut pas se dispenser de faire des injections émollientes dans le vagin ; on aura soin aussi que la matière des injections y soit retenue le plus longtemps qu'il sera possible. Dans le cas où l'irritation serait permanente, malgré quelques injections, on les remplacerait par des fumigations dont l'activité est plus grande et l'effet plus prompt.

Dragon de vertu. — *Dragon de vertu, d'honneur*, femme d'une vertu austère et farouche, et le plus souvent affectée, car *dragon de vertu* se prend moins en bonne qu'en mauvaise part. Ces *dragons de vertu*, ces honnêtes diablesses... (Molière). — Dans ce sens, se dit aussi au féminin. Oh ! oh ! tu vas faire la *dragonne de vertu*, comme à ton ordinaire (Dancourt). — Faire le *dragon*, montrer une vertu farouche. Tu ne *feras plus le dragon*, belle brunette (Favart). — Famil. Personne vive, turbulente ; enfant lutin. Quel *dragon* que cette femme ! Cet enfant est un vrai *dragon*. La madame Grognon est pire qu'un *dragon* (Regnard). — Par extens. Surveillant incommode, personne qui veille sur la conduite d'une femme.

> Afin qu'elle eût quelque valable excuse
> Pour éloigner son dragon quelque temps.
>
> LA FONTAINE.

Duègne. — Gouvernante chargée de veiller sur la conduite d'une jeune fille : matrone à qui est confiée la surveillance des femmes d'un logis. Dans les grandes maisons, placée près d'une jeune épouse ou d'une jeune femme, la *duègne* exerce sur elle l'autorité d'une mère, réglant leurs devoirs, dirigeant leurs actions et les mesurant aux règles de la bienséance et de l'honnêteté.

Dulcinée. — Ce nom est devenu le synonyme plaisant et familier de maîtresse.

Cet amour que nous demandons tous, le premier et le seul de toute la vie d'une femme, il n'existe pas... Pourquoi demande-t-on aux femmes d'être autre chose que des femmes ? C'est qu'une Providence ennemie nous a mis en germe dans la tête et dans le cœur un portrait fantastique. C'est que nous sommes tous comme Don Quichotte, qui cherche une Dulcinée impossible :

> Combien de maris pleins d'ardeur,
> Assis près de leur Dulcinée,
> N'ont jamais eu d'autre chaleur
> Que celle de la cheminée !

Dyslochie. — Difficulté ou suppression de l'écoulement des lochies.

Dysménorrhée. — Ecoulement difficile des règles ; menstruation difficile. L'excrétion du flux menstruel peut être entravée, soit par l'imperméabilité de l'orifice vulvaire ou du vagin, soit par des anomalies du col ou du corps de l'utérus ou bien des trompes qui mettent obstacle au cours régulier de l'excrétion des règles. L'excrétion peut ne pas avoir lieu par suite d'une imperforation du canal vulvo-utérin congénitale ou acquise avant le développement de la puberté ; de cicatrices qui ont produit des oblitérations, postérieurement à la puberté ; de rétrécissements congénitaux ou accidentels, soit du vagin, soit du col de l'utérus. L'excrétion est troublée aussi par les déviations utérines, et en particulier par les flexions de l'utérus ; par la contraction spasmodique du col utérin ; enfin, par le trouble fonctionnel qui résulte parfois d'un état anormal, congénital ou acquis, des trompes de Fallope.

Dyspermatisme. — Difficulté d'éjaculer. Lorsque l'émission de la semence dans l'acte vénérien est retardée, qu'elle se fait goutte à goutte, ou qu'elle est entièrement empêchée, c'est ce que les nosologistes ont désigné par le nom de *Dyspermatisme*. Cette affection diffère de la gonorrhée dans laquelle il y a émission, ou plutôt écoulement d'une humeur viciée que quelques auteurs ont mal à propos regardée comme de la semence. Elle doit être aussi distinguée de l'anaphrodisie dans laquelle l'éjaculation se fait sans aucune sensation voluptueuse.

Les différentes maladies de l'urètre, les vices de conformation naturels ou accidentels, son rétrécissement, les excroissances ou carnosités qui se forment dans son trajet ; le défaut d'ouverture ou le rétrécissement du prépuce comme dans le phimosis ; l'engorgement catarrhal de ses membranes sont autant de causes qui peuvent s'opposer à l'émission libre et facile de la semence : suivant leur intensité, l'émission ne se fait que goutte à goutte, ou par jets interrompus, ou est totalement empêchée, ce qui donne lieu à la stérilité. C'est ce qu'on observe dans ceux qui ont eu plusieurs gonorrhées à la suite desquelles il est resté un engorgement à la prostate, un rétrécissement du canal de l'urètre. La semence éprouvant à la sortie des vésicules séminales un obstacle insurmontable, ne peut franchir le trajet, reflue dans la vessie et coule ensuite avec les urines. Le même inconvénient peut avoir lieu chez les personnes bien saines et qui n'ont aucun vice dans les organes, lorsque, par une érection trop forte, la constitution nerveuse du canal ne permet à la semence de sortir que par le relâchement et après l'action. Enfin l'émission de la semence peut être retardée ou abolie par la faiblesse et l'atonie des organes, ou par la déconsistance de l'humeur animale.

Dystocie. — Accouchement laborieux, parturition qui s'écarte des lois naturelles.

Dysurie. — Ardeur d'urine, difficulté d'uriner. Maladie dans laquelle on rend les urines avec douleur et une sensation de chaleur. On la distingue de la strangarie, en ce que dans celle-ci l'urine ne vient que goutte à goutte, quoique avec douleur, et de l'ischurie qui est la suppression totale des urines. La *dysurie* est un symptôme de la gonorrhée virulente. On trouve dans Halmontius, l'observation singulière d'une femme morte de dysurie, dans laquelle, à l'ouverture du cadavre, on trouva deux calculs dans le cœur.

E

Eau phagédénique. — L'*eau phagédenique* est une précipitation de sublimé corrosif par l'eau de chaux. L'eau phagédénique sert à irriter, à aviver et à coroder même des ulcères et surtout les vénériens : on lave ou on touche avec cette préparation les chairs fongeuses et excroisssantes qui naissent sur ces ulcères.

Eaux de l'accouchement.—Il n'y a point de question de physique qui ait donné lieu à des opinions plus erronnées que celle qui a pour objet l'origine des *eaux* contenues dans les membranes du fœtus. Des anatomistes, qui jouissaient de quelque réputation, ont prétendu qu'elles étaient le produit de l'urine rendue par l'enfant pendant la gestation. Ils fondaient cette conjecture sur la saveur prétendue salée de ce liquide, et sur la ressemblance qu'on trouvait dans ses parties constituantes avec l'urine. Ils ajoutaient qu'elles s'échappaient par là ; d'autres assuraient que l'ouraque lui donnait un passage pour se rendre à l'allantoïde. Ni les uns ni les autres ne voulaient faire attention : 1° qu'on a vu des enfants dont le canal de l'urètre était fermé par vice de conformation, et cependant la proportion des *eaux* ne s'est pas trouvée moindre dans les membranes du placenta, que quand les voies urinaires étaient libres ; 2° que l'ouraque se termine à peu de distance de la vessie dans le cordon ombilical ; que là il se divise en filets membraneux, après avoir été terminé par une sorte de ligament sans cavité sensible : que d'ailleurs, s'il avait une cavité par laquelle l'urine pût s'échapper il serait indispensable que ce liquide trouvât dans la substance même du cordon, un réceptacle pour le contenir, ou qu'il se répandît dans le tissu du cordon dans lequel il occasionnerait une infiltration considérable ; 3° que, dans les premiers mois de la grossesse, la proportion du liquide contenu dans les membranes, est à peu près, relativement à la pesanteur du fœtus, comme dix est à un, tandis que, dans les derniers temps, quand on trouve environ six litres d'*eau* avec un fœtus pesant douze livrss, on regarde cette quantité d'*eau* comme considérable. Comment d'ailleurs ce liquide serait-il conservé sans contracter pendant un temps si considérable, une acrimonie quelconque ? Comment ne deviendrait-il pas irritant, putride, etc ?

Tous les physiciens sont d'accord sur quelques usages de ces *eaux*. On admet généralement la faculté qu'elles ont de tendre les membranes, et de faciliter la dilatation de l'utérus d'une manière uniforme, ce qui n'aurait pas lieu, si le fœtus n'en était pas environné. Elles le garantissent aussi des effets des contractions de la matrice et de celles du bas ventre, qui tendraient à le comprimer. Il se meut aussi plus facilement dans ce liquide qui cède aisément à ses efforts. Elles servent sans doute beaucoup à faciliter l'accouchement : elles lubréfient les parties que doit parcourir l'enfant dans son trajet ; elles maintiennent leur souplesse et leur mollesse. C'est par raison contraire que leur écoulement prématuré rend l'enfantement difficile et quelquefois dangereux ; car les parties de la génération tenant à se dessécher, le fœtus ne glisse plus avec autant de facilité et pour peu qu'à cette sécheresse se joigne un rétrécissement naturel ou accidentel des organes, ceux-ci ne se prêtent à l'extension qu'avec un travail difficile ; on est contraint de suppléer la présence des eaux par tous les moyens capables de les remplacer : ce à quoi on ne parvient jamais complètement. Si le placenta n'a pu être détaché de l'utérus, après l'accouchement, il s'altère, se corrompt, et fournit une quantité abondante d'humeurs âcres et séreuses : cet écoulement dure quelquefois assez longtemps pour disposer l'utérus à l'inflammation, et quelquefois il détermine une véritable inflammation.

Écartement des os pubis. — Ce n'est pas une découverte moderne que la connaissance de *l'écartement des os pubis*. Hippocrate en avait parlé dans son livre de *naturâ pueri*. Il ajoute même que cette disjonction des *os pubis* a l'avantage de faciliter l'accouchement. Cet état est si fréquent, qu'il n'y a guère de femmes chez lesquelles il n'ait lieu. A la vérité, il n'est pas toujours sensible au toucher ; mais il est certain que la substance ligamenteuse qui réunit ces deux os et les maintient rapprochés, se gonfle considérablement dans la gestation, et par conséquent opère une disjonction plus ou moins sensible entre ces parties dures. On a dit aussi que les efforts de l'accouchement opéraient seuls cet *écartement*. Nous ne nions pas que des contractions violentes qui poussent les viscères du bas ventre vers la cavité du bassin, et que les difficultés qu'éprouvent quelques fœtus à parcourir le trajet qu'ils doivent franchir, ne séparent les os du bassin ; mais cette cause toute naturelle, n'est point la seule qu'on puisse reconnaître, car si cet *écartement* existe quelquefois (comme cela est prouvé par des faits nombreux) avant le travail de l'enfantement, ce n'est plus aux efforts que fait la mère pour accoucher qu'il faut en rapporter l'origne : ces efforts sans doute sont bien capables d'augmenter une désunion commencée, et quelquefois de rendre sensible celle qui n'était pas reconnaissable par ses signes et par ses effets ; et dans quelques circonstances, de la déterminer entièrement ; mais il n'en est pas moins prouvé qu'elle existe indépendamment d'eux, antérieurement à eux, et que c'est à l'état de laxité des ligaments qu'elle doit sa véritable origine. La laxité à son tour dépend de l'humidité surabondante entretenue par l'effet de la grossesse ; mais si cette cause était la seule qu'on pût reconnaître dans *l'écartement des os* du bassin, il faudrait admettre un *écartement* presque toujours uniforme de ces mêmes os chez toutes les femmes ; or il s'en faut bien que la chose se passe ainsi, car celles qui ont un tempérament sec, y sont rarement exposées : il n'arrive pas non plus de pareils accidents à celles qui sont exercées par des travaux fatigants, et qui vivent dans des climats où l'air n'est pas chargé de brouillards humides. Le contraire a lieu chez les femmes oisives, chez celles qui ont la fibre lâche, le tissu des parties fin et délicat, qui passent leur vie dans l'oisiveté, les délices de la table, et l'abandon aux plaisirs, Les femmes d'un tempéramment pituiteux y sont plus sujettes que les autres, et parmi celles-ci, les individus qui, avec l'apparence d'une grande force sont énervés par une graisse molle et abondante. Quand *l'écartement* est modéré, il se guérit de lui-même pendant que les femmes restent dans leur lit pour attendre la cessation des lochies. Plusieurs d'entre elles ont cependant beaucoup de peine à marcher, ainsi que l'observe Puzas, parce que les ligaments des os innominés sont relâchés ; elles ne peuvent se soutenir qu'avec des aides qui supportent presque tous le poids de leur corps : cependant les ligaments reprennent avec le temps leur force habituelle, et la difficulté de marcher disparaît complètement avec le temps. Il n'en est pas de même de celles chez lesquelles la désunion des os a été portée à l'excès, elles resteraient impotentes si on leur refusait les secours dont elles ont besoin, parce que le plus léger exercice qui ferait porter le poids du corps sur les os innominés, tendrait toujours à séparer ces parties qui ne seraient pas suffisamment maintenues par des ligaments allongés.

Écboliques. — On nomme *écboliques, ecbolica*, les médicaments qu'on a crus propres à procurer la sortie du fœtus dans les accouchements lents et difficiles, ou à faire naître l'avortement lorsqu'il est devenu nécessaire par la mort assurée du fœtus et l'état de la mère. Quoiqu'il n'y ait pas de véritables *ecboliques*, il sera parlé de cette classe de remèdes à l'article des EMMÉNAGOGUES.

Échéance. — Comme on se jure de s'aimer toujours et qu'on est de bonne foi, on croit que l'échéance n'arrivera jamais. Pourtant, a dit Jules Noriac, tout bonheur, tout plaisir pris est un billet qu'on fait à la destinée. Au jour dit, à la minute, elle envoie un huissier se jeter entre les amoureux. Ordinairement, c'est le Dégoût, ou son clerc l'Oubli. Leurs recors se nomment la Pauvreté, la Maladie, la Vieillesse. On a beau faire, il faut payer sans souffler mot.

Écho. — Une des Oréades. Suivant Ovide, c'était une des nymphes de la suite de Junon, qu'elle amusait par son babil, tandis que Jupiter courtisait les nymphes de la déesse. Junon, s'en étant aperçue, la punit en la privant de parole, et la condamna à ne plus répéter que la dernière syllable qui frapperait son oreille. « Elle ne savait ni parler la première, dit le poète, ni se taire quand un autre avait parlé. » Éprise du beau Narcise, elle ne pouvait lui déclarer son amour. Le bel adolescent, fatigué de la voix trompeuse de *l'écho*, qui répétait sans cesse ses paroles, l'abandonna, et la nymphe, humiliée de ce mépris, se cacha dans un bois, et vécut depuis dans des cavernes solitaires. Mais le désespoir ne faisait qu'augmenter sa passion, et elle se laissa consumer de douleur, de sorte qu'à la fin il ne resta d'elle que la voix.

Eclampsie. — Affection convulsive affectant les femmes dans l'état de puerpéralité, et que caractérisent des accès le plus ordinairement accompagnés ou suivis de l'abolition des facultés sensorielles et intellectuelles.

Ectrotique. — Qui a la propriété de faire avorter. Les substances connues pour produire cet effet avec le plus d'énergie, paraissent manquer d'efficacité, ou bien, leur activité tourne au détriment de la mère, sans qu'on parvienne au but que l'on se propose.

Éducation physique des personnes du sexe. — Lycurgue, comme l'atteste Xénophon, voulait que les femmes esclaves seules puissent s'occuper aux *ouvrages de laine*: et il ordonna que les individus libres de l'un et de l'autre sexe s'adonneraient également aux exercices du corps ; parce qu'il regardait *l'éducation* des enfants comme une affaire de la plus grande importance, et comme devant être la principale occupation des citoyennes de Sparte. Ce grand législateur pensait que plus les mères étaient fortes et vigoureuses, plus les enfants qui naîtraient d'elles seraient viables et robustes. J.-J. Rousseau disait aussi : « Parmi l'extrême mollesse des femmes, commence celle des hommes. Les femmes ne doivent pas être robustes comme eux, mais pour eux, afin que les hommes qui naîtront d'elles le soient aussi ». Malgré ces préceptes si sages des anciens et des modernes, il semble, qu'à l'exception de certaines classes de citoyens, que ci-devant on regardait comme les dernières de la société, les autres employaient tous les moyens imaginables pour détériorer le physique des jeunes filles, depuis l'âge de dix ans, à peu près jusqu'au terme où finit la puberté. On veut leur donner ce qu'on appelle *une éducation soignée*, et on en fait le plus souvent que des êtres chétifs et d'une condition vraiment déplorable, auxquels un mouvement, tant soit peu prolongé, fait éprouver toutes les incommodités qui sont les symptômes d'une maladie réelle, telles que les palpitations du cœur, la difficulté de respirer, des tremblements, des syncopes. Cette vie toujours sédentaire et cette cessation presque non interrompue de toute action musculaire diminuent ou suppriment nécessairement l'activité de la circulation dans les vaisseaux capillaires, et elle n'existe plus dans les canaux où la force languissante du cœur peut encore pousser le sang. Cette pâleur, qui rend, dit-on, si intéressantes les belles de nos cités, ne contraste-t-elle pas avec ces vives couleurs qui parent les joues fraîches et vermeilles des paysannes ? et ne croit-on pas déjà apercevoir dans celles-ci, cette surabondance qui servira un jour à la formation et aux premiers développements des robustes citoyens de nos campagnes ?

C'est à l'influence pernicieuse d'une pareille *éducation* sur la santé, qu'est due incontestablement cette mortalité qui attaque bien plus fréquemment les rejetons des familles distinguées que ceux des habitants des campagnes. Comment, en effet, une mère, sans forces, sans énergie, pourrait-elle fournir au fruit renfermé dans ses entrailles, les sucs capables de développer et de perfectionner chacune de ses parties ? Il ne circule dans ses vaisseaux qu'un sang lymphatique, et elle ne semble animée que par une chaleur factice. Aussi voit-on le plus souvent les charmes qui la relèvent, et sa santé décliner insensiblement à une première ou à une seconde couche ; aussi cette fonction, par elle-même si naturelle, est-elle presque toujours accompagnée des accidents les plus graves, malgré les secours en tout genre qui lui sont alors prodigués. La paysanne robuste, au contraire, si elle n'a pas été d'ailleurs affaiblie par un travail excessif, et qu'elle n'ait commis aucune imprudence, reprend, bientôt après sa couche, ses occupations accoutumées; elle est bientôt prête à braver une nouvelle grossesse, sans que la force de sa complexion en soit altérée. C'est donc un abus aussi répréhensible que funeste dans ses conséquences, que des parents renferment pour ainsi dire, leurs filles, comme le font les femmes de l'Asie, et qu'ils les astreignent à cette indolence léthargique qui ne les rend capables de produire que des êtres éphémères, et les condamne elles-mêmes à ne traîner ensuite qu'un reste de vie languissante. Je ne doute point que la mollesse des orientaux et l'esclavage sous lequel ils gémissent, ne proviennent en grande partie de la vie sédentaire et retirée de leurs femmes. Un usage presque universellement répandu dans les familles où régnait un peu d'aisance, était celui de mettre les filles dans des couvents, pendant un certain nombre d'années, et même, quelquefois, presque jusqu'au moment où on les mariait. Je ne décrirai point ici les inconvénients moraux de l'*éducation* qu'elles y recevaient, les idées fausses et grotesques qu'elles s'y formaient du monde et des différents devoirs qu'elles devaient y remplir un jour, ni du penchant qu'on tâchait de leur inspirer pour un genre de vie qui contrarie le vœu de la nature, et qui faisait le malheur de la plupart des individus qui l'embrassaient. Mais cette espèce d'emprisonnement dans des enceintes qui ne sont pas toujours salubres; ce rassemblement d'un grand nombre d'enfants, soit dans des lieux de travail soit dans les dortoirs ; cette régularité de vie, à laquelle sans doute peu de tempérament savent s'accommoder ; ces exercices futiles, où de toutes les parties du corps les doigts seuls sont en action ; voit-on là rien qui puisse animer la circulation des fluides, et allumer ce feu vital des nerfs, sans lequel l'œuvre et le produit de la génération ne seront jamais qu'imparfaits? Malgré la différence énorme que semble mettre la fortune entre ces jeunes récluses et de pauvres paysannes, la vie libre et active de celles-ci n'est-elle pas préférable à l'*éducation* molle et engourdissante des autres? Est-ce donc que les qualités de l'esprit ne peuvent s'acquérir et se perfectionner qu'aux dépens de celles du corps, et faut-il sacrifier à des avantages et à des agréments de pure convention, le plus réel et le premier de tous les biens, une santé ferme et constante? Il n'entre point dans le plan de cet article d'examiner si les théâtres modernes contribuent à épurer le caractère moral des personnes du sexe : il était un temps où l'indécence des pièces que l'on représentait obligeait d'en éloigner absolument les jeunes filles. Mais aujourd'hui que le bon goût a fait de la décence des spectacles une loi de rigueur ce plaisir est presque universellement préféré à tous les autres. Cependant, s'il est vrai que leurs cœurs sensibles peuvent se former aisément aux sentiments de la tendresse conjugale, par l'image qu'on leur présente de l'amour dans ces scènes (quoique leurs auteurs n'aient pas toujours songé à en faire ressortir les leçons de vertu), ne doit-on pas craindre aussi que, s'il s'écoule un temps un peu long entre l'impression qu'elles auront éprouvées et l'occasion licite d'imiter ce qu'elles ont vu, une imagination trop échauffée n'excite dans leurs nerfs des secousses funestes et à la paix de l'âme et à la santé du corps. Ce qui mérite, au reste, une singulière attention aux yeux des physiciens, c'est que la longueur des spectacles accoutume de plus en plus les personnes du sexe à une vie inactive; c'est que le séjour trop prolongé dans des lieux que le grand nombre des lumières, et les exhalaisons qui émanent des corps, rendent infects et l'extrême sensibilité dont elles sont douées, contribuent à leur faire perdre cette force et cette énergie si nécessaires pour les fonctions de la maternité. Ne pourrait-on pas parer à ces inconvénients, soit en abrégeant la durée des spectacles, soit en fixant les jours où l'on ne jouerait que des pièces susceptibles de faire sur leurs âmes tendres une impression avantageuse.

L'excès contraire à celui que nous venons de dénoncer à une police vigilante, mérite également de sa part la même attention, et la même animadversion ; je veux parler d'un exercice immodéré. La danse est pour les jeunes personnes du sexe, qui se livrent trop à ce genre de divertissement, la cause d'un grand nombre d'accidents et de maladies. Ces héroïnes de bal, qui font consister leur gloire à lasser plusieurs danseurs, sont souvent victimes des maladies inflammatoires, surtout, lorsqu'elles ont l'imprudence, étant encore pénétrées de sueur, de prendre des boissons très fraîches, ou de passer la nuit à table. Il y a aussi des espèces de danses vives et d'un caractère baroque, dont l'effet est d'exciter, dans le sang une effervescence difficile à tempérer et très fâcheuse dans ses suites. Enfin, lorsqu'elles ne respectent pas même le temps où certaines évacuations ont lieu, il arrive souvent alors qu'il se forme dans les parties génitales des engorgements, et d'autres affections non moins redoutables. Il serait donc à désirer qu'une saine police, étendant ses vues bienfaisantes, ne bornât pas ses soins seulement à maintenir l'ordre dans ces assemblées consacrées aux plaisirs, mais encore qu'elle en réglât la durée et les autres conditions relatives à la santé de la jeunesse qui y brille. Une des causes sur lesquelles on doit le plus insister dans l'*éducation physique* des jeunes filles, est la manière de les vêtir. Il faut que les parents sachent que de la forme de l'habillement dépend souvent le développement parfait ou défectueux du corps. Ces instruments que l'on croit propres à conserver la taille droite, ou à la réformer, quand elle a éprouvé quelque déviation, n'ont presque toujours que le barbare effet de martyriser les jeunes filles qui y sont comme emprisonnées. Cette forme que présente alors le buste, et qui, suivant la comparaison juste et satirique de Rousseau, le fait ressembler à celui d'une guêpe, n'est point dans le plan de la nature. En effet, ces moules ou cuirasses de baleines compriment la cavité de l'abdomen, dans laquelle la matrice doit un jour trouver l'espace nécessaire pour se dilater sans gêne, afin que le fœtus lui-même y prenne et ses formes naturelles et son développement successif. De là viennent les faux germes et les avortements si fréquents : quelquefois les muscles du bas-ventre, devenus comme paralysés, ne peuvent se contracter pour contribuer à l'expulsion du fœtus parvenu à une parfaite maturité. Ces cuirasses ont aussi l'inconvénient d'empêcher le développement de la poitrine, et particulièrement des mamelles, ce qui rend l'allaitement si difficile pour ces femmes devenues mères. Les bouts des seins sont à peine sensibles. Souvent ni l'enfant ne peut les saisir, ni les instruments ingénieux, inventés pour faciliter leur dégagement et la succion, ne parviennent à produire cet effet si désiré. Enfin, de ces machines si funestes, et à la santé, et à la propagation, résultent quelquefois des refoulements d'humeur vers les parties internes, des écoulements contre nature, des jaunisses, des squirrhes, etc.

La santé des personnes du sexe et leur aptitude à la propagation dépendent principalement de la régularité du flux menstruel. Comme l'époque à laquelle il commence à se manifester se trouve dans une certaine latitude, il arrive souvent, ou que l'on cherche à l'accélérer, lorsqu'il serait dans le plan de la nature de le retarder encore, ou qu'on néglige les moyens de l'exciter, lorsqu'il faudrait éloigner les obstacles qui s'opposent à son apparition. Ces erreurs opposées deviennent l'occasion d'accidents très graves et quelquefois mortels. Il n'est pas de femmes qui, dans ce cas ne s'imaginent pouvoir donner un meilleur conseil que le médecin le plus expérimenté : et les charlatans ont bientôt rendu le mal incurable, soit en affaiblissant le genre nerveux et en bouleversant toute l'économie animale par l'usage des substances les plus incendiaires. En outre, l'ignorance où sont beaucoup de jeunes filles d'un phénomène commun à toutes les personnes de leur sexe, et un sentiment de pudeur mal entendu, les empêchent souvent de se plaindre de leur situation fâcheuse, avant que le mal ait fait des progrès. Une frayeur subite les a saisies à la première apparition des règles : cette terreur en a arrêté le cours : et quelquefois même des sots se font un plaisir insensé et barbare de les confirmer dans leur crédulité. L'instruction que des mères prudentes donneraient à leurs filles, lorsque l'époque où elles vont être nubiles approcherait, serait le préservatif de tous les maux dont cette crédulité est la source. Elles devraient également les prévenir sur les inconvénients qu'entraîne le dérangement de cette évacuation périodique, et leur faire connaître combien sont funestes le préjugé et la fausse honte qui les porteraient à dissimuler leur état vis-à-vis d'un médecin digne, par sa prudence et son honnêteté, de toute leur confiance. Il faudrait, d'un autre côté, punir sévèrement les empiriques, et en général quiconque oserait s'immiscer dans le traitement de ces indispositions, qui peuvent avoir tant d'influence sur la santé d'une femme pour le reste de ses jours. Si la faiblesse du tempérament devient si contraire aux fonctions de la matrice, un moral trop sensible leur est également nuisible. Une femme d'un caractère violent et emporté, intempérante, ou livrée à quelque autre passion énergique, est aussi peu susceptible d'une heureuse fécondité, que si son physique était mal organisé. C'est ainsi que d'une mauvaise *éducation* morale dépend souvent le destin, en tout genre, d'une famille entière.

Il y a encore quelques objets sur lesquels on peut facilement rectifier l'imagination des jeunes filles. Je veux parler de ces aversions pour certains objets, lesquelles deviennent invincibles, si on ne s'y oppose dans le principe. La décharge d'une arme à feu, le tonnerre, la vue de certains animaux, les épouvantent au point de les faire tomber en pâmoison. Ces effets ne peuvent-ils pas avoir lieu à l'époque des règles ou pendant une grossesse supprimer les unes, hâter la fin de l'autre avant le temps prescrit par la nature, ou au moins produire des impressions très préjudiciables au fœtus ? On n'en a malheureusement que trop d'exemples. Au reste ces moyens que nous venons de proposer pour améliorer l'*éducation physique* des jeunes filles relativement aux fonctions de la maternité, et à la population, doivent plutôt, au moins la plupart, être propagés par une administration paternelle, qu'ils ne peuvent être la matière de lois positives dont on poursuivrait l'exécution avec rigueur. Les lumières répandues avec douceur seront toujours plus efficaces qu'une espèce d'inquisition qui ne ferait que révolter les esprits. Il serait donc extrêmement avantageux qu'il y eût, par exemple, comme chez quelques peuplades de l'Afrique, au rapport de Dapper et de Gaya, une instruction particulière pour les jeunes gens qui doivent se marier. On leur ferait connaître les devoirs de leur état futur relativement à la santé et à l'*éducation physique* de leurs enfants, comme on le pratique déjà pour leurs devoirs moraux et religieux. Quel poids n'auraient point ces préceptes dans la bouche d'un pasteur, surtout si une loi de discipline digne des siècles de barbarie ne l'empêchait plus d'en offrir lui-même l'exemple? Les dangers auxquels s'expose une jeune personne nouvellement mariée sont plus communs qu'on ne le pense. Ignorant quels ménagements exige d'elle l'enfant qu'elle porte déjà dans son sein, ne sachant pas même quelquefois à quels signes elle peut re connaître son nouvel état, elle se livre à tous les plaisirs avec d'autant moins de mesure qu'elle est plus maîtresse de ses actions, et qu'elle semble moins astreinte aux mêmes règles de décence et à la même circonspection que lorsqu'elle était fille. Cependant il est certain que le commencement d'une grossesse peut influer sur tout le reste de son cours, et qu'une première grossesse influe sur le sort de toutes les autres. C'est ainsi qu'une imprudence fera contracter à la matrice une disposition à l'avortement, qui prive à jamais bien des femmes du bonheur d'être mères. Les époux seront aussi instruits des soins qu'ils se doivent l'un à l'autre dans leurs maladies, et de la manière de les rendre ; de ceux qu'exigent les fruits de leur union, des précautions nécessaires lors de l'allaitement, du sevrage, de la dentition, et des maladies de l'enfance. Il est incalculable combien une pareille institution préviendrait de maladies, de chagrins, de désordres ; et par une suite nécessaire quels avantages il en résulterait pour une saine et nombreuse population.

Effémination. — Affection d'efféminer; état d'un individu mâle dont la structure sexuelle est imparfaite, la puberté inerte et languissante. Il est ordinairement caractérisé par le défaut de vigueur, l'absence de la barbe ou des poils, par une peau blanche, satinée et lisse, par des formes potelées, des membres arrondis, un pouls débile, accusant une complexion faible et énervée. État de mollesse provenant de mœurs trop douces, attestant des goûts féminins.

Alcibiade chez les Athéniens, Antinoüs chez les Romains, les mignons de Henri III chez les Français, étaient atteints d'*effémination*.

Efféminé. — Celui qui a les organes de la génération imparfaites. L'*efféminé* est honteux et défiant, par sa propre misère, dans les approches d'un autre sexe. Il est peureux, faux, mobile, sujet à des petites colères pour une piqûre d'épingle, avide et avare.

Efféminer. — Rendre les mâles inhabiles en les soumettant à la castration ou en froissant les testicules dans l'enfance.

Effet. — Les jeunes gens qui veulent produire de l'*effet* auprès des dames, ne manquent pas de dire qu'ils connaissent un *ami* qui fait énormément d'*effet* et désire *en* souscrire un à chaque tailleur qui lui *en* livrerait à crédit.

Effluve. — Sorte d'atmosphère particulière, permanente, dont tous les corps sont environnés. Au point de vue physiologique, les effluves offrent des faits curieux à signaler. Ils transmettent l'odeur de chaque individu à des distances considérables. C'est à des effluves de cette nature qu'on attribue les sympathies ou antipathies que nous éprouvons ; aussi a-t-on consacré les expressions de *effluves de la passion ; effluves énervants, délicieux ; effluves amoureux, voluptueux.*

Efflux du fœtus. — On nomme *efflux* la sortie du fœtus au premier et septième jours des maladies qui attaquent leurs mères. On a voulu distinguer de l'avortement les naissances qui paraissent occasionnées par le trouble des maladies accidentelles pendant la grossesse. C'est une opinion attribuée à Hippocrate, parce qu'elle se trouve dans le livre *de Septimestri partu*, imprimé dans le recueil de ses ouvrages. L'auteur de ce livre dit qu'il faut distinguer l'avortement de la naissance précoce, occasionnée par les maladies ; la raison qu'il donne de son opinion est que les jours marqués, premier et septième, dans les affections morbifiques, ont une grande influence sur les symptômes qui décident de la mort ou de la guérison ; il ajoute que ces mêmes jours ayant également une influence très caractérisée sur l'existence du fœtus dans la matrice, on doit, par ce motif, désigner leur naissance à ces époques par le mot *effluxus* ou *effluxis*, qui est employé suivant que les traducteurs l'ont jugé convenable. Ces raisons ne nous paraissent pas suffisantes pour faire une classe à part des naissances précoces qui sont généralement désignées sous le nom d'*avortement* : car si l'on entend par cette dernière expression la naissance à un terme assez rapproché de la conception, pour que l'enfant ne puisse pas être conservé à la vie, nous ne concevons pas pourquoi toutes les causes d'avortement ne seraient pas comprises dans cette définition générale. En effet, comment une maladie aiguë ou chronique détermine-t-elle la sortie du fœtus, si ce n'est en agaçant la matrice comme tous les agents capables d'irriter ce viscère ou de détruire les adhérences qu'il a contractées avec le placenta ? Pour rendre cette explication sensible, citons un exemple. On craint avec raison les maladies dont les symptômes excitent des secousses vives sur l'utérus, telles que les affections catarrhales, accompagnées d'une toux forte et fréquente ; on les cite comme cause d'avortement. Or, dans cette hypothèse, on reconnaît aisément une action capable d'opérer le décollement partiel ou absolu du placenta, par la commotion donnée à tout le bas-ventre ; à peu près comme cela arriverait à la suite d'un coup qui aurait porté son impulsion sur l'abdomen, ou d'une chute qui aurait occasionné une secousse dont l'effet serait de rompre les adhérences du placenta avec la matrice. Si nous prenons pour exemple une maladie fébrile, une fièvre continue, nous reconnaîtrons bientôt que la naissance prématurée arrive par des causes absolument semblables à celles qui ont lieu dans la bonne santé. Nous sommes convaincus que la pléthore sanguine a été la cause d'un grand nombre d'avortements, en suscitant des décollements du placenta ; la fièvre, en raréfiant le sang, opère le même effet, parce qu'elle lui fait occuper un plus grand espace, et en cela on retrouve une ressemblance parfaite avec la pléthore, puisque dans l'un et l'autre cas les vaisseaux sont remplis au delà de leur diamètre habituel. Dans la pléthore, le sang est lancé du cœur avec une grande force (car nous supposons ici que la pléthore n'a point encore occasionné d'accidents remarquables). Il en est de même dans la fièvre continue, et cette similitude est prouvée par la force du pouls. Donc l'avortement a lieu dans ces deux circonstances par le même mécanisme : donc il est inutile de distinguer de l'avortement la naissance prématurée pendant les maladies accidentelles qui arrivent au temps de la gestation.

Les comparaisons que nous pourrions prendre dans la classe des maladies chroniques, nous donneraient par l'examen de leur action sur la matrice le même résultat que celui exposé ci-dessus. Il est donc superflu de continuer une discussion qui se bornerait à prouver que ceux qui ont cru devoir ajouter l'expression dont nous examinous la signification au nombre des mots du Dictionnaire, ont moins considéré ce qu'elle valait en elle-même que le désir d'augmenter une nomenclature, déjà assez embarrassante, et peut-être dangereuse aux progrès des sciences.

Le mot *effluxus* (embryonis) s'entend encore de l'écoulement de la semence reçue par la femme pendant les premiers huit jours, à dater du moment de la cohabitation. Hippocrate parle de cet écoulement en ajoutant que les danseuses et les autres femmes débauchées de la Grèce excitaient la sortie de la semence par des exercices fatigants, tels que la danse, et particulièrement par des sauts qui occasionnaient une vive secousse. Au moyen de cet exercice, on voit que ces femmes parvenaient à détacher la faible adhérence qu'avaient contractées des parties à peine commencées et qui ne sont à cette époque qu'une sorte de matière mucilagineuse. Dans cette signification même, il n'y aurait pas *efflux* du fœtus, puisqu'il n'existe pas encore : aussi Hippocrate se sert de l'expression *genitura*, *effluxus genitura* : on sait que c'est par ce mot qu'il désigne la semence. Quoiqu'il en soit, si on peut employer le mot *efflux, effluxus, effluxis*, c'est bien plus raisonnablement dans cette circonstance que dans la précédente.

Effronterie. — Les Grecs représentaient l'*effronterie* sous la figure d'une femme au front large, aux regards fixes, aux paupières rouges, au teint enflammé, dans une attitude lascive, vêtue indécemment, la gorge découverte, sa robe se relevant et laissant ses cuisses à nu. L'effronterie est, a-t-on dit, le courage des femmes perdues.

Égarement. — Trouble dans l'âme qui peut aller jusqu'au délire. Triste, sombre, noir *égarement*. Les *égarements* d'Oreste agité par les Furies. Doux, tendres *égarements*. *Égarement de cœur*, amour déraisonnable. Dérèglement de mœurs. S'emploie dans ce sens ordinairement au pluriel. Revenu de ses longs *égarements*, il ne songea plus qu'au travail. Il ne faut pas s'étonner qu'ils soient tombés dans de tels *égarements* (Bossuet).

Egérie. — Nymphe du Latium, qui habitait une fontaine de la forêt d'Aricie, près de Rome. Numa Pompilius, voulant donner des lois aux Romains feignit d'avoir des entretiens secrets avec cette divinité sur ces lois mêmes. On voit encore, à Rome, les ruines de la fontaine *Egérie* entre la voie Latine et la voie Appienne, dans le beau vallon de la Cafarella. Cette nymphe est représentée, sur les anciens monuments, dans un costume analogue à celui des muses et des sibylles, la robe flottante, les pieds nus, les cheveux en désordre, et dans l'attitude d'écrire sur un volume qu'elle tient sur ses genoux. Selon Ovide, *Egérie* était une jeune femme que Numa épousa, et avec laquelle il partagea les soins du gouvernement. *Une Egérie*, toute femme ou toute chose personnifiée, du genre féminin, considérée comme inspiratrice. Une femme bien aimée est *une Egérie*, quand sa raison et sa sagesse nous éclairent sur nos actions.

Égoïsme. — Amour exclusif de soi, action de rapporter tout à sa personnalité, à son intérêt. L'amour est un *égoïsme* à deux.

Égout. — Lieu où affluent les gens de mauvaise vie. Cette maison est le rendez-vous des courtisanes, des escrocs, des joueurs ; c'est un véritable *égout*. Certaines cours, très brillantes d'ailleurs, sont comme les grandes villes, les *égouts* de la société.

Éjaculation (vices de l'). — La semence proprement dite, qui est conservée dans les vésicules séminales, et l'humeur des prostates qui lui sert de véhicule, sont tellement contenues dans leurs conduits, qu'elles ne peuvent s'échapper, en état de santé, sans une forte compression des membres qui leur sont propres, et sans celle des muscles érecteurs et accélérateurs ; ce qui en produit l'*éjaculation*.

Une trop grande irritation, en resserrant trop vivement les fibres qui font l'office de sphincter aux conduits excrétoires de ces deux liqueurs, empêche leur sortie ou la rend très douloureuse, comme cela arrive dans les chaudepisses éminemment inflammatoires ou cordées ; un trop grand relâchement dilate ces canaux, au point de ne pouvoir plus retenir l'une et l'autre liqueur, et cet événement a lieu à la suite des mêmes chaudepisses.

Élégance. — Harmonie dans les formes ; grâce dans l'attitude, dans les mouvements du corps ; choix ingénieux du costume, manière gracieuse de le porter. L'*élégance* des manières et des vêtements est la première parure de la femme, tandis qu'elle n'est pour l'homme qu'un avantage secondaire.

Elégie. — Petit poème dont la douleur est le principal caractère : c'est la complainte de l'amant délaissé, de la fiancée qui a perdu son époux. Personnifiée, l'*élégie* est la muse de la douleur plaintive. Le *Poète mourant* de Gilbert, le *Jeune malade* d'André Chénier, cette plainte poétique qu'on croirait soupirée par la muse de Théocrite ou de Virgile, la *Chute des feuilles* de Millevoye, appartiennent au genre élégiaque. L'imitation exagérée de ces auteurs a donné naissance de nos jours, à l'école des petits poitrinaires.

Éléphantiasis. — On donne ce nom à plusieurs maladies qui affectent principalement la peau, ou le système lymphatique et le tissu cellulaire. On les distingue en *éléphantiasis* des Grecs et en *éléphantiasis* des Arabes. Cette maladie tend à se développer sur toutes les parties du corps comme une lèpre, mais c'est sur le visage qu'elle fait le plus de ravages. L'*éléphantiasis* qui est une syphilis modifiée, n'est pas contagieuse et héréditaire, ainsi que les anciens l'avaient assuré; elle attaque ordinairement les personnes des deux sexes, dans l'âge adulte, et son traitement offre beaucoup de difficultés.

Éléphantis. — Femme dont Galien et Pline font mention. Elle a écrit des remèdes abortifs et du fard, sorte de matière qui paraît à la portée des connaissances qui conviennent à son sexe. Martial, les auteurs des priapées et Suétone ont parlé d'une femme de même nom, qui s'est rendue fameuse par ses vers lascifs; mais il est vraisemblable qu'elle n'est pas cette *Éléphantis* citée par Galien et Pline.

Émanciper (s'). — Aller avec une femme beaucoup plus loin que la bienséance ne le permet, mais beaucoup moins loin pourtant que ne le voudrait la femme, qui a, sur le bonheur, des idées diamétralement opposées à celle de la morale.

Émasculation. — Action d'émasculer, castration. Voir Castration.

Émasculer. — Châtrer, priver un homme des organes générateurs.

Emboiser. — Chercher à séduire, à gagner quelqu'un

par des flatteries, des cajoleries. Est-ce ma faute, à moi, si madame l'*emboise?* La rusée commère *emboisa* le bonhomme.

Embrasé. — Allumé, en feu, brûlant. Toujours de son amour votre âme est *embrasée*. Oswald était bien loin de ce calme ; il se sentait *embrasé* par les charmes de Corinne.

Embrasser. — Proverbe : Qui trop embrasse mal étreint.

Embryogénie. — Formation et développement de l'embryon, du fœtus.

Embryologie. — Nous ne considérons l'*embryologie* que sous le rapport de la vitalité du fœtus et les soins qui sont nécessaires à sa conservation. Il est sûr que des causes inhérentes à la grossesse peuvent accélérer la naissance du fœtus, et que des accidents particuliers hâtent aussi le moment de cette opération. Parmi les premières on distingue l'accroissement rapide des enfants issus de pères d'une grande stature ; et cet effet est plus remarquable chez les petites femmes unies aux hommes de cette taille ; car, s'il est prouvé que les fœtus des autres animaux, comme les hommes, apportent en naissant les proportions qui dénotent qu'ils tiennent plus des mâles que des mères, on juge que dans l'hypothèse donnée, les enfants d'un homme de grande taille, nourris dans le sein d'une petite femme, ne resteront pas dans la matrice jusqu'au terme parfait de la gestation, ou naîtront le plus ordinairement avant cette époque. Ce ne sera cependant pas une raison de rendre la conservation de ces enfants plus difficile ; car la promptitude de l'accroissement ne les fera pas naître dans un temps si éloigné du terme de la grossesse que leur organisation soit trop faible pour supporter le changement rapide qu'ils éprouvent à leur naissance. Mais en réunissant à cette cause un accident capable d'irriter la matrice, de déterminer à la matrice une irritation modérée, qui dans d'autres circonstances n'exciterait pas les contractions de ce viscère, on aura la raison pour laquelle les enfants, dans le cas indiqué ci-dessus, devancent en naissant le terme ordinaire de la gestation.

Embryon. — Jeune animal qui se forme dans le sein de sa mère. On l'appelle aussi *fœtus*, mais le mot *embryon* indique plus particulièrement les premiers rudiments du nouvel animal, et pour ainsi dire le produit immédiat de la conception. L'*embryon* n'est d'abord qu'un corps arrondi et privé de membres, long de quelques millimètres, dans lequel on ne distingue, ni le cœur, ni le cerveau, ni les os, ni les muscles; blanc, muqueux, semblable à un ver. Celui de trente à quarante jours a la grosseur d'une fourmi, et long de deux centimètres environ, et pèse de 5 à 6 grammes. La tête est alors reconnaissable; on ne voit que quelques vestiges des membres. De quarante à cinquante jours, l'embryon a la grosseur d'une abeille. L'*embryon* du deuxième mois est long de 6 à 8 centimètres; la tête en occupe presque la moitié; le cou ne se distingue pas, la face est à peine visible. L'embryon prend le nom de *fœtus* au quatrième mois de la grossesse.

Embryotocie. — Enfant qui vient au monde renfermant déjà un fœtus dans sa matrice.

Embryotomie. — Quand on a réuni toutes les preuves qui concourent à prouver qu'un fœtus est mort avant la naissance et qu'il y a des difficultés qui s'opposent à ce qu'on délivre la mère par la méthode d'un simple accouchement, on propose de diviser le fœtus. Il n'est pas douteux qu'on ne doive autant qu'il est possible rendre la sortie aussi prompte qu'il est facile, et faire en sorte qu'elle se rapproche le plus qu'on pourra d'un accouchement ordinaire; parce que la mère est plutôt débarrassée, et qu'elle n'est point tourmentée par la pensée d'une opération qui l'effraie, circonstance qui doit être prise dans la plus grande considération, puisque, toute espèce d'inquiétude, quelque légère qu'elle soit, peut lui devenir funeste. Mais quand tout s'oppose à l'accomplissement de ce désir, quand les manœuvres nécessaires deviendraient fatigantes ou dangereuses, il ne reste d'autre parti à prendre que de tirer le fœtus par morceaux.

Emmailloter. — Mettre en maillot, entourer de langes par couches circulaires. Les pays où l'on emmaillote les enfants sont ceux qui fourmillent de bossus, de boiteux, de cagneux, de noués, de rachitiques, de gens contrefaits de toute espèce.

Emménagogues. — Les maladies du sexe, dues à la suppression de règles, demandent des remèdes particuliers, sur l'efficacité desquels l'expérience a prononcé depuis longtemps. On distinguait autrefois en trois classes les médicaments qui produisent des évacuations utérines. Les *emménagogues* qui font couler les règles; les aristolochiques qui provoquent les lochies, et les ecboliques qui procurent la sortie du fœtus et ses membranes. La distinction de ces deux dernières classes était fondée sur des préjugés et sur des chimères. On sait aujourd'hui que tous les médicaments qui les constituent sont de véritables *emménagogues*. Les *emménagogues* s'administrent en général sous forme fluide, sous forme solide ou dans l'état de vapeurs, ou enfin en fumigations. Les circonstances et la nature des causes qui produisent la suppression du flux menstruel, l'état particulier de la matrice dans cette maladie, déterminent celle de ces méthodes qu'il convient de prescrire dans les différents cas.

Emménagologie. — On entend par emménagogues les remedes qui excitent le cours des règles: cette expression tire son origine de deux mots grecs, dont l'un signifie *règles*, et l'autre *faire couler*. Une dissertation sur l'utilité de ces médicaments, ou un ouvrage destiné à présenter le même objet, sont un sujet de l'*emménagologie*.

On donne plus cordialement le nom d'*emménagogues* à des substances qui ont une grande activité et qui la plupart sont incendiaires, telles sont :

Les racines de zédoaires. — Les cinq racines apéritives. Les feuilles d'armoise, — de calament, — de matricaire, — de pouillat, — de mélisse, — de sabine, — de polium de montagne, — de rue, — de marjolaine, — de romarin. — Les fleurs de violier jaune, — de safran. — Les baies de genièvre, de laurier. — Les résines et les gommes d'ebdellium, — de mirrhe, — de galbanum, — d'opopanax, — de sasapenum, — de succin. — Les purgatifs tels que l'aloès, — la rhubarbe, — la bouleuvrée. — Les aromates, les odorans. — Les remèdes tirés du règne animal, tels que les sels volatiles, — le castoréum. Et parmi les substances minérales, les préparations de mars.

Empaumer. — Se rendre maître du cœur et de l'esprit de quelqu'un. Ce jeune homme connaît l'art d'empaumer une fille.

Emportement. — Mouvement déréglé, violent, qu'excite une passion. Massillon a dit : Ils n'ont d'autre règle que l'emportement de leurs désirs. Le mot *emportements,* au pluriel, signifie aussi désordres : Les emportements de la jeunesse.

Emprunter. — *Emprunter un pain sur la fournée,* expression triviale et vulgaire pour signifier : voir amoureusement une fille avant de l'avoir épousée.

Encens. — Sorte de résine qu'on brûle sous le nez des femmes sottes ; ça sent mauvais, mais elles aiment ça (Jules Noriac).

Enceintes (Maladies des femmes). — Au moment où la conception a lieu, quelques femmes éprouvent un frisson léger, une sorte de tressaillement, quelquefois des spasmes fatigants, d'autres ont vomi au même instant. Cependant le vomissement n'arrive communément que les jours suivants, et chez le plus grand nombre c'est après quelques semaines, lorsque l'utérus, irrité par une distention commençante, communique par les nerfs intercostaux ce sentiment de gêne aux autres viscères du bas-ventre et particulièrement à ceux de la digestion. Indépendamment du vomissement, on remarque un changement dans le goût et de l'aversion pour des aliments dont la saveur était agréable dans les temps précédents; un désir insurmontable de manger des substances qui répugneraient dans tout autre état; une variété bizarre dans le choix des mets, et un changement inattendu et prompt de ceux qu'on avait paru préférer à tous les autres. Le fœtus en grandissant distend l'utérus qui résiste assez fréquemment à cette dilatation; de là l'accroissement des symptômes déjà détaillés ci-dessus; de-là aussi une pression constante sur les viscères de la digestion, repoussés vers le diaphragme, comprimés dans tous les sens par la résistance qu'opposent les téguments à la dilatation de la matrice, d'où les anxiétés, les faiblesses, l'appétit démesuré, la difficulté de se satisfaires, parce que le ventricule ne peut recevoir les aliments en assez grande quantité, d'où naissent les indigestions multipliées, les diarrhées fréquentes. Il nous reste à examiner maintenant quelle impression fait l'utérus sur les organes du bassin placés au-dessous de lui dans les derniers mois de la gestation. Avant ce temps, le fond de la vessie surpasse celui de la matrice, et le rectum est aussi plus élevé à son origine; mais quand la matrice distendue s'élève dans l'abdomen, elle comprime la vessie, gène le cours des urines et quelquefois les supprime complètement; d'où les accidents différents relatifs aux lésions de cette fonction. Par rapport au rectum, la compression, indépendamment de la constipation qu'elle détermine par son seul effet de mécanique, en a un autre sur les vaisseaux de cet intestin, dans lesquels elle fait staser le sang d'où les hémorrhoïdes et les accidents hémorrhoïdaux qu'elle amène à sa suite. Dans le bassin qui est composé de divers os maintenus et réunis solidement par des ligaments, la stase des liquides infiltre ces ligaments, les relâche, d'où l'écartement du pubis et quelquefois de l'ischion avec le sacrum, d'où la claudication et dans quelques cas l'impossibilité de marcher sans soutien.

Encoiffer (s'). — S'enticher. Si on y songe trop, on s'entête et on s'encoiffe (Pascal). La pauvre fille s'encoiffa du drôle.

Encorner. — Vieux mot signifiant tromper un mari.

Endosseur. — Homme qui, ne craignant pas d'épouser une femme enceinte, se fait volontiers le gérant responsable, l'endosseur des œuvres d'autrui.

Endymion. — Berger d'une grande beauté, avait été placé dans le ciel par Jupiter, qui l'en chassa pour avoir voulu attenter à l'honneur de Junon, et le condamna à un sommeil perpétuel. Diane s'éprit d'une vive passion pour lui pendant qu'il dormait, et le transporta dans un antre du mont Latmus, en Carie, où elle venait souvent le visiter. Il est à croire qu'Endymion cultivait l'astronomie et passait les nuits à suivre le cours de la lune ; c'est ce qui l'aura fait regarder comme l'amant de Diane.

Enfants abandonnés. — Les enfants trouvés et abandonnés sont sous la tutelle des commissions administratives des hospices. Un membre de cette commission est spécialement chargé de cette tutelle. Lesdits enfants, élevés à la charge de l'État, sont entièrement à sa disposition ; et quand le ministre de la marine en dispose, la tutelle des commissions administratives cesse. Les enfants ayant accompli l'âge de douze ans, et dont l'État n'aura pas autrement disposé, seront, autant que faire se pourra, mis en apprentissage. Tel est la teneur du décret du 19 janvier 1811.

Un membre de la commission des hospices, un ministre

de la marine, voilà les arbitres de la destinée spirituelle et physique des enfants abandonnés. Mais qui leur donnera une famille, à ces malheureux? Car il faut à l'enfant trouvé ce qu'il faut à l'orphelin, ce qu'il faut à tout enfant, membre de l'humanité : une famille!

Enfants naturels. — Enfants qui sont nés hors le mariage. *Voy.* BATARDS. Il ne faut pas confondre les enfants naturels avec les enfants adultérins dont le Code civil proscrit la reconnaissance, et qui, par contre, s'ils viennent d'une mère débauchée qui voit cependant son mari avec d'autres, sont censés légitimes par les maximes du droit français.

Enfants (éducation des). — Quoi de plus commun que de voir des parents menacer leurs enfants du méchant Croquemitaine ou du père Fouettard et de sa hideuse compagne, ou des serpents, ou des rats, ou de mille autres chimères ? On réussit de la sorte, non seulement à altérer leur jugement et à les rendre pusillanimes, mais encore à leur faire perdre la confiance absolue qu'ils doivent avoir en ceux qui sont chargés de leur éducation; car ils finissent, tôt ou tard, par apprendre que ces épouvantails sont fantastiques, et par s'apercevoir qu'on les a trompés. Un des attributs les plus aimables des petits enfants, c'est cette curiosité naïve qui les porte à faire des questions sur tout et pour tout. A ces questions, souvent indiscrètes et quelquefois embarrassantes, comment a-t-on l'habitude de répondre? Au lieu de donner à ces petits curieux une réponse sérieuse et vraie lorsqu'elle est possible, ou de leur dire, dans le cas contraire, qu'ils sont encore trop petits pour comprendre ce qu'ils désirent savoir, on prend ordinairement le parti de leur donner une explication fausse, absurde ou ridicule, sous prétexte que ce sont des enfants, et qu'il est permis de leur dire les choses les plus invraisemblables. Ceux qui agissent ainsi ne calculent pas combien ce moyen, en apparence innocent, peut entraîner à sa suite de conséquences fâcheuses. Non seulement le jugement de l'enfant en sera faussé, non seulement il faudra ensuite des efforts et du temps pour le rectifier, mais les parents eux-mêmes pourront devenir les premières victimes de leur blâmable imprudence. A l'appui de cette dernière opinion, voici un fait qui me paraît concluant, et que je choisis parmi tant d'autres que l'on pourrait citer : Dans une famille de ma connaissance, se trouvait un enfant auquel ne manquait ni la gentillesse, ni l'intelligence, ni, surtout, cette curiosité insatiable qui est si commune à cet âge. La mère de cet enfant étant récemment accouchée, on venait naturellement s'informer de sa santé, et sa tante, demoiselle d'une trentaine d'années, était chargée de la réception de tous les visiteurs. « Tu as répondu tout à l'heure, lui dit le petit espiègle que la curiosité rendait présent à toutes ces visites, tu as répondu que maman est en couches. Qu'est-ce que cela peut bien vouloir dire ? — Cela veut dire qu'elle est couchée, lui répondit la tante. »

A quelque temps de là, notre petit lutin fut chargé d'aller faire une commission dans une maison amie de la famille. On lui demanda avec beaucoup d'intérêt des nouvelles de son père et de sa mère, et lorsque arriva le tour de sa tante : « hélas ! dit-il, elle est en couches depuis trois jours ! »

Enfant (vêtements des). — Ce n'est plus que dans quelques campagnes, perdues au fond des bois, qu'on serre le corps des enfants dans l'étroite et douloureuse prison appelée *Maillot*. Ce barbare procédé d'enveloppement, qui faisait d'un bébé un saucisson vivant, a cessé presque partout de préparer de la besogne aux bandagistes ; mais il ne faudrait pas croire que la façon de vêtir les enfants aujourd'hui est irréprochable. Qu'ils aient quelques mois ou quelques années, qu'ils tettent encore leurs nourrices ou qu'ils jouent déjà au cerceau, les jeunes français sont, en général, trop habillés. Je pardonne à la jeune mère de noyer son nouveau-né dans un flot de dentelles, mais je lui interdis les collerettes empesées, les bonnets à mentonnières et les couches à cordons. Quant au pauvre bambin, qui marche et qui parle, qui est avide de mouvement et de liberté, et que vous condamnez à se déguiser en *petit homme*, je le plains de tout mon cœur. J'en ai vu un, que l'on avait conduit au théâtre : Il portait un pantalon collant, des gants de peau très justes, et un col raide comme celui de M. de Girardin. Je me suis inquiété de son âge ; j'ai appris qu'il devait avoir bientôt quatre ans. Cette mascarade est insensée. Le costume moderne, aussi bien celui des hommes que celui des femmes, est conçu en dépit de l'hygiène. Nous le subissons pour ne pas nous singulariser, soit. Rien ne nous force à le faire subir à nos enfants. Couvrons leurs membres d'enveloppes amples, faites d'un tissu souple et moelleux, suffisamment chaudes sans être jamais lourdes, et moquons-nous de la mode. Elle ne viendra que trop tôt leur imposer les vêtements « bien faits » qui serrent la cage thoracique, empêchent la dilatation complète du poumon, pressent les viscères du bas-ventre, obstruent le foie et congestionnent la tête. Nos fils et nos filles, arrivés à l'âge *de raison*, se montreront aussi bêtes que nous, s'ils ne rompent pas avec la routine du frac et du corsage décolleté ; mais, pendant la période de leur vie où nous pensons pour eux, ne les faisons pas inintelligents par procuration.

Enfantement. — Action d'enfanter. *Voy.* ACCOUCHEMENT.

Enfanter. — Mettre au jour un enfant. *Voy.* ACCOUCHEMENT.

Engagement. — Liaison d'amour, de galanterie. Il ne voit dans ces engagements qu'une faiblesse innocente.

Engendrement. — Action d'engendrer ; résultat de cette action. *Voy.* ACCOUCHEMENT.

Engendrer. — Procréer, produire par voie de génération. *Voy.* Accouchement.

Engluer. — Prendre comme dans de la glu. Que celui qui a mis le pied sur les gluaux de l'amour tâche de s'en tirer promptement et n'y pas laisser engluer ses ailes (Mirabeau).

Engrosser. — Terme libre et grossier. Rendre une femme ou une jeune fille enceinte ou grosse. N'a-t-il pas fallu que votre père ait engrossé votre mère ? (Molière.)

Engueuser. — Tromper, séduire par de belles paroles. Engueuser une jeune fille.

Enjôler. — Surprendre, caresser, éblouir par des paroles flatteuses. Enjôler une femme, une fille. Je hais bien ces vilains hommes-là qui veulent enjôler les filles (Mme de Genlis).

Enjôleur. — Celui qui enjôle. Gardez-vous bien, fillettes ; cet homme est un enjôleur qui cherche à vous séduire.

Enjuponner (s'). — S'attacher à un jupon, à une femme. Il s'enjuponna et s'acoquina à cette femme.

Enlèvement. — Rapt. L'enlèvement d'Hélène. L'enlèvement d'une jeune fille est sévèrement puni par nos lois.

Ensorceler. — Jeter un sort malheureux, une malédiction sur une personne. Au figuré, inspirer une violente passion à quelqu'un ; captiver les bonnes grâces ; ensorceler une femme.

Entendre. — Entendre le jeu est une expression qui signifie : savoir faire l'amour.

Enticher (s'). — S'éprendre d'une personne. Il s'enticha d'une comédienne et il l'épousa. *Voy.* S'Encoiffer.

Entremetteur. — Celui ou celle qui s'emploie officieusement dans une intrigue galante. Cette femme est une entremetteuse. *Voy.* Proxénète.

Entreprenant. — Hardi auprès des femmes en fait d'amour et de galanterie. C'est un jeune homme entreprenant et digne de l'attention d'une jolie femme mal mariée (Le Sage).

Entretenue. — Femme entretenue, femme à qui un amant fournit de l'argent, subvient à ses dépenses. On sait qu'Aspasie élevait des filles pour être entretenues. (P.-L. Courrier.)

Envies. — Une femme grosse, dit Hippocrate (ou son disciple Polibe), qui désire ardemment manger de la terre, du charbon ou quelque substance de cette nature, si elle ne satisfait pas son **envie**, met au monde un enfant qui porte à la tête les marques de ces substances. Par ce passage du livre de la superfœtation, qu'on attribue à Polibe, on apprend que les anciens croyaient, comme les modernes, que l'imagination des mères avait une grande influence sur l'organisation du fœtus ; mais les siècles les plus reculés n'ont pas été plus exempts d'erreurs que le nôtre, et l'antiquité de cette opinion ne lui donne pas plus de droit à notre croyance que les contes insensés qu'on a inventés dans les derniers temps. L'embryon, dans la formation, est entouré par une masse vasculaire et par des membranes qui n'ont de liaison avec la matrice que par quelques vaisseaux de la surface des enveloppes. Le sang qui s'y distribue en sortant de l'utérus, ne va pas même directement jusqu'au fœtus puisqu'il est obligé de séjourner dans le placenta qui l'absorbe, sans qu'il y ait une continuité réelle entre la masse totale des vaisseaux dont il est composé, et ceux de la matrice. La vie du placenta est donc étrangère à celle de la mère, puisque après la mort de celle-ci la circulation se continue entre lui et le fœtus, jusqu'au refroidissement nécessaire pour la congélation des liquides, et la cessation de leurs mouvements. Il n'existe pas un seul nerf qui passe de la matrice au placenta, et à plus forte raison au fœtus. Par quel moyen l'agitation des esprits passerait-elle de l'un à l'autre ? Les femmes appellent du nom d'*envie* un désir immodéré de satisfaire un goût, une passion, un mouvement de haine, de colère, etc. Le peuple est encore dans la persuasion qu'on ne peut pas se permettre la moindre contrariété, ou la plus légère résistance au penchant qu'elles manifestent, sans exposer le fœtus à porter les marques de la chose désirée, où a naître avec des vices de conformation monstrueuse. Les femmes maintiennent cette croyance pour jouir d'une liberté qu'on ne pourrait pas leur accorder sous un prétexte aussi spécieux ; quelques-unes portent cet abus à un excès condamnable. Pendant la grossesse, une dissipatrice engage son mari dans des dépenses ridicules ; une débauchée l'éloigne de ses parties de plaisir ; la vindicative satisfait sa vengeance, etc., et les maris complaisants souffrent en silence des persécutions auxquelles ils croient ne devoir pas mettre de bornes.

Éperdument. — Avec entraînement ; d'une manière éperdue. Il est éperdument amoureux de sa maîtresse.

Éphémères. — Insectes d'un jour, amours d'une nuit.

Épicure. — Philosophe Athénien, du bourg de Gargette et de la tribu d'Égée (342-270 av. J.-C.). La philosophie d'Épicure a été la moins entendue et la plus calomniée entre toutes les philosophies. On a regardé Épicure comme l'apologiste de la débauche, alors qu'il a été prouvé que sa vie entière avait été une pratique continuelle de toutes les vertus. Cependant sa doctrine, méconnue et dénaturée par la suite, ne proposait d'autre but que le bonheur et les plaisirs honnêtes, et ces plaisirs et ce bonheur, selon lui, on ne pouvait les trouver que dans la culture de l'esprit, ainsi que dans la pratique de la tempérance.

Épididyme. — Petit corps oblong vermiforme, qui est couché le long du bord supérieur du testicule. C'est un conduit formé par la réunion de tous les vaisseaux séminifères, et la longueur de ce conduit replié sur lui-même et décrivant de nombreuses flexuosités, est d'environ dix mètres.

Épididymite. — Inflammation de l'épididyme. Cette affection, appelée autrefois orchite *blennorrhagique, chaude-pisse tombée dans les bourses*, etc., a pour cause essentielle l'inflammation de la muqueuse urétrale. Toute douleur et toute inflammation disparue, l'épididyme reste gros, bosselé, offrant une petite tumeur ou induration à son extrémité inférieure et quelquefois supérieure. Cette induration dure quelques mois, ou rarement, toute la vie. Elle oblitère le canal déférent; et tant qu'elle dure, le sperme, bien que rendu en quantité égale à celle de l'état normal et avec les mêmes caractères, est tout à fait dépourvu de spermatozoïdes, et les individus sont stériles lorsque l'*épididymite* a été double. C'est là le seul fait grave dans le caractère de l'*épididymite*.

Epingle. — Cadeau, présent, don fait à la femme ou aux filles d'un homme avec qui l'on conclut un marché. Ce sont les *épingles* de madame. Il m'a fallu donner des *épingles*.

Épistase. — Dans son acception la plus ordinaire, ce mot signifie la substance qui nage à la superficie de l'urine C'est l'opposé d'hypostase ou sédiment.

Si ce qui surnage à la surface des urines est gros et dense, c'est l'indice d'une affection néphrétique et aiguë (Hippocrate, Aphor, 35, Sect. VII).

Éponine. — Femme de Julius Sabinus, chef des Lingons, qui entreprit, avec le fameux Civilis, d'affranchir les Gaules du joug des Romains. Vaincu, Sabinus se retira dans sa maison, l'incendia et répandit au dehors le bruit de sa mort. La douleur et le deuil d'Eponine y firent croire, et Sabinus, caché dans un souterrain avec deux serviteurs fidèles, put apprendre à sa femme le secret de son existence. Heureuse de se réunir à lui, Eponine alla s'enfermer dans son cachot, où, pendant neuf années, elle sut l'indemniser, par sa tendresse et ses soins, de la nécessité à laquelle l'avait réduit sa défaite. Quelquefois, durant le jour, elle reparaissait devant le monde, et, la nuit venue, elle allait retrouver Sabinus. Elle devint mère de deux enfants jumeaux. Enfin, Sabinus trahi fut livré aux Romains. Eponine se présenta au tribunal de Vespasien, et lui montrant ses deux fils : « César, lui dit-elle, vois ces enfants ; je les ai élevés dans un tombeau, afin qu'ils pussent venir à tes pieds implorer avec moi la grâce de leur père. »

Vespasien, inflexible, condamna Sabinus à mort et laissa la vie à ses enfants et à sa femme ; mais Eponine ne voulut pas survivre à l'époux qu'elle n'avait pu sauver. Quant à ses fils, ils finirent leurs jours, l'un en Egypte et l'autre dans la Grèce.

Époques. — Avoir ses époques, c'est-à-dire, avoir ses menstrues.

Épuisement. — État de faiblesse dans lequel toutes les parties du corps se trouvent avoir perdu toute leur énergie, et qui a ordinairement lieu à la suite de quelque maladie très violente, ou très longue. Les personnes épuisées portent un extérieur pâle, défiguré, desséché, qui les fait bientôt reconnaître. Il y a une espèce d'épuisement malheureusement trop connu parmi les jeunes gens de l'un et de l'autre sexe. Il est bien important aux ministres de santé de juger cette circonstance pour ne pas employer à tort des moyens inutiles ou dangereux. On sait assez qu'il n'en est point de meilleurs contre ces habitudes homicides, que de donner des nourritures restaurantes, et de faire faire des exercices modérés.

Il y a encore des épuisements qui sont la suite du défaut d'aliments, de leur mauvaise qualité, de l'excès des liqueurs spiritueuses, des veilles et des plaisirs de l'amour trop souvent répétés. Il ne faut, dans ses cas, que régler sa conduite, pour réparer ses forces, si elles n'ont pas été tellement dénaturées, qu'on soit arrivé au dernier degré du marasme sans remède.

Il existe aussi des épuisements qui sont cachectiques, scorbutiques et véroliques.

Érecteur. — Qui sert à redresser. *Muscles érecteurs*, et substantiv. *les érecteurs*, muscles qui servent à redresser certains organes.

Érectile. — Suceptible d'érection. Se dit d'un tissu parculier de l'économie animale, qui a pour caractère spécial de se mouvoir par une dilatation active, une augmentation de volume et une turgescence. Il est formé par un amas de vaisseaux artériels et veineux, accompagnés de filaments nerveux groupés, anastomosés entre eux, et se laisse pénétrer par une grande quantité de sang qui en augmente le volume. Il y a du *tissu érectile* dans les corps caverneux du pénis et du clitoris, dans les corps spongieux de l'urètre.

Érectilité. — Qualité du tissu érectile, propriété qu'ont certaines parties d'être en érection.

Érection. — État d'un membre ou d'une partie qui, de mou qu'il était d'abord, devient raide, dur et gonflé par suite de l'accumulation du sang dans les aréoles de son tissu.

Éréthisme. — État d'irritation, d'excitation : exaltation des phénomènes vitaux dans un organe. Violence d'une passion portée à son plus haut degré.

Éros. — Est mis au nombre des médecins de l'école de Salerne. On lui attribue un traité intitulé : *De passionibus mulierum* (Des passions des femmes), où l'on trouve quelques observations sur les polypes de l'utérus.

Érotique (genre). — Ce mot formé du mot grec qui signifie amour, peut s'appliquer à tout ce qui a rapport à cette passion. L'amour véritable, ayant pour compagnes la réserve et la pudeur, il semble qu'un terme dérivé de son nom ne devrait s'employer que pour des ouvrages où elles sont respectées. Mais, comme pour beaucoup d'autres mots, la signification de celui-ci a changé, et, lorsqu'on cite maintenant une composition *érotique*, c'est libre ou grivoise que l'on veut dire. C'est ainsi qu'on nomme Grécour, Robbé et quelques autres, des poètes érotiques, à peu près comme, par un hideux abus d'expressions, les prostituées se donnent le nom de *filles d'amour*.

Érotomanie. — Délire d'amour. *Voy.* FUREUR UTÉRINE.

Erreur. — L'amant qu'on n'aime plus.

Estrées (Gabrielle d'). — Maîtresse de Henri IV, née vers 1570, était fille d'Antoine d'Estrées, grand maître de l'artillerie, gouverneur de l'Ile-de-France, Henri IV créa pour elle le duché de Beaufort, et combla d'honneurs tous ses parents; il songeait même à divorcer pour l'épouser, lorsque Gabrielle mourut subitement en 1599, après avoir mangé une orange. On crut, dans le public, à un empoisonnement. Douce et bonne autant que belle, Gabrielle était aimée de tous, néanmoins Sully ne cessa de combattre son influence.

Étourdissement. — Vertige, état dans lequel tout à coup on sent une pesanteur considérable, surtout dans les parties antérieures de la tête. Les jeunes gens, surtout les personnes du sexe qui ne sont pas encore bien réglées; les femmes grosses et hystériques; ceux qui mènent une vie oisive, qui sont adonnés à la bonne chère, sont très sujets aux *étourdissements*. Dans tous les âges, et quelque soit le tempérament, l'étourdissement a lieu par une multitude de causes. On sait que c'est un des premiers symptômes de l'ivresse: l'abus des liqueurs fortes, les excès avec les femmes, la fumée du tabac, la vapeur du charbon le produisent souvent; il précède, il accompagne les accès hystériques et épileptiques.

Eunuque. — Le mot eunuque est synonyme de châtré ou castrat : il est employé par conséquent pour désigner parmi les animaux un mâle à qui l'art a ôté la faculté d'engendrer, en lui enlevant les testicules. Il est cependant d'usage qu'on ne donne le nom d'eunuques qu'aux hommes à qui l'on a fait subir cette privation, et qu'on appelle châtrés les animaux qui sont dans le même cas.

Il y a plusieurs manières de faire des eunuques. Ceux qui n'ont en vue que la perfection de la voix, se contentent de retrancher les testicules. Ceux qui sont animés par la jalousie font faire l'amputation même de la verge. Ces moyens ne sont pas les seuls dont on se soit servi ; autrefois on empêchait l'accroissement des testicules, sans aucune incision : on baignait les enfants dans l'eau chaude et dans des décoctions de plantes, ensuite on pressait, on froissait les testicules avec les doigts, on en meurtrissait toute la substance, et on en détruisait ainsi toute l'organisation ; d'autres étaient dans l'usage de les comprimer avec des instruments ; et ce dernier moyen passait pour un des moins dangereux.

Ce n'est pas que dans l'enfance l'amputation des testicules soit bien dangereuse, mais elle l'est dans un âge plus avancé, et souvent elle devient mortelle, surtout quand on y joint l'amputation des parties extérieures de la génération.

Europe. — Fille d'Agénor et de Téléphassa, qu'Agénor avait épousée en Europe ; d'autres disent d'Argiope, fille du Nil ; d'autres enfin lui donnent pour père Phœnix, fils d'Agénor, et pour mère Périmède, fille d'Enée. Jupiter se révéla à elle sous la forme d'un taureau et la rendit mère. Elle en eut trois fils, Minos, Rhadamante et Sarpédon ; Mosclus et Ovide ont fait un gracieux récit de l'enlèvement d'Europe.

Évacuations. — Règles; menstrues. La nature, en

soumettant les femmes à la nécessité d'éprouver des évacuations périodiques, leur a imposé sans doute une gêne qui se renouvelle bien des fois pendant le cours de la vie ; mais aussi elle a compensé ce désagrément par des avantages qui ne sont pas connus de celles qui en jouissent le plus complètement, et qui sont à peine soupçonnés de la plupart des hommes instruits. Oui, c'est une gêne que l'évacuation menstruelle, puisqu'en la supposant sans aucun des accidents qui en accompagnent si souvent le cours, le seul écoulement de sang occasionne un embarras dont les femmes ont augmenté le déplaisir par les soins qu'elles prennent à en dérober la connaissance chaque fois qu'il reparaît. Tant il est vrai qu'en voulant se dérober à tout ce qui est dans l'ordre immuable des événements physiques, et en se faisant honte de la constitution même qui appartient à chaque sexe, on ajoute aux maux physiques, qui en sont si fréquemment la suite, cette peine morale qui trouble à son tour une portion du repos auquel on était destiné.

Quand j'ai dit que les femmes pour la plupart ne voyaient dans l'écoulement menstruel que le désagrément de le supporter, sans connaître les avantages qu'elles en retirent pour la conservation de leur santé, j'ai exposé une vérité d'autant mieux prouvée que ce sont celles dont l'esprit est le moins exercé, chez lesquelles ce bien physique s'observe manifestement. En effet, les femmes habituées aux travaux de la campagne ont ordinairement des menstrues régulières. Tout concourt à conserver la régularité de cette évacuation ; air pur, aliments souvent de difficile digestion, mais élaborés par des organes vigoureux, exercice continuel qui rend la circulation active, esprit exempt de ces passions illusoires qui sont le tourment des autres femmes, et souvent la perte de leur santé ; point de ces usages fatigants que des préjugés mal conçus rendent pénibles toute la vie, gaîté franche qui répare en un moment la lassitude des occupations les plus accablantes ; tout entretient une harmonie constante entre les fonctions dont l'exécution éloigne les maladies.

Si malgré ces avantages, une pléthore commençante surcharge les vaisseaux d'une quantité de liquides surabondants, l'évacuation menstruelle vient à leur secours, chaque mois, pour les débarrasser de cette charge qui n'a pas pu porter le trouble dans la machine. C'est ainsi que quand la saison des froidures rend leur vie plus sédentaire, les sueurs supprimées, faute d'activité, augmentent la masse des liquides qui est bientôt réduite par l'*évacuation* des règles à la quantité convenable. C'est par ce défaut d'action qu'on explique pourquoi ces femmes perdent plus de sang en hiver par les menstrues, que dans les saisons où elles sont occupées aux travaux des champs ; c'est encore par le même principe que celles qui, après une habitude d'exercices fatigants, se livrent à l'oisiveté ou à des occupations moins pénibles, éprouvent sans retard tous les inconvénients de la pléthore sanguine.

Si, des femmes de la campagne nous passons à celles qui habitent les grandes cités, le tableau présente une autre sorte d'existence. Dans ces villes, habitées par un peuple immense où la contagion des vices se répand sur toutes les classes de citoyens, tous aussi sont dans l'ordre physique un exemple des maux auxquels on s'expose en s'écartant de la simplicité de la nature : celles qui vivent dans l'aisance font consister le bonheur dans une oisiveté du corps qui en affaiblit les ressorts ; à ce malheur ajoutez les souffrances cruelles que le désordre des passions amène avec lui, ceux qui accompagnent l'intempérance dans les aliments, l'incontinence dans les plaisirs, le trouble de l'imagination dans les désirs d'un amour déréglé, l'abandon de soi dans des jouissances meurtrières qui énervent les sens, l'air infecté, le chaos perpétuel, et l'agitation dans laquelle on passe des jours dont on méconnaît l'emploi ; toutes ces causes détruisent l'action des solides, font languir la circulation, décomposent le sang, le font staser dans ses vaisseaux, engorger les viscères ; d'où les suppressions ou la diminution prolongée des menstrues ; d'où les accidents sans nombre qui se succèdent après ce premier dérangement.

Le dérèglement de la vie est sans doute la cause la plus habituelle des dérangements qui surviennent dans l'évacuation des menstrues ; mais on ne peut pas non plus se dissimuler qu'une seule erreur dans la conduite physique entraîne les mêmes maux à sa suite. C'est ainsi que nous voyons quelques femmes de la campagne avec des suppressions, pour avoir été imprudemment exposées à l'humidité, au froid, ou pour avoir été plongées dans une eau froide pendant le cours des menstrues.

Le temps des amours amène le mariage, et le plaisir, qui sollicite l'union des deux sexes, cache sous ses fleurs les épines qu'il prépare aux époux. Quoique la grossesse ait ses dangers particuliers et qu'il semble que la nourriture du fœtus emploie la surabondance des liquides ; cependant le sang s'accumule encore chez quelques femmes en telle quantité qu'il pourrat les exposer au danger de perdre la vie, si l'art ne venait pas au secours de celles qui sont pléthoriques dans la gestation. A peine l'enfant est-il né, que la surcharge étonnante des liquides rassemblés dans les viscères de l'hypogastre et les parties environnantes, trouve à peine des passages suffisants pour s'évacuer ; la perte du sang, de la lymphe, de la sérosité, semblerait devoir conduire la mère au tombeau, si l'expérience n'avait instruit le spectateur de ces phénomènes que ces évacuations, au lieu d'être redoutables, sont inhérentes au salut de la femme en couches.

Éventail. — Petit instrument connu de tout le monde, dont les femmes usent particulièrement, soit pour se garantir de l'ardeur du soleil, soit pour donner à l'air qui les environne, une direction capable de les rafraîchir, lorsque la chaleur les incommode, soit pour leur servir de maintien, soit pour minauder. On a dit avec raison que cet instrument permet aux femmes d'écouter ce qui ferait rougir leurs servantes.

Excès. — Nous donnons le nom d'*excès* aux abus et aux intempérances de tout genre, mais particulièrement à ceux qui ont lieu par la bonne chère, la boisson, les femmes ; on ne saurait trop répéter combien les *excès* sont condamnables et fâcheux, combien ils concourent à la perte de toutes les facultés physiques et morales, combien de maux ils attirent sur ceux qui s'en rendent victimes, avant que la mort vienne les en débarrasser.

Excroissances vénériennes. — Nom générique qui exprime tout ce qui croît contre nature, sur quelque partie du corps que ce soit. On comprend sous le nom d'*excroissances vénériennes*, les porreaux, les fics, les verrues, les condylomes, les crêtes et les autres carnosités qui s'élèvent dans les ulcères vénériens, au-dessus du niveau de la peau. C'est presque toujours un symptôme évident de la vérole, qu'on détruit par la ligature et les caustiques, mais qui exige un traitement régulier.

Excuse. — La conservation de la vie étant le premier besoin de l'homme, les lois permettent à un citoyen de s'excuser, pour cause de maladie, de remplir certaines fonctions dont il serait tenu s'il jouissait d'une santé parfaite ou au moins suffisante. Mais cette *excuse* ne peut être réputée valable que lorsqu'elle est appuyée du témoignage d'un homme de l'art. Voici un exemple de certificat d'*excuse* : son objet est de faire exempter une femme grosse malade de comparaître à un ajournement personnel.

Nous, docteur en médecine de la Faculté de... exerçant ledit art dans la ville de... et maître chirurgien juré de ladite ville, certifions à tous ceux qu'il appartiendra que dame Éléonore... femme de Louis... est depuis plus d'un mois détenue au lit, tant à cause d'une fièvre lente, dont elle est travaillée, depuis ce temps-là, que d'un flux dysentérique, joint à une grossesse de six mois et plus ; lesquelles indispositions, l'ayant réduite dans une extrême faiblesse, la rendent hors d'état de se mettre en route pour comparaître à l'ajournement qui lui a été signifié de la part de nos seigneurs du parlement, à moins qu'elle ne se hasarde de perdre la vie.

Exercice. — On donne le nom d'exercice à une suite de mouvements musculaires que l'homme fait naturellement, et le plus souvent avec plaisir. Buchau observe que, d'après la structure de toutes les parties du corps humain, l'*exercice* n'est pas moins nécessaire à la conservation que les aliments même. L'inaction ne manque jamais de faire tomber les solides dans le relâchement ; de là des maladies sans nombre : quand les solides sont relâchés, ni la digestion, ni aucune des sécrétions ne peut avoir lieu convenablement, et il en résulte les conséquences les plus fâcheuses. Combien ne doivent pas être relâchées les fibres d'une personne qui passe nonchalamment tout le jour dans un fauteuil ou sur un canapé, et toute la nuit sur un lit de duvet. On voit des femmes d'un bon ton, qui, dès qu'elles sont mariées, ne daignent plus se procurer de l'*exercice*. On en voit qui sans autre maladie qu'une délicatesse imaginaire, ne veulent plus se fier à des jambes qu'elles croyent à peine en état de les soutenir. Avec une telle inaction et une telle mollesse, qu'elle peut être la santé de pareilles femmelettes ? A quoi servent-elles dans la société ? quelle constitution pourront-elles procurer aux enfants auxquels elles ont daigné donner le jour ? Aussi nos grands seigneurs les fils de gens de qualité, et ceux de quelques bourgeois enrichis viennent-ils au monde frêles et délicats, sont souvent des squelettes vivants, vieux à trente ans, anéantis à quarante. Si on élevait les jeunes filles qui ne sont pas riches à s'occuper d'ouvrages mécaniques, on n'en verrait pas un si grand nombre se prostituer pour gagner leur vie, et on ne manquerait pas d'hommes pour les travaux importants de l'agriculture et de la navigation. Le temps le plus convenable pour prendre de *l'exercice* est le matin, parce que l'estomac est vide, et que le corps a trouvé dans le sommeil le moyen de réparer ses forces. D'ailleurs, l'air pur d'une belle matinée raffermit les nerfs ; l'indolence n'a jamais tant nui à la santé qu'en introduisant la coutume de rester trop longtemps au lit. Si au lieu de se lever à huit ou neuf heures, on le faisait à six ou sept, qu'on employât une couple d'heures à se promener à cheval ou à pied, on se trouverait pendant tout le jour le corps plus dispos et l'esprit plus serein et plus gai. On aurait plus d'appétit ; on ferait une meilleure digestion, et le corps en deviendrait nécessairement plus fort. Les gens inactifs se plaignent perpétuellement de douleurs d'estomac, de vents, de gonflements, d'indigestions, etc. Ces maux, source de mille autres, ne cèdent point aux remèdes; ils ne peuvent être guéris que par un bon régime, et par un *exercice* fort et continué, auquel il est rare qu'ils puissent résister. Il est important d'observer qu'il ne faut se livrer à aucun *exercice* violent aussitôt qu'on a mangé.

Expulsion du fœtus. — Les symptômes qui accompagnent la grossesse et les accidents même qui sont une suite de cet état, contribuent à déterminer l'accouchement. Mais l'*expulsion du fœtus* est due à d'autres causes dont il est essentiel de donner une connaissance exacte. On ne peut pas nier que l'accélération de l'enfantement soit, à quelques égards, subordonnée à la volonté, à peu près comme l'expulsion des matières fécales, dont la sortie est précipitée par les efforts qui aident la contraction des intestins. Il faut convenir même que, dans l'une et l'autre circonstance, la volonté cède à la vivacité des douleurs qu'on ne supporte qu'avec la plus grande difficulté. C'est pour abuser de la force d'*expulsion,* dont on est libre d'user, que quelques femmes s'exposent à de grands dangers, quand elles font des efforts prématurés pour accoucher ; soit qu'elles y soient déterminées par la véhémence des souffrances ; soit qu'elles y soient engagées par les conseils imprudents des personnes qui les environnent. Les mêmes périls menacent aussi les filles qui font des efforts contraires, en voulant retarder le moment de l'enfantement, et ne cèdent à la nécessité de dévoiler un malheur qu'elles auraient voulu cacher, que lorsqu'elles y sont contraintes par la persévérance et la violence des douleurs. On en a vu souvent, dans les saisons les plus rigoureuses, aller à pied chez les sages-femmes, et accoucher pres qu'au moment de leur arrivée et quelques heures après retourner chez elles sans prévoir les maux qui les menaçaient. Les douleurs de l'accouchement ont beaucoup de ressemblance avec celles du tenesme, et les femmes confondent souvent les unes avec les autres dans le premier accouchement. Il faut compter pour beaucoup, dans les causes de ce tourment, l'impulsion de la tête du fœtus sur l'orifice de la matrice et sur les autres parties sensibles contenues dans le bassin : c'est l'impression qui résulte de cette impulsion, qui détermine les femmes à faire des efforts, pour expulser le *fœtus.* C'est par cette raison que plus les femmes ont de sensibilité et de mobilité dans les organes, plus aussi l'accouchement est prématuré. Celles qui ont cette sensibilité portée à l'excès, accouchent presque toujours avant la fin du neuvième mois. C'est ainsi qu'on peut expliquer pourquoi une irritation déterminée accélère l'enfantement ; pourquoi on ne porte presque jamais deux jumeaux jusqu'au terme complet de la gestation, et pourquoi la naissance de trois enfants réunis dans la matrice devance encore celle des jumeaux ; c'est aussi pourquoi le repos absolu de l'âme et du corps permet aux femmes qui en jouissent de parvenir jusqu'au dernier temps de gestation ; et pourquoi enfin les chagrins qui absorbent à leur tour toute sensibilité ne précipitent pas le moment de l'enfantement, parce qu'il paraît que toutes les sensations sont alors émoussées par la véhémence de celle qui prédomine.

Extirpation de la matrice. — Le gonflement de la *matrice* formant hernie est un fait constaté par l'expérience. On peut même ajouter qu'on n'a jamais vu de hernies de ce viscère, après avoir eu quelque durée, qui n'ait été accompagnée d'un gonflement considérable, et presque toujours d'une solidité qui, si elle n'est pas entièrement squirreuse, s'en rapproche au point de n'en pouvoir être distinguée par les praticiens. Quant à l'engorgement, il est une suite inévitable d'une irritation perpétuelle dans un viscère dont les ligaments sont constamment tiraillés. L'irritation se communique à l'utérus, qui en éprouve une seconde par le frottement auquel il est exposé entre les cuisses ; c'est-à-dire entre des parties qui le compriment jusqu'à un certain point, et dont la sécheresse fait sur son tissu une impression désagréable. De l'irritation dont je parle, naît l'affluence des liquides qui s'y portent ; leur stase occasionne la condensation de ces mêmes fluides, et l'engorgement en est l'effet inséparable. On a aussi la théorie des ulcères, qui tantôt attaquent sa surface, et qui n'ont point un caractère dangereux, ou qui intéressent sa masse avec une disposition cancéreuse. Les premiers ont lieu toutes les fois que la tumeur, encore nouvelle, ne reçoit d'irritation qu'à la surface exposée au frottement, et dans ce cas la hernie étant réduite, si la réduction est possible, les ulcères seraient aisément guéris, puisque le frottement qui les á causés cesserait d'exister. Les seconds surviennent quand la masse engorgée est dégénérée en squirre, et que la tumeur a été *travaillée* par un mouvement de l'intestin qui a causé une altération dans les liquides dégénérés. On doit ajouter à ces phénomènes l'exposé de quelques autres circonstances qui donnent un caractère cancéreux aux ulcères même superficiels, malgré que la tumeur ne soit pas invétérée. On sait que les parties les plus sensibles du corps, quand elles sont attaquées d'une suppuration quelle qu'elle puisse être, se guérissent plus difficilement que les organes qui ne jouissent pas d'un degré égal de sensibilité. C'est pourquoi les organes, dans la composition desquels il entre une grande quantité de filets nerveux, et dans lesquels se rencontrent aussi beaucoup de vaisseaux lymphatiques, sont aisément attaqués du vice cancéreux dès qu'ils sont ulcérés. Or, la *matrice* est précisément dans cette circonstance relativement aux nerfs et aux vaisseaux lymphatiques dont son tissu est rempli. Aussi ses ulcères sont-ils très douloureux et dégénèrent en cancers, parce qu'ils sont plus faciles à irriter. A ces considérations générales, prises de la structure de l'utérus, il est indispensable d'en réunir d'autres dont nous trouverons les raisons dans la disposition des fluides. Personne n'ignore que les sujets, dont le sang est altéré par un vice quelconque, portent longtemps des ulcères qui n'auraient pas une durée marquée chez les personnes dont les fluides sont exempts de toute altération. Cette différence même se remarque dans les événements qui paraîtraient devoir le moins intéresser la santé : c'est ainsi qu'une simple incision dans des parties peu sensibles se guérit en quelques heures dans un homme sain, tandis que la même plaie est suivie d'une longue suppuration chez une personne dont le sang est vicié. Faisons maintenant l'application de ces principes aux femmes qui ont une hernie ancienne de *matrice* avec engorgement, et nous aurons les raisons pourquoi les ulcères même superficiels dégénéreront en carcinome ; il suit de là que toutes les femmes qui porteront un vice écrouelleux, scorbutique, dartreux, etc., etc., avec une hernie de l'utérus sont exposées aux cancers de ce viscère. Cette dégénérescence sera accélérée quand le vice aura plus d'activité, la tumeur plus ancienne, plus irritée, plus squirreuse, et plus disposée à l'inflammation.

Il résulte de ces réflexions générales qu'une herniede *matrice* avec ulcération et engorgement dégénère aisément en carcinome; que cet état secondaire ne peut être guéri par des médicaments internes et externes, puisqu'il existe une irritation constante occasionnée par le tiraillement des ligaments du viscère ; que cette irritation seule amène l'état cancéreux, et que par conséquent une tumeur de l'espèce dont nous parlons est en général très sujette à devenir carcinomateuse, surtout si elle existe chez un sujet dont les fluides sont viciés.

Que faut-il faire si une hernie de l'utérus avec un tel engorgement, qu'on ne puisse en fairela réduction, est attaquée d'ulcères dont la dégénérescence ou le caractère ne permettent pas la cicatrisation de ces ulcères, et annoncent au contraire qu'ils acquièrent ou qu'ils ont acquis un caractère carcinomateux ? Il ne reste de moyens pour sauver la vie aux malades que l'extirpation de l'utérus.

F

Facile. — En parlant d'une femme, *facile* est une injure. *Une femme facile* est une femme qui ne se défend pas contre les attaques des hommes. On dit dans le même sens : *Beautés faciles. Que de vertus faciles !*

Faiblesse. — Se dit en parlant d'une femme qui n'a pas résisté à la séduction.

Elle eut maintes *faiblesses.*

(MOLIÈRE.)

On donne le nom de faiblesse à un état dans lequel toute la machine en général, ou quelques organes en particulier, manquent de l'énergie suffisante pour exécuter leur fonctions dans toute leur plénitude.

La faiblesse, en ce cas, peut être suivie de l'épuisement. Elle ne doit pas être confondue avec celle qui appartient à la syncope où à la paralysie, quoique l'une puisse être la suite de l'autre. Ce genre de *faiblesse* est causé le plus souvent par les travaux excessifs du corps, par l'étude immodérée, par les violents chagrins, par les longues courses par les pertes fâcheuses qui sont la suite de la passion des femmes, de l'onanisme et de la nymphomanie.

Fantaisie. — Passion qu'on éprouve quand cette passion n'a point de durée. Son amour n'était qu'une *fantaisie* ; les *fantaisies* se passent (Marivaux). Combien de femmes dites du grand monde peuvent appeler du nom de *fantaisie* tout ce qu'elles éprouvent ! Pour elles, l'amitié est une *fantaisie* ; le plaisir et l'amour, tout n'est que *fantaisie* ; et depuis le jour où ces femmes entrent dans le monde jusqu'au jour où elles le quittent, le monde lui-même ne leur apparaît que comme une *fantaisie*, plus ou moins brillante, plus ou moins variée.

Farceuse. — Synonyme de gouge, gouine, gourgandine, prostituée, femme de mauvaise vie. La *farceuse*, toutefois, n'est pas considérée au même degré que la gouine dont l'échelon est au plus bas étage.

Fard. — Se dit de toute composition de blanc ou de rouge, dont les femmes et même quelques hommes se servent pour embellir leur teint, imiter les couleurs de la jeunesse et les réparer par artifice. L'amour de la beauté a fait imaginer de temps immémorial tous les moyens qu'on a crus propres à en augmenter l'éclat, à en perpétuer la durée, ou a en rétablir les brèches. L'auteur du livre de Noé assure qu'avant le déluge l'ange Azaliel apprit aux filles l'art de se farder. D'où l'on peut du moins inférer l'antiquité de cette pratique. Il n'y a point de doute que tous les *Fards* ne soient nuisibles ; ils font l'effet opposé à celui qu'on désire, ils gâtent la peau, altèrent et enlèvent la couleur naturelle du visage. On sait que la transpiration est une des sécrétions les plus abondantes et les plus continues, qu'elle s'opère indistinctement par tous les pores de la peau ; mais si on fait refouler intérieurement cette transpiration si indispensable, en bouchant les pores par lesquels elle s'opère, il se fait un refoulement vers l'intérieur, et l'humeur qui aurait été évacuée va se porter sur quelque organe essentiel à la vie et y porter ses ravages.

Fat. — Homme à prétention auprès des femmos, d'une recherche extrême dans sa parure. Rien n'est plus ridicule qu'un vieux *fat*.

Fauna. — Fille de Picus, était sœur et femme de Faunus, roi du Latium. Elle fut mise au rang des déesses, à cause de la fidélité qu'elle garda à son mari. Pendant sa vie elle prédisait l'avenir : aussi son nom devint dans la suite celui des femmes qui passaient pour devineresses. On l'appelait aussi la *bonne déesse*, et on la confondait avec Cybèle. Les femmes lui offraient des sacrifices dont les hommes étaient exclus, et ou les femmes ne buvaient que du lait.

Fausse couche. — Expulsion du fœtus avant terme. Comme une infinité de causes s'opposent souvent à l'accroissement du fœtus dans l'utérus, et le chassent du sein naturel avant le temps ordinaire, la sortie de ce fœtus hors de la matrice avant le terme prescrit par la nature, a été nommée *fausse couche* ou *avortement*. Les signes présomptifs d'une *fausse couche* prochaine sont la perte subite de la gorge, l'évacuation spontanée d'une liqueur séreuse, par les mamelons des seins ; l'affaissement du ventre dans sa partie supérieure et dans ses côtés ; la sensation d'un poids et d'une pesanteur dans les hanches et dans les reins, accompagnée ou suivie de douleurs ; l'aversion pour le mouvement pour les femmes actives ; des maux de tête, d'yeux, d'estomac ; le froid, la faiblesse, une petite fièvre, des frissons, de légères convulsions, des mouvements plus fréquents et moins forts du fœtus, lorsque la grossesse est assez avancée, pour qu'une femme le puisse sentir. Ces divers signes plus ou moins marqués, et surtout réunis, font craindre une *fausse couche*, et quelquefois elle arrive sans eux. On la présume encore plus sûrement par la cause capable de la procurer, et par les indices du fœtus mort ou trop faible. Les signes avant-coureurs immédiats d'une *fausse couche*, sont l'accroissement et la réunion de ces symptômes, joints à la dilatation de l'orifice de la matrice, aux envies fréquentes d'uriner, à la formation des eaux, à leur écoulement, d'abord purulent, puis sanglant ; ensuite à la perte du sang pur ; enfin à celle du sang grumelé ou de quelque excrétion semblable et extraordinaire. Les causes à produire cet effet, quoique très nombreuses, peuvent commodément se rapporter : 1° à celles qui concernent le fœtus, ses membranes, les liqueurs dans lesquelles il nage, son cordon ombilical et le placenta ; 2° à l'utérus même ; 3° à la mère qui est enceinte. Le fœtus trop faible, ou attaqué de quelque maladie, est souvent expulsé avant le terme ; accident qu'on tâche de prévenir par des corroborants ; mais quand le fœtus est mort monstrueux, dans une situation contraire à la naturelle, trop gros pour pouvoir être contenu jusqu'au terme, ou nourri par la mère ; lorsque le cordon est trop court, trop long, noué ; il n'est point d'art pour prévenir la *fausse couche*.

Fausse grossesse. — Il serait bien à désirer, dit Morgani, que la grossesse se manifestât toujours avec des signes certains, parce que les médecins les plus instruits éviteraient les erreurs que ce défaut de connaissance entraîne avec lui. On ne peut pas désavouer qu'il existe une preuve de la grossesse, preuve sensible au tact comme à la vue, les mouvements de l'enfant dans la matrice, mouvements différents et faciles à distinguer de tous autres, quand après avoir appliqué sur le bas-ventre la main refroidie dans de l'eau, on est parvenu à les distinguer. Cette précaution est d'usage, et sert à les susciter vivement ; ils ont un caractère si décidé, que ni les vents renfermés dans les intestins, ni les autres mouvements qui ont lieu dans la capacité du bas-ventre, de quelque cause qu'ils naissent, ne peuvent causer d'erreurs à ce sujet. Non seulement les premiers mois de la grossesse ne nous fournissent pas ce signe sensible ; mais il n'existe pas dans les suivants, et même dans les derniers, chez quelques femmes, soit que la faiblesse du fœtus ou une cause étrangère les cache à nos recherches. J'ai été appelé (c'est toujours Morgani qui parle) pour voir une jeune fille, à laquelle on avait extirpé une mamelle qu'on prétendait cancéreuse, son ventre avait commencé à grossir depuis neuf mois ; on craignait que l'humeur cancéreuse ne se fût portée sur l'utérus, et n'eût donné naissance à une nouvelle maladie de la même espèce, crainte qui n'était pas sans fondement, d'après les exemples fréquents de la récidive des cancers. Ces réflexions qui m'avaient été communiquées par les assistants, m'engagèrent à examiner le bas-ventre avec une grande attention. Cependant cette fille me parut grosse, mais je ne reconnus aucun mouvement de la part du fœtus. La présence des parents m'empêcha de demander de l'eau froide pour y plonger la main et la porter ensuite sur l'abdomen, ci que était d'autant plus nécessaire que la chaleur était alors très considérable. Je priai cependant le médecin de la jeune personne de me dire s'il n'avait pas distingué les agitations du fœtus depuis qu'il voyait la malade ; il m'assura n'avoir reconnu aucun mouvement. Je l'engageai malgré cette incertitude à ne pas s'en rapporter à l'opinion qu'on avait de sa sagesse, et à prendre toutes les précautions que la pudeur exigeait dans une circonstance aussi délicate ; je le priai aussi de se souvenir que quelques années auparavant, un cas semblable s'était présenté et que l'événement avait été déshonorant pour les personnes qu'on avait consultées, sorte de disgrâce qu'il fallait soigneusement éviter. Quoi qu'il en soit, la fille dont je parle accoucha peu de temps après ; il suit de cette observation que les mouvements du fœtus sont un signe assuré de la grossesse ; mais une femme chez laquelle on ne les distingue pas peut donc aussi être enceinte. Pour n'être pas trompé dans le pronostic, il faut avoir égard aux circonstances qui ont précédé la *grossesse* soupçonnée et à celles qui l'accompagnent savoir aussi si la femme a eu antérieurement des enfants, si les symptômes qu'elle éprouve ont été les mêmes à une époque à peu près semblable dans la gestation prétendue. C'est pour avoir négligé ces recherches qui sont incertaines à la vérité, mais qui ne sont pas pour cela à négliger, que des praticiens ont commis des fautes graves. La formation des moles dans la matrice peut aussi avoir quelque ressemblance avec la grossesse.

Fausses routes vaginales. — Tout a été dit, tout a été écrit sur les déviations utérines, tout a été tenté contre elles au point de vue pathologique. Ses méthodes de traitement ont eu, tour à tour, leur jour de vogue. On a prétendu les guérir avec des pessaires, il y a quarante ans. Rien qu'à énumérer les gimblettes, les bilboquets, les huit de chiffre, les machines indiennes et les autres, on remplirait une page de ces panacées disparues. Puis sont venues plus récemment les redresseurs. Admis aux honneurs académiques comme les précédents, attaqués, défendus tour à tour avec une certaine passion, ils ont rendu droits, dit-on, certains utérus rebelles; mais ayant eu le malheur de tuer quelques femmes, sous prétexte de redressement, ils sont allés rejoindre les pessaires dans un néant dont ils n'auraient jamais dû sortir. Il nous en est resté l'hystéromètre, un instrument utile quelquefois et nuisible très-souvent. Les sachets, les éponges et les machines à air ont eu aussi leurs partisans et encore, à l'heure présente, le charlatanisme exploite, non sans quelque succès, l'ignorance absolue des malades sur les mystères du museau de tanche dans ses rapport avec le cul-de-sac. Les déviations et toutes les maladies utérines (mêmes les fibromes et les cancers) sont guéries au moyen des sachets par quelques industriels. Enfin est venu l'accolement du col au parois vaginales par la cautérisation, moyen plus sûr, mais dont les inconvénients et les dangers sont loin d'être compensés par des avantages équivalents. De sorte qu'encore aujourd'hui il faut en revenir à l'opinion de Velpeau.

« Les déviations utérines ne tuent pas, mais on ne les guérit pas. »

Cette opinion, bien entendu, ne s'applique ni aux prolapsus, ni aux déviations pendant la grossesse, états très graves contre lesquels des opérations chirurgicales ont été faites, et parfois avec succès. Il s'agit ici des *versions* et des *flexions* utérines, non pas au point de vue des troubles généraux et locaux qu'elles entraînent chez quelques sujets, mais considérées seulement comme des obstacles à la fécondation. Chez certaines femmes, qui ne présentaient d'ailleurs aucune autre cause apparente, la stérilité a souvent paru suffisamment expliquée par une *version* ou une *flexion* utérine. Il y a du vrai dans cette idée, mais le mécanisme de la difficulté apportée à la fécondation ne paraît pas avoir été recherché avec le soin nécessaire, on s'est contenté de dire qu'il y avait fatalement défaut de rapport entre l'organe mâle et l'orifice. C'était énoncer le fait, sans en étudier ni en préciser les conditions. Or, la déduction de cette étude sera le traitement lui-même, c'est-à-dire la possibilité de la fécondation sans pessaire, sans redresseur, sans éponge et sans sachets. Complètement appuyés sur les notions anatomiques et physiologiques, les procédés très simples dont il va être question ont été indiqués depuis longtemps à la Faculté. Ils n'ont jamais franchi les limites toujours restreintes de l'enseignement oral. On a pensé qu'il y aurait quelque intérêt à les publier : ce sera l'objet principal de cette note.

Quand un médecin, habitué au toucher, fait pénétrer l'indicateur lentement et avec douceur dans le vagin d'une femme, jeune, bien conformée, d'une bonne santé, régulièrement réglée, sans maladie vaginale ou utérine, mariée depuis longtemps et néanmoins stérile, il n'est pas rare de constater, à la fois, une déviation utérine, quelle qu'en soit la variété, et l'existence de ce que j'ai appelé *une fausse route vaginale*. En effet si on laisse le vagin guider le doigt, on dépasse toujours l'orifice, pour aller tomber directement dans l'un des culs-de-sac, antérieurs, postérieurs ou latéraux, et l'on constate, chez un certain nombre de sujets, la dépression plus prononcée du cul-de-sac antérieur dans l'antéversion, du postérieur dans la rétroversion, de l'un des deux latéraux opposé au côté où se rencontre le col. On peut même trouver le museau de tanche dans les latéro-versions, par exemple, fortement appliqué sur l'un des côtés du vagin, et l'orifice externe du col comme obstrué par la paroi du canal. Il devient évident que la *fausse route* est le pied-à-terre habituel du mari. Or, comme tous les hommes du monde avouent que, poussés par le désir d'avoir un enfant, ils portent leurs vœux aussi loin que possible, avec la pensée de les réaliser plus sûrement, presque tous dépassent le but sans l'atteindre. Mais si la jeune femme est telle que nous l'avons supposée, bien réglée, etc. et si, en même temps, l'utérus est dans la situation qu'il affecte normalement, quoi qu'en ait dit Cruveilhier, si l'axe de la matrice est à peu près celui du détroit supérieur et si la femme, couchée sur le dos et les jambes fléchies, offre l'orifice externe du col dans le fond et dans le centre du vagin, c'est-à-dire dans la disposition la plus favorable à la fécondation, alors il y a nécessité d'examiner les capacités du mari et souvent de ne pas s'en laisser imposer par l'assurance que la fécondation s'exécute à la satisfaction des deux époux.

Depuis quelques années, sur quatre-vingts mariages stériles pour des causes diverses, *six hommes n'avaient pas de spermatozoïdes*, et un septième mari *n'avait jamais eu d'éjaculations en douze années*, bien que le coït eut lieu conjugalement dans tous ces cas. Aucun de ces hommes n'avait plus de quarante ans, *trois* étaient d'une stature et d'une force exceptionnelles, *deux* étaient des hommes ordinaires, les *deux* derniers étaient maigres, petits, avec des sommets suspects. Tous remplissaient leur fonction de mari avec succès, au dire des femmes, et les trois grands gaillards mieux que les autres. Les sept femmes ne présentaient ni maladies, ni vices rédhibitoires. Sur les *sept* hommes, quatre avaient eu des orchites doubles (dont l'une datait de 20 ans), les trois autres n'avaient jamais eu de maladies génitales. Cette proportion de *sept* hommes sur *quatre-vingts* semble tellement exagérée, d'après les idées que nous avons tous, qu'on ne saurait trop engager nos confrères à communiquer les résultats de leur expérience sur un sujet encore si peu étudié, car ce n'est pas dans les hôpitaux qu'on peut résoudre une pareille question.

Tous ces hommes ont été traités par les moyens locaux: frictions résolutives, exercice musculaire, gymnastique, hydrothérapie, bains de mer, régime, etc., *aucun n'a guéri sauf le malade qui n'éjaculait pas.* Au bout de six mois de traitement, il avait pu enfin achever sa péroraison attendue depuis douze ans. Au second rapprochement, sa femme était enceinte. Elle fut accouchée au forceps. L'enfant vécut.

Faux germe. — C'est le nom qu'on donne à différents corps qui sont expulsés de la matrice, et qu'on suppose être les débris d'un fœtus dont l'organisation est détruite. Comme les accoucheurs n'ont pas désigné ces corps par des caractères bien distincts, la plupart des auteurs les ont confondus avec les concrétions sanguines, polypeuses, lymphatiques, etc. ; en général on ne les différencie des moles que par le volume de ces dernières, souvent même on les a nommés indifféremment moles ou *faux germes;* quoique ceux-ci fussent volumineux. La sortie d'un *faux germe* a lieu dans les premiers mois de la grossesse ; car autrement l'accroissement du placenta (en supposant que le fœtus eût perdu la vie depuis longtemps), formerait une mole. L'exclusion du *faux germe* est plus tardive que l'effluxion de la semence, qui arrive, selon les anciens, dans les huit premiers jours de l'imprégnation. Le terme de quarante jours est le plus ordinaire. Il paraît qu'à cette époque le sang amassé dans la matrice pour l'accroissement du fœtus et de ses enveloppes, n'étant pas employé selon sa destination, engorge les vaisseaux de ce viscère, et détruit l'adhérence que le placenta avait contractée avec lui ; ce qui est d'autant plus facile que le placenta, ne recevant point ordinairement de nourriture se flétrit, et son union avec l'utérus devient moins intime : il en résulte que la plus légère impulsion de la part des liquides suffit pour les séparer. Quand la chose n'arrive pas ainsi, et que le placenta, malgré la mort du fœtus, conserve sa vie particulière, il s'accroît considérablement et forme une mole quelquefois volumineuse. On n'ignore pas quelle est l'influence des causes morales dans la destruction des embryons; c'est ainsi qu'une grande frayeur, qu'une surprise qui agite, qu'une crainte qui saisit, qu'une affliction immodérée, font mourir les fœtus dans le premier âge; mais c'est encore aux effets physiques qu'il faut rapporter le mécanisme de ces accidents, et voici, ce me semble, comment on peut expliquer cette question. Dans une frayeur, toute la machine est ébranlée; les fluides lancés par le cœur, sans régularité, dans leurs canaux, y portent des commotions violentes, qui produisent des effets absolument semblables à ceux qui résulteraient des chutes ou des secousses occasionnées par des corps étrangers; c'est moins l'empire de l'âme qu'on doit considérer dans ces circonstances comme l'agent immédiat de la destruction, que l'ébranlement occasionné par le trouble des nerfs et l'agitation des esprits animaux, qui rendent plus permanentes les secousses dont je parle. On ne peut pas méconnaître l'influence des vices des liquides dans la destruction des embryons; il est d'observation que les femmes qui ont un sang acrimonieux, ou dissous, avortent communément dans les six premières semaines de la grossesse, et que les *faux* germes qu'elles rendent ne paraissent pas avoir acquis le volume auquel le temps où ils tombent leur a permis de parvenir. Les symptômes qui accompagnent la sortie du *faux* germe ne sont pas redoutables. La matrice n'est pas remplie d'une assez grande quantité de sang pour que l'hémorrhagie soit dangereuse. On a vu même assez fréquemment ces corps organisés s'échapper de l'utérus, sans que les femmes en eussent connaissance, autrement que pour les avoir trouvés par hasard. Il n'en est pas toujours ainsi, et les femmes pléthoriques perdent nécessairement lors de l'exclusion des *faux germes*. Celles qui ne perdent pas sensiblement sont plus particulièrement les sujets cacochines, ou les femmes qui ont des fleurs blanches, ou d'autres écoulements.

Faveurs. — Marques d'amour données par une femme ; sa possession. Car aux *faveurs* d'une belle il eut part (La Fontaine). Il ne faut publier ni les *faveurs* des femmes ni celles des rois (Voltaire). Les *faveurs* de maintes dames ruinent en quelques minutes toute une famille (Saint-Prosper).

Favori. — Qu'on affectionne plus que toute autre chose. On appelle généralement *favorite* la maîtresse d'un roi. C'est une grande question que de savoir qui a fait plus de mal aux rois et aux peuples, des *favoris* ou des *favorites*.

Fécond. — Propre à la reproduction, qui produit beaucoup. Femme *féconde*. Les grands animaux sont moins *féconds* que les petits (Buffon). Les négresses sont extrêmement *fécondes* et accouchent avec beaucoup de facilité et sans aucun secours.

Fécondance. — Vertu fécondante. Pour la reproduction des espèces, la nature a donné aux femelles la fécondité, aux mâles la *fécondance* (F. Cuvier).

Fécondation. — Action de féconder, acte au moyen duquel les ovules ou germes renfermés dans l'ovaire des femelles deviennent susceptibles de développement par l'influence de la liqueur seminale des mâles ; résultat de cette action La *fécondation* s'opère dans les animaux au moment de la conception. La *fécondation*, cet acte par lequel l'organe mâle communique au germe le mouvement vital, n'a lieu que dans la génération sexuelle (Cuvier).

Fécondation artificielle. — La *fécondation artificielle* a été pratiquée avec succès sur une femme par le Dr Fernandez Ballesteros, directeur du journal *El guia de la Salud*. La stérilité de cette femme reconnaissait pour cause un état névropathique spécial, qui entravait, au moment de la copulation, les fonctions du col de l'utérus. Le 15 avril 1881, l'injection a été pratiquée à huit heures du matin, quarante-huit heures après la cessation des règles, par le procédé de Gérard. Le 12 janvier 1882 cette femme a mis heureusement au monde un enfant robuste, du sexe féminin, pesant plus de trois kilogrammes. La fécondation artificielle est, sans conteste, une des merveilles de notre art, et l'on ne songe pas sans admiration que, grâce à la découverte de Spallangani, un être humain peut-être procréé à distance, en dépit d'une ingrate nature qui a rendu inefficace le rapprochement des sexes. La lecture de l'observation qui précède m'a remis en mémoire une bonne histoire que le professeur Pajot racontait jadis dans son cours avec la verve que l'on connaît. Tous ceux qui ont écouté, il y a quelque vingt ans, le célèbre accoucheur, se rappellent cet infortuné seigneur qui, parti pour les Croisades, retrouve à son retour, après deux ans d'absence, sa châtelaine agrémentée d'un nouveau-né. Pour la tranquilité de la dame, les docteurs de l'époque admirent l'existence d'une *aura seminalis* qui serait venu, à travers l'Océan, exercer sur elle une influence fécondante. Aujourd'hui, un mari condamné à une longue absence pourrait, à la rigueur, mettre à l'aise la conscience de sa femme en lui expédiant à défaut d'*aura seminalis*, une certaine quantité de liqueur spermatique et en chargeant un médecin dévoué à la famille de pratiquer l'opération délicate qui doit le rendre père.

Fécondation balnéaire. — Tout ce qui vit vient d'un œuf, l'œuf se transforme en être vivant au contact d'un liquide fécondant : Jacobi l'a montré, il y a un siècle; M. Cosne l'a fait voir de nos jours. Prenant d'une main de petits grains dont la nasse s'appelle « frai » et de l'autre, une matière blanche qu'on nomme « laite », ces savants ont pu, en rapprochant ces deux éléments, créer des êtres doués de vie. Ces êtres étaient des poissons. Cette imprégnation artificielle animant un embryon est-elle possible dans l'espèce humaine? Le livre qu'a publié le docteur Gérard répond: Ne doutez pas d'une telle possibilité et voici des exemples : « A notre avis l'ouvrage aura peut-être un succès de curiosité parmi les médecins, mais chez les gens du monde qui le liront, il n'excitera que la tristesse ou même le dégoût, les détails auxquels l'auteur se complaît étant de nature à établir que le premier acte de la noble fonction de la maternité peut se faire à la machine, comme l'éclosion des vers à soie ou l'engraissement des volailles. » Aux lignes qui précédent, extraites du journal le *Siècle*, nous pouvons ajouter quelque chose: un extrait du livre du docteur Gérard. C'est une histoire de fécondation artificielle tellement curieuse qu'elle fait songer à la mystérieuse action génératrice de l'Aquilon sur les cavales de Lybie.

Voici le morceau de haute fantaisie physiologique : « Un jour, un fort honorable médecin, vieux praticien, M. le docteur Souyer, mort il y a quelques années, nous racontait le fait suivant :

» A une certaine époque, je fus demandé chez M. X.., juge d'instruction, dont j'étais le médecin depuis vingt ans, pour visiter sa fille âgée de seize ans, qui, depuis quatre mois avait cessé de voir ses règles et qui grossissait à vue d'œil, avec nausée le matin, dégoût des aliments, etc. Après un examen très attentif, je crus devoir prévenir le père que je croyais à une grossesse. La père fut foudroyé par cette nouvelle inattendue, car il savait combien sa fille était réservée et, de plus, surveillée par la sollicitude de sa mère. Je remis à un mois pour me prononcer affirmativement, car j'avais pu m'assurer par le toucher que cette jeune fille était vierge de tout contact et j'étais un peu ébranlé par la naïveté de cette enfant et par les signes extérieurs que je constatais en elle. Hélas ! mon diagnostic était bien juste. Le père voulut savoir quel était le misérable qui avait séduit sa fille ; vaines recherches, et malgré toute l'habileté du juge d'instruction, force lui fut de suspecter mon diagnostic en présence de l'innocente enfant qui regardait avec ses grands yeux ce qu'on pouvait bien vouloir lui dire en l'accusant. Inébranlable dans ma conviction, je me livrai à une véritable enquête sur les habitudes de la famille, sur les sorties, sur les occasions, etc. ; bref, je dus borner mes investigations dans la propre maison du juge, et finalement dans son propre appartement. Je m'enquis du personnel, des domestiques, et lorsqu'il fut répondu qu'il n'y avait qu'une cuisinière et une femme de chambre et que celles-ci portaient bien réellement le costume de leur sexe, je dus étudier mon problème de plus près. Je fis une enquête de la chambre, je la passai en revue d'une façon minutieuse et je demandai à la jeune fille où elle faisait sa toilette de femme ; elle me répondit *qu'elle se lavait dans le bidet de sa mère*. Je réfléchis longuement à la foudroyante accusation que j'allais porter, j'en appelai à tous mes souvenirs d'honneur, ainsi qu'à tous mes souvenirs de lecteur sur la vitalité des spermatozoïdes, et enfin, n'y tenant plus, devant ce père qui s'arrachait la poitrine de ses ongles en attendant mon avis, je pris le parti de lui dire, avec toutes les circonlocutions possibles, que *je le croyais père de l'enfant de sa fille.* D'un bond il me sauta à la gorge, le coup de fouet l'avait frappé au cœur ; je soutins le choc jusqu'à la détente et je pardonnai au pauvre père le mal qu'il me faisait en m'étranglant, car il n'était pas coupable et voici ma conclusion : Les spermatozoïdes peuvent vivre vingt-quatre heures dans un milieu humide au-dessus de 16° ; or, la mère se servait d'eau chaude pour sa toilette, la jeune fille profitait *immédiatement après* de cette eau tiède. Le mari voyait habituellement sa femme de préférence le matin. On voit d'ici ma conclusion : à n'en pas douter, le jour de la fécondation, la mère fit sa toilette, délaya à profusion, dans quelques litres d'eau de son bidet, la semence qu'elle venait de recevoir: la jeune fille vient, quelques minutes après sa mère, faire une toilette copieuse de ses parties. La température du corps étant plus élevée que celle de l'eau, les spermatozoïdes ont-ils eu l'instinct de reprendre une température plus élevée que celle qu'ils ont dans le nouveau milieu où ils se trouvent placés ? ou bien se sont-ils introduits mécaniquement entre les petites lèvres et, de là, ont-ils franchi l'orifice de l'hymen ? Telle est la question que je me suis posée, mais dans tous les cas ma bonne foi n'a pas été surprise, je le déclare hautement. »

Feint. — Simulé. Diogène Laërce a dit : Les femmes s'attendrissent plus volontiers sur les amours feints que sur les amours véritables.

Femme. — Considérée philosophiquement, la *femme* est la tige essentielle, primordiale de notre espèce, comme toute femelle est, parmi les animaux et les plantes, le centre, l'essence principale de leurs espèces. Elle est le dépositaire, la matrice originelle des germes et des œufs d'où naît et se renouvelle le genre humain. Source féconde et sacrée de la vie, la femme est la créature la plus respectable de la nature ; c'est d'elle que découlent les générations sur la terre ; c'est *Ève* ou l'être vivifiant qui nous réchauffe dans son sein, qui nous allaite de ses mamelles, nous recueille entre ses bras et protège notre enfance dans le giron de son inépuisable tendresse. C'est pour ce rôle, important et sublime, d'élever le genre humain, que la femme est physiquement et moralement organisée. C'est pour recueillir et développer à son aise le tendre fœtus, que son bassin est ample et ses hanches écartées ; c'est pour que l'enfant, une fois né, repose mollement et chaudement dans ses bras, que toute sa constitution est molle et flexible ; c'est pour garantir l'enfant bien-aimé des rigueurs du froid que ses cheveux s'étendent comme une ample toison brune ou blonde. C'est pour le conduire jusqu'à l'âge d'homme dans les durs sentiers de l'humanité que son amour de mère est inépuisable. La femme est moins robuste que l'homme, cela veut dire que l'homme est fait pour lutter et combattre, afin d'éloigner le danger de sa compagne et de ses enfants, et non point pour asservir. La femme est le véritable souverain de l'humanité. L'homme, que n'a point abruti l'orgueil ou l'égoïsme, respecte et vénère la femme dans sa mère, dans sa sœur, dans sa compagne, dans sa fille. Celui qui foule aux pieds ce respect et cette vénération est le plus méprisable des hommes. La société doit se respecter dans la femme comme dans la source où elle puise sa vie, et toutes ses nobles et saintes passions : la société qui manque de respect pour la femme, qui torture la jeune fille par de rudes et précoces travaux, qui lui enseigne l'impudeur et la débauche, qui détourne l'épouse de ses devoirs, qui empoisonne le fœtus dans le sein de la mère, qui condamne à l'aumône précaire les cheveux blancs de l'aïeule, cette société est infâme. La femme ressent à un plus haut degré que l'homme l'influence des climats, de la température. Chétive et dégradée sous les climats rigoureux des pôles, elle acquiert, au contraire, sous les zones tempérées, toute la splendeur de la beauté. Type charmant de la nature passive, elle a surtout besoin du soleil pour s'épanouir. A quelque race qu'elle appartienne, si les institutions civiles ou religieuses ne l'ont pas étiolée, elle arrive, par la force de la nature, à la grâce, à la beauté spécifique. Ainsi, la blanche Européenne, la brune Asiatique et la noire Africaine ont chacune leur genre de beauté. Mais, de toutes les femmes, celles qui réalisent au plus haut degré le type de la beauté idéale, ce sont celles qui appartiennent à la branche dite caucasienne, et qui couvrent cette terre d'un réseau charmant, depuis la blonde et froide Anglaise, jusqu'à la timide et brûlante Indienne. Elles ont en général les cheveux longs, fins, flexibles, bruns, blonds ou roux, une peau blanche et délicate, la chair molle, des formes arrondies, le contour des membres gracieux, les hanches larges, les cuisses fortes et les extrémités petites. Elles ont en partage une taille svelte, l'élégance des membres avec la souplesse et l'aisance des mouvements, la légèreté, la grâce, résultats naturels de la molle flexibilité de leur constitution. Leur voix est douce, leur parler est aisé, facile, agréable. Leur moral répond au physique ; il en a toute la tendresse et presque la fragilité. Elles sont tout sentiment et imagination. Elles ne généralisent point comme l'homme ; elles ne voient les choses que par images et méditent peu ; elles se contentent d'entrevoir les idées sous les formes les plus flottantes et les plus indécises. Néanmoins, elles sont, plus que l'homme, capables d'affections vraies, profondes, durables. Ces caractères généraux sont communs aux femmes de race caucasienne ; toutefois, en les étudiant en détail, on trouve des nuances notables. Leur beauté nationale varie d'une province à l'autre. Sur les hauteurs, elles manquent de gorge, dans les lieux bas, elles en ont trop. Mais, partout, belles ou laides, riches ou pauvres, jeunes ou vieilles, les femmes remplissent, par leur aimables qualités, la vie de l'homme du plus suave bonheur qu'il soit donné de goûter ici-bas, et l'on peut assurer hardiment que la santé, la beauté, la vertu, le bonheur, dans l'humanité, dépendent uniquement, de la santé, de la beauté, de la vertu, du bonheur des femmes.

Elle fut, dit l'Écriture, formée d'une côte d'Adam ! Eh bien, en voilà une côte sur laquelle il y a eu des naufrages. La femme sait moins penser que dépenser ; c'est une épreuve poétique qu'il faut tirer à beaucoup d'exemplaires : en buste, c'est un ange ; pour le reste, c'est un diable !

...., Moi je vous redis
Que telle qu'elle était au temps du Paradis,
La femme est toujours femme, et, peut-être bourgeoise,
Ni plus ni moins, au fond curieuse et matoise :

— La femme perdue ne voit dans la femme honnête qu'un miroir qui lui montre ses rides. Elle voudrait le briser de rage. — Les philosophes prétendent que la femme est le grand agent d'affaiblissement et d'anémie morale.

Femme-enfant. — M. le docteur Molitor, d'Arlon, a fait, il y a quelques années, à l'Académie de médecine de Belgique, la relation d'un cas de précocité extraordinaire qu'il a observé à Oberpallen, dans le Luxembourg. Il s'agit d'une fille de huit ans. Cette enfant était très développée et avait des poils au pubis au moment de sa naissance. Réglée à quatre ans, elle devint enceinte à huit. La grossesse se termina par l'expulsion d'un môle renfermant un germe humain bien caractérisé. Le séducteur, traduit en cour d'assises, fut condamné à cinq années d'emprisonnement.

Femmes en couches. — Les maladies qui appartiennent essentiellement à l'état d'une *femme en couches* doivent être soigneusement distinguées de celles qui compliquent ce même état ; autrement les affections fébriles accidentelles, qui se réunissent aux accidents des couches seraient confondues avec ces derniers. C'est ainsi que des praticiens modernes, qu'on ne compte point parmi les hommes d'un mérite éminent, ont désigné sous le nom impropre de *fièvre puerpérale* une multitude de maladies différentes que les auteurs de tous les temps ont traitées séparément, parce que chacune d'elles a son caractère particulier. Au moment de l'enfantement, le fœtus peut être arrêté au passage par un vice de conformation de la mère, ou par ceux qu'il a contractés dans l'accroissement mal ordonné de ses parties, ou enfin par une position qui rend l'enfantement difficile, et souvent par la maladresse des manœuvres qu'on emploie. Les contractions de l'utérus, en détachant le placenta, occasionnent une effusion de sang qui peut devenir mortelle. Le placenta adhère quelquefois tellement à la matrice qu'il en est difficilement séparé. Son séjour prolongé trop longtemps dans le même viscère donne lieu à des maladies graves. Une union trop forte de ce corps organique avec l'utérus a occasionné *le renversement de la matrice*. Le même accident a eu lieu par des manœuvres mal dirigées. *L'abaissement* du même viscère reconnaît aussi les mêmes causes. L'utérus, fatigué par des contractions qui n'expulsent pas le fœtus, devient incapable de terminer l'accouchement sans secours étrangers; on appelle cet état *inertie de matrice*. Un enfant trop volumineux qui ne cède pas à l'impulsion du viscère dans lequel il est contenu, un enclavement, des manœuvres dangereuses, ont été cause de la *rupture de l'utérus* ou de son *déchirement*. Des parties du fœtus ou le fœtus entier resté dans ce viscère ont donné naissance à des maladies aiguës et chroniques. Si l'on suppose que l'accouchement ait été terminé heureusement, il y a d'autres dangers à courir. L'utérus, rempli de sang qui servait à la nutrition de l'enfant, doit s'en débarrasser complètement : ce fluide coule en trop grande quantité, ou ne s'évacue pas assez abondamment, ou enfin il y a suppression totale de cet écoulement; d'où encore l'irruption de ce liquide sur des viscères prochains ou éloignés. La *fièvre de lait* donne un autre ordre de maladies; les engorgements des seins, leur inflammation, leur suppuration, leur induration et leur mortification. Si l'humeur laiteuse fait irruption sur des organes qui n'étaient pas destinés à la recevoir, elle occasionne des affections très multipliées : dans le bas-ventre, l'inflammation d'un ou de plusieurs viscères contenus dans cette cavité ; dans la poitrine, celle des poumons, de la plèvre, etc. ; dans la tête, des maladies comateuses de toute espèce. Quand elle se dépose sur les parties extérieures, elle y fait naître des affections aiguës de la même espèce. Elle laisse aussi dans les unes et les autres des désordres qui amènent des maladies chroniques. Si les nourrices sèvrent tout à coup leurs nourrissons, elles sont exposées aux mêmes accidents que les femmes en couches de la part de la déviation de lait. Il n'y a de différence dans l'une et l'autre circonstance qu'en ce que la matière laiteuse étant beaucoup plus abondante chez les nouvelles accouchées, les affections morbifiques se manifestent avec plus d'intensité. Toutes les femmes qui ont du lait, dans quelque temps qu'il subsiste, soit qu'elles aient nourri ou non, soit que le sevrage ait été brusque ou ménagé, partagent encore les mêmes dangers. A ces affections il s'en joint d'autres tout à fait étrangères à cette situation, et qui ne paraissent se manifester qu'à l'aide du trouble qu'occasionne l'accouchement. Telles sont *la fièvre de lait pituiteuse, la fièvre humorale qui dépend des sabures des premières voies ; la diarrhée ; la fièvre putride ; la fièvre maligne ;* la fièvre miliaire ; les autres fièvres *exanthématiques, le pourpre les pétéchies, etc.*, toutes ces maladies sont très fréquentes chez les *femmes en couches.*

Femmes (maladies des). — Les premiers plaisirs des *femmes* sont accompagnés de douleurs assez vives pour dissiper tout l'attrait de la volupté qui réunit ordinairement les deux sexes. Il se fait ordinairement un déchirement de l'hymen, s'il subsiste, ou d'un cercle membraneux qui le remplace. Mais cette légère plaie se guérit sans qu'il soit nécessaire d'y apporter des soins. Il est rare que les grandes lèvres soient déchirées dans l'approche de l'homme, car il faudrait supposer une violence extrême dans les embrassements, et une disproportion considérable entre la verge et l'ouverture du vagin. Mais comme il se rencontre, quoique très rarement, des cas semblables, il est bon de prévenir que cette plaie simple se guérit assez promptement, pourvu qu'on observe quelques ménagements dans l'union des deux sexes. C'est au défaut de circonspection dans les caresses, ou plutôt à un excès de jouissances très rapprochées, que sont dues les inflammations du vagin, qu'on observe dans quelques sujets. Elles ont lieu particulièrement chez celles dont le vagin n'est pas assez humecté par le mucus que fournissent les lacunes de cet organe. Par conséquent, les femmes d'une constitution sèche y sont plus exposées que les autres. Mais ces accidents supposent que les hommes avec lesquels elles vivent les fatiguent pendant un temps considérable, sans laisser échapper de semence, et que cette sorte de jouissance est très réitérée.

L'inflammation ne se borne pas toujours au vagin ; comme le canal de l'urètre éprouve aussi une partie des frottements réitérés qui ont lieu dans ces circonstances, il survient une difficulté d'urine, et le col de la vessie s'enflamme à son tour ; d'où les accidents dépendant de la suspension de l'évacuation des urines ou même de leur suppression. L'excès du coït, dans les circonstances que nous venons d'indiquer, donne encore naissance à une maladie plus grave ; je parle en ce moment du *racornissement* du vagin, ou d'une espèce de dessèchement, qui est le produit des frottements trop prolongés auxquels il a été exposé. La sorte d'endurcissement que contracte cet organe ne paraît pas d'abord offrir bien des inconvénients ; mais à la longue, l'habitude continuée des mêmes plaisirs y détermine des ulcères d'autant plus difficiles à guérir, que la partie malade a perdu en quelque manière son organisation, car la plus grande portion des vaisseaux sanguins, lymphatiques et séreux, qui entraient dans sa composition, sont oblitérés. Il se forme une espèce de squirrosité dans les portions endurcies, et l'inflammation qui les attaque est toujours d'un mauvais caractère, ainsi que la suppuration qui en résulte. Ces ulcères résistent longtemps à la curation, et, quelque soin qu'on apporte à arrêter leur progrès, ils s'étendent dans toute la substance endurcie qu'ils fondent par la suppuration. La maladie devient encore plus rebelle chez les femmes dont l'endurcissement a été augmenté par des injections astringentes. En supposant que le desséchement du vagin ne prenne pas une tournure aussi dangereuse que celle dont je parle, il est toujours un obstacle à la facilité de l'accouchement, parce qu'il n'est plus susceptible de la dilatation nécessaire pour livrer un passage suffisant au fœtus au moment de sa naissance. On ne doit donc pas être surpris de la fréquence des déchirements qui arrivent dans l'organe dont nous parlons lors de l'accouchement, des suites de ce déchirement, de la lenteur de la suppuration, de la mauvaise qualité du pus qui en découle, et de la difficulté de le cicatriser dans certains sujets. La fréquence des plaisirs vénériens chez les femmes dont l'utérus est plus bas qu'il ne doit être, expose aussi à d'autres accidents ; la matrice, irritée par les impulsions qu'elle souffre de la part de la verge, éprouve d'abord des douleurs, que le temps rend plus insoutenables ; en second lieu, l'irritation trop continuée détermine un engorgement de ce viscère, d'où les ulcères et les carcinomes, ou la simple inflammation qui peut reconnaître pour cause celle dont nous parlons. L'abus des mêmes plaisirs énerve les facultés vitales, animales et naturelles. C'est par lui qu'un grand nombre de femmes tombent dans un état de marasme qui les fait périr après de longues souffrances ; il est la cause fréquente de l'aliénation de l'esprit, de cette mélancolie sombre et farouche, qui ne laisse plus de sensations que celles qu'on excite encore par l'habitude du plaisir. Comme cet abus énerve les esprits animaux, il occasionne tous les désordres, qui sont la suite de son défaut de réparation d'où résulte la faiblesse des fonctions de toute espèce ; le défaut de nutrition d'où l'atrophie et les maladies d'épuisement qui se manifestent sous tant de formes différentes. Le défaut ou la privation de ces jouissances, après les avoir éprouvées, est aussi une source de désordres ; mais j'en parlerai en exposant le tableau des accidents auxquels les veuves sont exposées. Comme la procréation est le but du mariage, elle en est aussi la suite inévitable toutes les fois qu'il n'y a point d'obstacles à la conception. Ce nouvel état a aussi ses dangers. Il se déclare quelquefois dès les premiers moments de l'imprégnation par des symptômes, sinon fâcheux, au moins très incommodes : tels sont les vomissements, les nausées, la perte d'appétit, ou un appétit extrême, ou enfin un appétit dépravé. La matrice, en acquiérant un volume extraordinaire, presse les viscères qui l'environnent, et cette seule action mécanique suffit souvent pour gêner et gêne fréquemment les fonctions des viscères du bas-ventre. Ceux de la digestion en sont les premiers incommodés. Il y a deux causes de cette lésion, l'une est l'irritation qui se communique de l'utérus à eux, quand le sujet est très irritable, et que le changement arrivé dans l'utérus le fatigue et l'agace. Il ne faut pas, comme on l'a vu plus haut, qu'il ait acquis un volume remarquable pour être agacé, puisqu'on voit des femmes vomir dès le premier jour de la conception, et un grand nombre dans la première semaine. Par quel mécanisme un si grand changement se fait-il, pour une cause encore en apparence si légère ? Il paraît certain qu'au moment où une femme est fécondée, il y a une influence de liquides qui se porte précipitamment aux parties de la génération pour la nourriture de l'œuf qui doit contenir l'embryon.

Les expériences qui constatent ce système paraissent sans réplique : car on a observé que peu d'heures après le coït, les ovaires des femelles sacrifiées à ces recherches étaient déjà gorgés de fluides, et que le sang qui s'y portait paraissait en quelque sorte les enflammer. Les embryons trouvés dans les trompes ont appelé également sur ces organes la congestion sanguine dont je parle : la même chose arrive dans l'utérus. C'est donc à cet afflux précipité du sang vers les organes de la génération qu'on doit l'irritation dont ils sont susceptibles, toutes les fois que ces organes, et particulièrement l'utérus, ne se prêtent pas avec facilité au développement nécessaire pour que les vaisseaux se remplissent sans résistance. C'est par ce mécanisme qu'on peut expliquer les dérangements précoces qui se manifestent dans la grossesse : nous verrons bientôt que les mêmes causes agissent de la même manière dans une grossesse avancée.

J'ai dit que la gestation était accompagnée d'incommodités qui tiraient leur source du volume extrême de la matrice. Cette seconde cause n'a pas besoin d'une explication bien détaillée pour être avouée. En effet, qui peut ignorer que la compression exerce alors sur les intestins et l'estomac une action qui gêne leurs mouvements, embarrasse la marche des fluides dans les vaisseaux en oblitérant un grand nombre d'extrémités capillaires, ou en ralentissant le cours du sang dans leurs cylindres, en comprimant le diamètre des veines, en excitant, par la congestion qui résulte de ces effets un tiraillement continuel dans les nerfs principaux ? Ces différents phénomènes sont si faciles à apercevoir, qu'il serait inutile d'entrer à cet égard dans un plus grand détail. Si la grossesse étant déjà avancée, la matrice, comme dans les premiers temps de la gestation, ne se laisse pas pénétrer facilement par les fluides qui y abondent, l'irritation se continue ou commence à se manifester. C'est dans cet état d'agacement que naissent les douleurs de reins déterminées par l'engorgement sanguin des ligaments larges; si ces douleurs deviennent constantes, elles augmentent de véhémence, font une impression vive sur l'utérus, l'irritent, causent des contractions dans ce viscère, occasionnent le décollement partiel du placenta; d'où les pertes, d'où l'avortement ou l'accouchement prématuré. La seule pléthore de l'utérus détermine les mêmes accidents. Si la grossesse n'a pas lieu dans le viscère qui est destiné à la gestation; les femmes sont menacées d'une prompte mort. C'est ainsi que la grossesse des ovaires ou des trompes se termine ordinairement, du quatrième au septième mois, par une rupture des membranes du fœtus; d'où une hémorrhagie qui fait périr subitement celles qui éprouvent ces erreurs de la nature. La claudication, qui est assez fréquente chez les femmes enceintes, reconnaît deux causes. Elle dépend quelquefois de la compression des nerfs sacrés, lorsque l'utérus se porte plus sur un des côtés que sur l'autre: cet état résulte ou de l'attache du placenta sur un des côtés de l'utérus, ou de l'inégalité d'action des ligaments, dont les uns plus courts que les opposés maintiennent la matrice dans une situation vicieuse, ou bien encore parce que quelques ligaments trop relâchés permettent cette inflexion de l'utérus, malgré qu'il n'affecte, par lui-même, aucune inclinaison particulière. Après avoir souffert toutes ces maladies pendant la grossesse, l'enfantement amène d'autres dangers. Les douleurs sont presque toujours l'annonce de cette pénible fonction. Elles sont plus véhémentes à raison des obstacles ou des difficultés qui se présentent au passage du fœtus. D'abord une conformation vicieuse des os du bassin peut rendre l'accouchement impossible, et il n'y a que deux moyens de délivrer la mère, l'opération césarienne, ou la section des membres du fœtus, s'il a perdu la vie. Ces deux moyens sont également douloureux pour la mère, et également dangereux pour sa conservation. Si les vices de conformation sont de nature à permettre la sortie du fœtus, quoique avec des difficultés, la longueur de l'accouchement, la persévérance des douleurs, les manœuvres qu'on est obligé d'employer sont encore une source de malheurs pour la *femme en couches*. L'utérus s'épuise, et ses contractions devenues insuffisantes n'accélèrent plus l'enfantement. Pendant ce temps une hémorrhagie pernicieuse est une autre cause d'anéantissement. Quand la matrice s'irrite violemment, l'accouchement ne se fait point, mais l'hémorrhagie qui subsiste devient funeste. Chez quelques sujets la véhémence de l'irritation occasionne des mouvements convulsifs ; le col de l'utérus se ferme, le bas-ventre se tend ; il s'enflammerait promptement, si l'on ne venait pas au secours de la mère, qui périrait des suites de cet accident. L'atonie de l'utérus est un des plus grands malheurs que puisse éprouver une *femme en couches ;* le travail ne se termine point tant que dure cet état, l'enfant n'avance point, la mère s'épuise en efforts impuissants ; la perte continue avec d'autant plus de violence, que les vaisseaux ayant perdu leur ressort laissent échapper le sang comme des cylindres inanimés ; leurs orifices restent béants ; ils ne sont pas capables de se contracter ; la mère périt d'hémorrhagie. Les adhérences du placenta, contractées pendant la grossesse par une phlogose, rendent la délivrance difficile. En s'obstinant à le tirer, on renverserait la matrice, ou l'on occasionnerait la hernie de ce viscère. Il n'est pas toujours possible de le désunir, comme on le recommande, en se servant de l'ongle pour détruire la cohésion qui l'unit à l'utérus : cette manœuvre enflamme aussi la matrice : celle-ci se contracte dans certains sujets au point de ne pas permettre l'introduction de la main de l'accoucheur. L'accouchement terminé, les fluides qui devaient s'échapper ne passent pas toujours avec facilité ; d'où le gonflement des organes de la génération, celui du bas-ventre, les maladies inflammatoires de ces parties, et les malheurs qui en sont la suite. La fièvre de lait porte le liquide qui doit nourrir le fœtus dans les mamelles pour en faire la secrétion ; mais si les viscères abdominaux sont gorgés par une trop grande quantité de ce liquide, s'il y a une irritation particulière dans ces viscères, la matière laiteuse y stase, les enflamme, d'où les fièvres putrides avec ou sans inflammation, d'où la suppuration ou la gangrène de ces viscères, où les dépôts purulents dont le foyer plus ou moins profond est aussi difficile à évacuer qu'il l'est à guérir. Si le lait parvient aux mamelles, il les engorge outre mesure. Celles qui ne nourrissent pas leurs enfants s'exposent aux engorgements inflammatoires des seins ; d'où les abcès excessivement douloureux de ces parties. Mais, comme la suppuration ne fond pas toujours complètement les engorgements la chaleur de l'inflammation les rend très solides dans leurs noyaux, d'où le squirre des mamelles. Les chocs, les coups, une disposition particulière des fluides qui ont acquis quelque acrimonie, peuvent faire dégénérer le squirre en carcinome. Si la tumeur carcinomateuse est adhérente au thorax, si les glandes voisines ont contracté quelque vice, la curation par l'opération est infructueuse.

Ferronnière (la belle). — Nom d'une des maîtresses de François Ier, femme de Jean Ferron, bourgeois de Paris. Celui-ci, soit par accident, soit pour se venger, inocula certain mal à sa femme adultère, qui le transmit au monarque, et dont celui-ci mourut après dix années de souffrance.

Fesse. — Nom donné à deux éminences arrondies placées à la partie postérieure et inférieure du tronc de l'homme. Les fesses sont formées par la peau et une épaisse couche de tissu cellulaire qui recouvre les trois muscles fessiers. Il a été constaté que les *fesses*, chez la femme, étaient de plus en plus volumineuses à mesure qu'on s'avançait du nord vers le sud, de la Laponie à l'extrémité de l'Afrique méridionale, où elles atteignent un développement exagéré chez les Hottentotes.

Fessu. — Trivial. — Qui a de grosses fesses. Un homme *fessu*. Une Vénus *fessue*.

Fétides antihystériques. — Les affections hystériques peuvent tenir à tant de causes différentes qu'il est bien difficile de fixer avec précision le vrai sens du mot *hystérique*. Quand on parle des *Fétides* comme antihystériques, ce n'est pas qu'on les propose comme pouvant guérir la maladie dans son principe ; on les regarde seulement comme propres à calmer ou à faire cesser les accidents spasmodiques qui semblent menacer les jours du malade durant un paroxysme d'hystérie. Ils paraissent agir comme stimulants en excitant vivement la sensibilité, en la réveillant pour ainsi dire de son assoupissement, et en retirant la malade d'une suffocation qui semble la rapprocher d'un état de mort.

Feu. — Ardeur, violence de l'amour, l'amour lui-même. Souviens-toi du beau *feu* dont nous sommes épris. (Corneille.) Vous nourrissez un *feu* qu'il vous fraudrait éteindre. (Racine.) Sondez bien votre cœur, et voyez s'il est possible d'éteindre le *feu* dont il est consumé. (J.-J. Rousseau.) Un *feu* le dévore.

.... Quand le cœur brûle d'un noble *feu*,
On peut sans nulle honte en faire un noble aveu.
(Molière.)

Le mot *feu* nous rappelle une chanson connue dont voici un couplet :

Il fait froid, mon Adèle ;
Crois-moi, restons chez nous

Allume la chandelle,
Et tous deux, chauffons-nous.
Je vois une étincelle
Briller encore un peu...
Approchons-nous, ma belle,
Du feu!

Fiançailles. — Convention, promesse réciproque d'un homme et d'une femme de s'épouser. Les contractants prennent le nom de fiancés. Les *fiançailles* ont eu lieu, chez tous les peuples anciens et modernes, avec plus ou moins de cérémonies. Chez les Romains notamment, on écrivait de nuit, ou vers la pointe du jour, les conventions du mariage sur un registre public que chacun des assistants scellait de son anneau. Le fiancé donnait pour arrhes à la fiancée un anneau de fer. Elle entrait ensuite, en marchant sur une toile de lin, dans la maison de son époux, où on lui présentait des sandales, une quenouille et un fuseau, pendant qu'on chantait un hymne à Thalasius.

Fiancé. — Personne qui s'est engagée par une promesse à en épouser une autre. Le *fiancé*. La *fiancée*.

Fiancer. — Unir par une promesse de mariage. En Orient, on *fiance* dès leur bas âge les enfants qu'on destine l'un à l'autre. Se *fiancer*, s'unir par une promesse réciproque de mariage. La femme qu'il aimait vient de *se fiancer* avec un autre.

Fic. — Espèce de condylome ou excroissance charnue, que les Latins ont nommée *Marisca*, et les grecs συκωσις. C'est une petite tumeur indolente, ronde, qui pend en manière de *figue*, d'où elle a pris son nom. Le *fic* vient aux yeux, aux paupières, au menton, à la langue, au fondement et aux parties naturelles des deux sexes. Il est souvent rougeâtre et mou, quelquefois dur et squirrheux. Il excède ordinairement la grosseur d'une verrue. On en a vu d'aussi gros que des œufs de pigeon. Il y en a qui deviennent douloureux, qui s'ulcèrent et s'ouvrent en manière de grenade. Ceux du fondement et des parties naturelles sont pour l'ordinaire des effets du virus vénérien.

Fignoler. — Trivial. Raffiner, vouloir se distinguer, mettre dans sa toilette une recherche affectée. Il veut *fignoler* et se faire admirer.

Fignoleur. — Celui, celle qui s'efforce de surpasser les autres par un ton recherché, par des manières affectées.

Filer. — *Filer le parfait amour.* Nourrir longtemps un amour romanesque.

Fille. — Enfant du sexe féminin. *Fille de joie, fille publique,* ou simplement fille, femme abandonnée à la prostitution. Aller chez les *filles.* Fréquenter les *filles.* C'est un coureur de *filles.* Parmi cent *filles,* il y en a trois qui le sont par tempérament, dix par fainéantise, le reste par la misère ; parmi ces *filles,* l'immense majorité est de la plus épaisse ignorance (Parent-Duchâtelet). Dans le langage administratif : *Filles soumises,* femmes publiques qui sont inscrites à la police et soumises à une visite médicale. Une *fille des rues,* une coureuse.

Fille à parties. — Prostituée en carte ou isolée, mais avec plus de forme. Si elle se fait suivre par sa fourrure élégante ou par un coup d'œil furtif, on la voit suivant son chemin les yeux baissés, le maintien modeste ; rien ne décèle sa vie déréglée. Elle s'arrête à la porte d'une maison ordinairement de belle apparence ; là, elle attend son monsieur, elle s'explique ouvertement avec lui ; et, s'il entre dans ses vues, il est introduit dans un appartement élégant ou même riche, où l'on ne rencontre ordinairement que la dame de la maison.

Fille soumise. — Fille ou femme à laquelle la préfecture de police impose une carte, dans l'intérêt de la santé publique. *Voy.* FILLE.

Filles (maladies des). — Quand l'âge de rassembler quelques pensées est arrivé, les *filles* deviennent curieuses ;

elles s'inquiètent des causes de tout ce qu'elles voient, leurs questions se succèdent rapidement. Les garçons, au contraire, semblent ne prendre garde à rien qu'à ce qui les met dans un mouvement continuel ; cet état est le seul qui leur procure de véritables jouissances. De cette opposition de caractère, très prononcée à l'âge de cinq à sept ans, il résulte évidemment que les *filles* ont les facultés intellectuelles plus précoces que les hommes.

Plus tard, lorsque le sang trop abondant chez les filles a besoin d'être évacué par les menstrues, c'est dans ce moment que commence véritablement leurs maladies. La première qui s'offre à l'observation est celle qui résulte dans l'embarras des fluides et de leur stase dans les vaisseaux de la région abdominale. Si le sujet manque des forces nécessaires pour faire franchir aux liquides les obstacles qui s'opposent à leur sortie par l'utérus ; leur séjour prolongé dans les viscères de l'abdomen forme une sorte d'empâtement qui gêne leurs fonctions et les détériore par la suite des temps, d'où les vices des digestions qui amènent le goût dépravé, la perte de l'appétit, ou un appétit sans régularité ; d'où l'amas des sabrures qui infectent les premières et secondes voies ; d'où les envies de vomir, les vomissements. A ces symptômes se joignent souvent les douleurs du ventricule, le soda, les rapports acides, les diarrhées fréquentes ou la constipation par atonie ; d'où le défaut de nutrition suffisante augmenté par l'amas des glaires qui tapissent les intestins ; d'où les coliques ventrales, les déjections parracées ou blanchâtres. Du défaut de nutrition résulte : 1o L'amaigrissement, puisque les pertes ne sont pas convenablement réparées ; 2o Une sorte de dépravation du sang, et parce qu'il n'est pas renouvelé, et parce que le défaut d'activité dans sa marche détruit l'union de ses principes, d'où la partie muqueuse surabondante. Joignons à ces affections les engorgements des glandes mésentériques de celles qui environnent la trachée artère (le goître) si commun chez les jeunes filles avant la menstruation, et étant souvent la suite de la difficulté avec laquelle cette évacuation s'établit; joignons encore le gonflement des glandes axillaires, inguinales, etc., nous aurons réuni la plus grande partie des maux qui résultent du défaut d'élaboration du sang chez les jeunes filles, dont la constitution est originairement faible, ou qui a été affaiblie par accident. La pléthore entraîne divers symptômes, quand le sang ne trouve pas de passages libres pour s'écouler; c'est par cette raison que des hémorrhagies tiennent lieu des règles: d'où le flux périodique des hémorrhoïdes, d'où l'hémoptisie, d'où les saignements réguliers par les narines, par les seins, les oreilles, les yeux, l'œsophage, la vessie, les intestins, les gencives, les voies salivaires, les anciennes plaies, les ulcères, la peau qui recouvre les glandes des aisselles; on a vu les extrémités des doigts fournir cette excrétion. A consulter les observateurs sur cette erreur de lieu, il n'est aucune partie du corps qui ne puisse donner passage au sang menstruel. Les menstrues sont aussi retenues dans l'utérus par vice de conformation. Ainsi, l'imperforation de ce viscère force le sang à y séjourner, à s'y amasser en quantité excessive, d'où le volume extraordinaire de la matrice et tous les accidents qui en dérivent; tels sont la compression des viscères voisins et les symptômes qui sont l'effet immédiat de cette compression. L'évacuation des menstrues ne sauve pas toujours les filles des maladies auxquelles elles sont exposées avant que cette excrétion se manifeste; car si elles ne coulent pas en quantité suffisante, l'empâtement des viscères du bas-ventre détermine une congestion qui bouche complètement ou incomplèment les canaux destinés à donner passage au sang menstruel. Les filles sont encore assujetties aux congestions dans les viscères, aux engorgements, aux obstructions, aux leucophlegmasies, à l'anasarque, à l'ascite, à la cachexie, au scorbut ; vices qui sont pour la plupart le défaut de force tonique et d'assimilation des principes du sang.

Si parmi tant de causes de désordres la santé se maintient, et que les forces restent dans leur intégrité, un autre germe de malheur menace encore les filles. Le temps des passions amène avec lui ses organes ; et la privation des plaisirs de l'amour cause aussi des maladies qui sont faciles à guérir, en se rapprochant des vues de la nature, mais qui se manifestent d'une manière terrible toutes les fois qu'on s'obstine à s'en écarter. Il faut le dire sans déguisement : la morale et l'éducation laissent apercevoir ici toute leur impuissance, quand on veut enchaîner les sens à un empire trop métaphysique. La contrainte avec laquelle on s'attache à réprimer les impulsions de l'amour, ne fait que retarder et donner plus d'intensité et de véhémence à l'explosion de cette passion insurmontable. C'est ainsi que la fureur, qu'on nomme utérine, est la suite de la constance à contrarier des désirs que la nature commande impérieusement qu'on satisfasse. Elle n'attend pas et ne peut pas attendre qu'on prenne les conventions de l'orgueil ou de l'intérêt, pour livrer une jeune fille aux embrassements d'un époux. Elle la jette dans ce désordre des sens qui ne lui laisse plus discerner celui qui méritait son choix ; et toute personne qui n'est pas de son sexe, devient au même moment celui auquel elle s'abandonne sans ménagement comme sans honte. Heureusement cette maladie qui attaque en même temps les facultés morales comme elle porte le désordre dans les facultés physiques, est excessivement rare. Cependant trop d'exemples encore apprennent à en redouter les humiliants effets.

Flaccidité. — Se dit de l'état du membre virile qui n'est pas en érection. Lorsque cet état est habituel, qu'il n'est pas susceptible de changer, que la nature ni l'art ne peuvent pas exciter la disposition opposée à la *flaccidité;* celle-ci est regardée comme le signe pathognomonique de l'espèce d'impuissance qu'on a nommée frigidité.

Flamme. — Passion de l'amour. Femme amoureuse. Nourrir sa *flamme.* Faire partager sa *flamme.* L'injurieux aveu d'une coupable *flamme* (Molière). Une *flamme* mal éteinte est facile à ranimer (Mme de Sévigné). Le ciel mit dans mon sein une *flamme* funeste (Racine). Le ciel refusa le génie aux femmes pour que toute la *flamme* pût se porter au cœur (Thomas). Dans ce sens on n'emploie guère que le singulier. Cependant Corneille a dit: L'ardeur de Clarisse est égale *à vos flammes.* C'est pourquoi Voltaire remarque, à ce sujet, qu'on peut tout aussi bien dire *à vos flammes,* qu'*à vos feux, à vos amours.* Ardeur. La *flamme* des désirs. La *flamme* du génie, du devoir, de l'amour.

Flasque. — Mou, sans force, sans vigueur. Se dit des parties du corps qui ont perdu leur fermeté. Chair *flasque.*

Flatterie. — Action de flatter. Louange fausse ou exagérée, donnée dans le dessein de se rendre agréable, ou dans une vue intéressée. Hameçon auquel chacun se laisse prendre. Fausse monnaie ayant cours dans le royaume de la vanité. Cette denrée-là est peut-être la seule qui soit surfaite par l'acheteur, au lieu de l'être par le vendeur.

Fleur. — Corolle simple ou composée de certaines plantes, ordinairement odorante et douée de vives couleurs Les fleurs répandent autour d'elles un charme qui a quelque chose de céleste, leur vue inspire le plaisir, et leur étude apprend l'amour. L'enfant à la mamelle sourit en les voyant, plus grand il en tresse des couronnes, adolescent il marie le jasmin à la rose pour les offrir à sa maîtresse, et à mesure que le poids des années augmente, ce sentiment est le dernier qui s'éteigne en lui. Une fleur est le symbole de l'amour, une fleur remet l'espoir au prisonnier.

L'usage des *fleurs* était général chez les anciens ; ils se couronnaient dans les banquets ; ils en mettaient des tresses autour de leur cou, pour en mieux sentir les parfums. Celui qui apportait une bonne nouvelle était couronné de fleurs ; et les amants ornaient de festons et de guirlandes les maisons de leurs maîtresses ; on couvrait de fleurs les corps qu'on portait au bûcher, et l'on en parait les tombeaux. Nos banquets en sont ornés : nous offrons des bouquets à la fête de nos parents, de nos amis ; la fiancée pare sa chevelure d'un bouquet de fleur d'oranger ; et lorsque nous conduisons à sa dernière demeure un être qui nous est cher, nous déposons sur sa tombe une couronne d'immortelles : *C'est la fleur de la galanterie*, se dit d'un homme galant auprès des femmes, ou qui a pour elles mille attentions, mille petits soins. *Fleur de virginité*, la virginité même. On a aussi appelé *fleurs*, les menstrues, et on appelle *fleurs blanches*. ce que les médecins désignent sous le nom de *leucorrhée*. *Voy*. FLEURS BLANCHES.

Fleurette. — Propos galant que dit à une femme l'homme qui veut lui plaire. Dire des *fleurettes*. Une femme qui aime les *fleurettes*. La *fleurette* est toujours agréable lorsqu'elle réunit une expression ingénieuse à une idée riante. Les *fleurettes* sont les armes les plus légères de l'amour, mais quoique légères elles ne laissent pas souvent que d'être dangereuses. *Conteur de fleurettes*. Homme volage qui en conte à toutes les femmes.

Fleuriste. — Personne qui fait des couronnes d'oranger, mais qui n'en porte jamais.

Fleurs blanches. — Cette maladie consiste en un écoulement irrégulier d'une humeur impure mucilagineuse et ordinairement blanchâtre, par les parties naturelles de la femme ; elle est toujours accompagnée de symptômes fâcheux et d'une altération marquée dans les fonctions naturelles. Quoique les jeunes femmes soient plus sujettes à cette maladie que les autres, celles qui sont avancées en âge n'en sont pas exemptes. Il y a aussi des exemples de filles, de trois, quatre, cinq, six et sept ans qui ont été attaquées de cette maladie : quelquefois elle se manifeste dans des enfants plus jeunes. Cet écoulement commence assez ordinairement à treize ou quatorze ans, temps auquel a lieu l'apparition des règles. Le mariage et la gestation n'en guérissent pas toujours. On voit des femmes avoir des *fleurs blanches* pendant tout le temps de la grossesse, sans en avoir eu précédemment ; d'autres, qui étaient sujettes à un écoulement modéré, en ont de plus abondants pendant la gestation ; ce qui arrive particulièrement dans les trois ou quatre premiers mois. La matière de cet écoulement varie tant par rapport à la couleur, que par rapport à la consistance ; l'humeur est quelquefois séreuse, et dans ce cas très abondante, limpide et sans exciter de picotements ; quelquefois elle est âcre et saline, jaune et verdâtre, quelquefois un peu noirâtre, et même sanieuse. Tantôt elle est sans odeur, et tantôt très fétide. Quand cette maladie n'est pas arrivée à un haut degré, les symptômes qui l'accompagnent sont si légers, qu'on a vu des femmes mariées et non mariées en être attaquées pendant des mois et des années entières, sans que leur santé parût en souffrir. Quand l'écoulement est excessif, il détruit les forces, il altère la constitution et amène la cachexie. D'où suit une langueur considérable et une faiblesse dans les actions, avec chaleur, démangeaison, picotements, tant dans les parties naturelles que dans les voisines. En général, les filles ont plus rarement des *fleurs blanches* que les femmes. Cette maladie est plus fréquente quand l'utérus a été distendu par la grossesse ; quand la contexture a été viciée en entier ou en quelques-uns de ses points ; quand ses vaisseaux ont perdu leur élasticité, ou qu'une humeur acrimonieuse les a trouvés disposés à la recevoir ; ce qui suppose que son organisation a pris par la grossesse un développement qui a occasionné une faiblesse considérable dans le tissu des parties élémentaires dont il est composé.

Flore. — Déesse des fleurs et des jardins ; elle épousa Zéphire, qui lui donna l'empire des fleurs et lui conserva sa première jeunesse. Flore était représentée sous la figure d'une jeune nymphe couronnée de fleurs et les mains chargées de fleurs. Son culte établi chez les Sabins, fut introduit à Rome par Tatius. On célébrait en son honneur les jeux floraux, qui avaient lieu à l'époque de la *floraison*. Ils se célébraient la nuit au milieu des danses et des chants, et il y régnait une grande licence.

Florès. — Terme emprunté au latin, que l'on n'emploie que dans cette locution du langage familier : *Faire florès*. Briller, faire une dépense d'éclat, et surtout une dépense qu'on ne peut pas soutenir longtemps. On l'emploie aussi pour dire : Obtenir un succès, se faire une réputation.

Flotter. — Hésiter, être irrésolu, incertain. Je *flotte*, je balance entre trois femmes charmantes.

Flueurs. — Synonyme inusité de *Menstrues*. *Flueurs blanches*, écoulement blanc affectant un grand nombre de femmes. Les *flueurs blanches*, ou *leucorrhée*, surviennent principalement chez les femmes d'une constitution lymphatique, pâles et mal réglées ; chez les ouvrières qui habitent des lieux humides, obscurs, qui respirent habituellement un air malsain, font usage d'une mauvaise nourriture. Les causes génératrices de cette maladie sont, en général : accouchements laborieux, irrégularité des règles, emploi des purgatifs, corsets, veillées prolongées, usage immodéré des épices ; l'abus des chaufferettes, les émotions morales trop vives, application locale de quelque substance irritante, etc. Cette perte, qui entraîne, avec le temps, des altérations remarquables dans la vie organique et morale, se complique si souvent d'affections graves de la matrice et des parties voisines, qu'on ne saurait trop s'empresser d'y porter remède (*Voy.* FLEURS BLANCHES).

Flux. — Écoulement ou évacuation d'humeur, dont les espèces varient, suivant l'organe par où se fait le *flux* et l'humeur qui en découle. Ainsi il y a des *flux de bouche*, des *flux du ventre*, des *flux* CŒLIAQUES, HÉPATIQUES, HIENTÉRIQUES, MENSTRUELS, HÉMORRHOÏDAUX, etc.

Fœtal. — Qui se rapporte au fœtus. Circulation *fœtale*. Membranes *fœtales*.

Fœtus. — Enfant ou animal quelconque, depuis le moment où sa forme permet de le distinguer jusqu'à l'accouchement. La formation du *fœtus*. Faire l'anatomie du *fœtus*. Des hommes de génie peuvent tomber impunément dans quelques erreurs sur la formation d'un *fœtus* et sur celle des montagnes, les femmes font toujours des enfants comme elles peuvent, et les montagnes restent à leur place (Voltaire). L'embryon n'est que la première trame de l'animal, le rudiment primitif; le *fœtus*, au contraire, est l'animal entièrement fini et prêt à être mis au jour; cependant ces deux termes se prennent quelquefois, mais à tort, indifféremment l'un pour l'autre. A deux mois, l'embryon acquiert de 40 à 54 millim. de longueur. L'œuf entier est large de 5 à 6 centimètres. A onze semaines le fœtus a de 13 à 15 centimètres. A trois mois (treize semaines), le placenta, qui ne consistait jusque-là qu'en villosités choriales, isolées, vasculaires, ramifiées un très grand nombre de fois, est formé. L'œuf est large de 7 à 8 centimètres. Le fœtus a de 13 à 15 centimètres, et pèse 70 à 90 grammes. A seize semaines, le fœtus a 18 à 19 centimètres de longueur, et pèse de 120 à 180 grammes. L'œuf est large de 9 centimètres. A quatre mois, le fœtus a 21 à 24 centimètres, et pèse 220 à 250 grammes. A vingt semaines, la longueur est de 25 à 27 centimètres, le poids de 280 à 450 grammes; à six mois, 32 à 35 centimètres de longueur, poids de 1 kil. 500 à 2 kilogrammes. A six mois et demi, longueur de 37 à 38 centimètres, poids 2 kilogrammes à 2 k. 500. A sept mois et demi, longueur 40 à 42 centimètres, poids 2 kil. 500 environ. A huit mois et demi, longueur de 44 à 47 centimètres. A neuf mois, c'est-à-dire à terme, longueur ordinaire de 46 à 50 centimètres; poids ordinaire; environ 3 kilogrammes à 3 kil. 500.

Folie. — Personnage allégorique qui n'appartient pas à la mythologie ancienne, mais qui figure très fréquemment dans la poésie moderne. La Folie fit son entrée dans la salle de bal.

Fondement. — Extrémité inférieure ou orifice du rectum. Il a mal au *fondement.* J'éprouve des démangeaisons au *fondement.* On dit plutôt *anus*.

Fongus. — Le *fongus* est une excroissance de chair qui s'élève en forme de champignon sur différentes parties du corps, comme sur les plaies, les ulcères, les membranes muqueuses.

Fontanelle. — La fontanelle est une partie de la tête des enfants nouveau-nés, qui forme un losange situé entre le coronal et les pariétaux. Comme cette partie n'a aucune dureté, on y sent avec la main le battement des artères de la dure-mère et du cerveau. Cet endroit reste encore cartilagineux quelque temps après la naissance; quelquefois même, chez quelques enfants rachitiques ou délicats, les os conservent longtemps de la mollesse. Ils serait donc nécessaire que les parents se fissent assurer par des ministres de santé, dans quel état se trouve la *fontanelle* de leurs enfants. Il faut qu'ils soient très attentifs dès qu'ils ont vu le jour, à ce que le sommet de leur tête ne puisse être en but au choc d'aucun corps extérieur.

Forceps. — Instrument en forme de pince, destiné à embrasser la tête ou quelque autre partie du fœtus et de l'extraire de la matrice, lorsque l'accouchement ne peut se terminer naturellement ni par les moyens ordinaires. Le *forceps* se compose de deux branches d'acier, unies au milieu par un point mobile. Une de leurs extrémités est évasée en forme de cuillère, et destinée à saisir la tête de l'enfant ; l'autre sert de manche, et se termine par un crochet.

Fornicateur. — Celui, celle qui commet l'acte de fornication. C'est un grand *fornicateur*, la donzelle était une *fornicatrice*.

Fornication. — Le péché de la chair. Le peuple tombe dans la *fornication* avec les filles de Moab (Bible). Le commerce charnel entre deux personnes qui ne sont liées par aucun vœu. Ce mot est aujourd'hui proscrit par la décence.

Forniquer. — Commettre le péché de fornication.

Fortune. — *Bonne fortune.* Famil. et en terme de galanterie, se dit des faveurs d'une femme. Un homme à *bonnes fortunes.*

Fourchette. — La commissure postérieure des grandes lèvres de la vulve.

Freluquet. — Homme léger, frivole, sans solidité, sans valeur.

Frénésie. — Délire aigu, espèce de folie, accompagnée de fièvre, de convulsions, de fureur, et qui est le plus souvent le symptôme d'une inflammation cérébrale, d'une fièvre maligne ou d'une maladie profonde des intestins. Par extension: Fol emportement causé par la passion. Son amour jusqu'à la *frénésie*. Fig. Amour extrême.

Mais depuis le moment que cette *frénésie*,
De ses noires vapeurs, troubla ma fantaisie.
(Boileau.)

Frigidité. — Impuissance, état d'inertie des fonctions génitales.

Friponne. — Une femme coquette, fine et adroite. Je

ne puis m'arracher des lacs de cette aimable *friponne*. Se dit aussi de la mine, du regard, et en ce sens il signifie coquet, éveillé. Voyez ce minois *fripon*.

Frisson. — Saisissement qu'on ressent à la suite d'une violente émotion. J'en ai encore le *frisson*. Se dit aussi en parlant d'émotions agréables. Un doux *frisson*.

Froideur. — Amour peu prononcé, indifférence. La *froideur* de son amant exaspère cette femme.

Fruit défendu. — Le *fruit défendu*. Le fruit auquel, selon la Bible, Dieu avait défendu, dans le Paradis terrestre, qu'Adam et Ève touchassent.

Fruition. — Action de jouir. Le vieux drôle sortait de *fruition*. Vieux mot.

Fureur utérine. — Fureur avec laquelle une jeune personne, sage et modeste jusqu'à ce moment, se trouve agitée d'un trouble qui anéantit sa raison et qui la précipite dans les désordres d'une luxure effrénée. L'invasion prochaine de la fureur utérine se reconnaît aux signes suivants : les filles parlent souvent des hommes qui leur plaisent ; cette conversation les anime, les yeux deviennent étincelants, le visage se couvre d'une rougeur vive, leur pouls devient plus fort et plus fréquent. Elles ont une activité plus marquée dans leurs actions et dans leurs discours, une respiration plus fréquente, un regard plus assuré, la voix plus forte et le son plus prononcé, les gestes plus décidés, la démarche et le maintien plus hardis. Quand cet état a duré quelque temps, la raison se trouble à l'aspect des hommes qui leur plaisent. La présence de leurs parents ni celle d'une société nombreuse, pour laquelle elles étaient pénétrées du plus profond respect, ne peut mettre obstacle aux marques de leur dérèglement. Elles invitent ceux qui ont fixé leur imagination à satisfaire leurs désirs. Elles les pressent par les actions les plus licencieuses. On ne peut les contenir que par la force ; mais elles portent les mains sur elles-mêmes et se déchireraient, sans ressentir de douleur, si on n'usait pas de violence. Cependant le trouble extrême qui les agite, les accable. Il se fait aussi quelquefois une excrétion de semence ; alors elles retombent dans l'accablement qui suit nécessairement une fatigue et un désordre aussi extraordinaires. La fougue des sens s'affaiblit, et la raison reprend son empire. On ne peut pas douter que l'état pléthorique de la matrice, joint à une constitution ardente, ou, pour me servir de l'expression des anciens, l'*intempérie chaude* de ce viscère, ne soit la cause prochaine de la *fureur utérine*, chez les femmes qui désirent les plaisirs de l'amour et qui ne sont pas satisfaites. Il est rare que la maladie commence brusquement, comme cela arrive chez les femmes timides, qui ont longtemps combattu la violence de leurs désirs, parce que les premières ne manifestent pas cet état sans trouver l'accomplissement de leur vœux ; c'est pourquoi l'invasion n'est pas subite et violente comme chez les dernières qui ont concentré le feu qui les consumait. On met au nombre des causes de la fureur utérine, les bains chauds qui raréfient le sang, et qui portent dans toute l'habitude du corps une sensation de volupté ; ainsi que l'habitude de dormir sur le dos, parce que dans cette position la compression des viscères de l'abdomen sur les grands vaisseaux s'oppose plus aisément au retour du sang par la veine cave, et à son trajet par l'aorte. Il doit donc en résulter un engorgement plus considérable dans la matrice; état qui se rapproche de celui de ce viscère à l'approche des règles ; temps qu'Hippocrate regardait comme le plus propre à donner naissance à la *fureur utérine*.

Gabriel. — Archange qui, d'après l'Écriture, fut envoyé de Dieu, d'abord à Zacharie pour lui annoncer la naissance d'un fils, puis à la Sainte Vierge pour lui annoncer qu'elle avait été choisie pour être la mère du Messie.

Gaillard. — Plein d'allégresse et de vivacité ; qui a une gaieté bouffonne, hardie et même licencieuse. Cet homme est bien gaillard. Cette fille est bien jolie, elle a l'esprit gaillard.

Gaïac. — La gaïac (*gaicum oyacinale*) est un arbre qui croît principalement à la Jamaïque. Il appartient à la famille des Rutacées et jouit de propriétés sudorifiques incontestables, résidant dans un principe résineux spécial qui peut être extrait du bois, de l'écorce ou de la racine. Dans la route suivie par l'art de guérir, pour arriver au traitement rationnel des maladies vénériennes, le gaïac marque une étape remarquable : celle de la réaction contre l'abus du mercure. Il fut un moment, dit Lancereaux, où les malades, accablés de frictions mercurielles fortes et répétées périssaient quelquefois par le fait du remède ; ceux qui avaient assez de force ou de bonheur pour résister à sa violence restaient épuisés par la salivation, la diarrhée, les ulcères de la bouche, etc., ou ne recouvraient la santé qu'après bien du temps et des souffrances longues et inexprimables. En venant à cette heure, le *gaïac* devait être reçu favorablement. Il le fut trop bien, et comme cela arrive dans toutes les réactions, le but à atteindre fut dépassé. Il fallait user des mercuriaux avec précaution, on les abandonna complètement, et d'éminents médecins, de la valeur de Fallace, déclarèrent que le saint-bois seul pouvait triompher des véroles les plus invétérées. Cette opinion trop absolue fit des victimes comme celle qui l'avait précédée et ce ne fut guère qu'en 1700 qu'un sage éclectisme vint mettre fin à ce fâcheux état de choses. Au chapitre troisième de son livre sur *les maladies des artisans*, Ramazzini écrivit : « Comme le mercure est le vainqueur du rivus, le gaïac, par sa vertu fondante et sudorifique, remédie au maux que ce demi-métal peut causer ; ainsi ces deux remèdes réunis guérissent très bien la syphilis. »

Galactagogue. — Qui a la propriété de déterminer ou d'augmenter la sécrétion lactée.

Galactie. — Syn. de galactorrhée. *Voy.* ce mot.

Galactocèle. — Tumeur du scrotum produite par un épanchement de liquide blanc dans les deux tuniques vaginales, et qui constitue une affection des plus graves.

Galactorrhée — Écoulement spontané du lait par les mamelles. Ce phénomène a lieu surtout lorsque les femmes enceintes, ou les nourrices sont pléthoriques. Sauvages distingue plusieurs espèces d'écoulements laiteux, soit à raison de l'altération de l'humeur dans sa couleur et dans ses principes, soit dans des cas de métastase sur divers organes, et par différents émonctoires. Il considère aussi l'écoulement laiteux ou plus tôt séreux des mamelles de presque tous les enfants nouveau-nés et celui que beaucoup d'observateurs ont dit voir remarquable chez plusieurs adultes et les avoir rendus plus ou moins aptes à allaiter des nourrissons.

Les exemples de galactorrhée ont été observés non seulement sur les femmes adultes, mais aussi sur des femmes chez lesquelles avaient cessé complétement les fonctions génératrices. Le docteur Case a observé les deux cas suivants : 1° Une femme de 65 ans, qui, pendant le cours de sa jeunesse et de sa maturité, avait eu cinq enfants, et qui était entrée dans la période de la ménopanse depuis dix ans, s'aperçut que ses mamelles se tuméfiaient, et peu de temps après elles sécrétèrent du lait. Cette femme, malgré son âge avancé, éprouvait de très vifs désirs génésiques. Ce flux lacté fut guérit au moyen de l'ergotine. La malade ne survécut qu'un an à cette guérison, mais ce fut à une pleuro-pneumonie qu'elle succomba ; 2° La seconde malade était une femme de 50 ans, qui avait eu autrefois deux enfants ; elle était atteinte d'un cancer de la matrice, et ce fut pendant le cours de cette affection que s'établit chez elle une galactorrhée qui ne put être arrêtée et qui ne cessa qu'avec la vie. Le lait de ces deux femmes ayant été examiné, parut posséder tous les caractères du lait à l'état normal.

Galant. – *Homme galant*, homme qui cherche à plaire aux femmes. *Femme galante*, femme qui est dans l'habitude d'avoir des commerces de galanterie.

L'homme coquet et la femme *galante* vont assez de pair (La Bruyère). Comme toutes les femmes *galantes*, elle aime à disserter sur les passions. Le mot *galant*, dit Voltaire, vient de *gal* qui d'abord signifia *gaieté* et *réjouissance*, ainsi qu'on le voit dans Alain Chartier et dans Froissart. Il est plus probable que le *gala* des Italiens et le *galan* des Espagnols sont dérivés du mot *gal*, qui paraît originairement celtique; de là se forma insensiblement *galant*, qui signifie *un homme empressé à plaire*. Ce mot reçut une signification plus noble dans les temps de la chevalerie, où ce désir de plaire se signalait par des combats.

Être galant, en général, c'est chercher à plaire par des soins agréables, par des empressements flatteurs. *Il a été très galant avec ces dames*, veut dire seulement : il a montré quelque chose de plus que de la politesse. Mais, *être le galant d'une dame* a une signification plus forte ; cela signifie être son amant. Ce mot n'est presque plus d'usage que dans les vers familiers. Un *galant* est un homme à bonnes fortunes, qui montre dans sa conduite auprès des dames une sorte de hardiesse de mauvais ton.

Galanterie. — Propos flatteurs qu'on tient à une femme. Il me fatigue de ses fades *galanteries*. Commerce amoureux. La galanterie n'est certes pas toute en France ; mais chez nous, elle est plus fine, plus aimable, plus savante, plus assidue, plus infaillible que partout ailleurs, et nous pouvons à bon droit proclamer l'excellence de la galanterie française. C'est à l'époque de la chevalerie que l'on peut faire remonter l'origine de ces mœurs si sociables, de cette courtoisie, de cette loyauté envers les rivaux et les ennemis, de cette attention, de ce respect envers les femmes, dans lesquels nous faisons consister la galanterie. Plus tard, celle des sens prend le dessus. Au XIVe siècle, au temps de la décadence du moyen âge, l'idéal de l'amour s'efface. On connaît les orgies de la cour de Charles VI. Le caractère de ce temps, c'est un libertinage effréné : toutefois, Louis d'Orléans, frère du roi, conservait encore dans la débauche une élégance, une grâce qui semblerait appartenir aux voluptueux raffinés des temps modernes. Louis XI était grivois : c'était là sa galanterie. Vient ensuite le temps des derniers Valois ; c'est là une honteuse époque dans l'histoire galante. Brantôme nous donne une bien déplorable idée de ce qu'il faut penser des femmes de son temps. Les mémoires du règne de Henri III sont pires encore. Aussi l'on respire lorsque l'on arrive aux aventures cependant peu délicates du roi *Vert-Galant*, qui s'est fait presque pardonner sa conduite scandaleuse, parce qu'elle est moins immorale que celle des temps qui le précèdent. Le bon ton, une apparence convenable, fut exigée sous Louis XIV dans la galanterie. Mais la Régence se dédommagea, et la galanterie se traîna dans la boue jusqu'à la fin du règne de Louis XV.

Galantisé. — A qui l'on dit des galanteries. Je trouvai ma femme *galantisée* par des gens qui mangeaient mon bien.

Galantiser. — Flatter d'une manière galante, dire des galanteries. M. de Mantone *galantisa* et loua la beauté de la duchesse d'Aumont (Saint-Simon). Il *galantise* les femmes.

Galatée. — Nymphe de la mer, l'une des cinquante filles de Nérée et de Doris. Aimée de Polyphème et du berger Acis, elle préféra ce dernier au cyclope. Polyphème, jaloux de son rival, l'écrasa d'un quartier de rocher. Galatée, désespérée, métamorphosa Acis en fontaine.

Gandin. — Imbécile bien mis qui paye les filles pour qu'elles se moquent de lui avec leurs amants de cœur. *Gandin* est un personnage de la pièce des *Parisiens*, de Barrière. L'auteur en fait un parasite, une nullité jalouse. Ce nom fut donné, en 1858, aux petits élégants des boulevards, successeurs minuscules ou imitateurs ridicules des dandys et des fashionnables.

Fier de sa toilette apprêtée avec art et qui a épuisé les efforts de son imagination, le gandin se prétend l'arbitre de la mode et du bon goût. Il a généralement un faible pour l'idiome qu'on a, non sans beaucoup de raison, appelé la lange *verte*. Aussi, aux yeux de ce blasé précoce, tout est *infect*, la littérature et les femmes, la politique et les arts ; quant à la poésie, c'est *crevant*. Il ne trouve d'*épatant* que le nez d'Hyacinthe. Tapageurs et fanfarons de scepticisme et d'insensibilité, ces petits messieurs considéreraient comme perdu de réputation celui d'entre eux qui oserait croire à l'amour où à la fidélité. Ne faut-il pas traiter la femme comme une esclave devant le monde, quitte à se rouler à ses pieds quand on se trouve seul avec elle ?

Gant. — *Gant* se disait jadis pour *bonne main*, et se dit encore en quelques circonstances quand il s'agit de femmes. C'est un équivalent des *épingles* et du *pourboire*.

Garce. — Féminin de *gars*, est corrélatif de garçon. Se prend en fort mauvaise part et désigne une fille ou une femme de mauvaises mœurs, Qu'elle *garce !* Cette *garce* de femme. On n'entend plus guère ce mot grossier que dans les lieux de débauche. Autrefois, il s'employait toujours en bonne part et désignait une jeune fille. On le trouve encore, en ce sens, dans la plupart des auteurs du commencement du XVIIe siècle. On est singulièrement choqué aujourd'hui en lisant les écrits de ce temps et particulièrement la *cour* *sainte*, du père Caussin, de trouver cette épithète accolée à des noms vénérés. Sainte Cécile, cette courageuse et noble *garce*. Sainte Pulchérie, la plus belle *garce* de son temps.

Garçonner. — Fréquenter les garçons, jouer avec eux, en parlant des filles.

Gauche. — *Mariage de la main gauche.* Mariage dans lequel le marié, qui est noble et d'une condition supérieure à celle de la mariée, l'épouse en lui donnant la main gauche, et ne lui communique ni à elle ni aux enfants son rang et sa condition. Par extens. Tout mariage illégal. Cunégonde pouvait épouser Candide *de la main gauche* (Voltaire).

Gaupe. — S. f. Terme d'injure et de mépris. Femme malpropre et très désagréable.

Gazer. — Adoucir, voiler ce qu'un mot, une expression, un conte, une histoire, aurait de trop libre, de trop indécent, ou ce qui déplaîrait. *Gazer* cette anecdote.

Génération. — Fonction par laquelle les corps organisés et vivants se reproduisent, donnent naissance à des individus nouveaux, semblables à eux, et par lesquels ils perpétuent à jamais leur espèce.

Tous les actes qui composent la génération peuvent être rapportés à cinq groupes : le *rapprochement* ou la *copulation*, qui a pour but d'appliquer le principe fécondant de l'homme au germe fourni par la femme ; la *conception* ou la *fécondation* qui en résulte ; la *grossesse*, qui s'entend du séjour que fait l'œuf fécondé dans l'utérus, et des premiers développements qu'il y subit ; l'*accouchement*, qui consiste dans le détachement de l'œuf, son excrétion et la naissance de l'individu nouveau ; enfin l'*allaitement* et la nourriture de l'enfant par sa mère, à l'aide du lait qu'il puise dans son sein. Le rôle de deux sexes n'est pas également important dans la génération. L'homme n'a qu'à fournir le fluide destiné à effectuer la fécondation et à porter ce fluide dans les parties intérieures de la femme ; il ne concourt qu'à la copulation et à la fécondation : aussi son appareil génital ne se compose que de deux sortes de parties, celles qui sécrètent et conservent le fluide fécondant, et celles qui accomplissent le rapprochement. Les premières sont : 1° deux glandes paires, les *testicules*, qui sécrètent du sang le fluide fécondant, le *sperme ;* 2° les conduits excréteurs de ces glandes, appelés *canaux déférents* ; 3° les *vésicules séminales*, qui font suite aux canaux déférents, et sont des réservoirs où le fluide est mis en dépôt ; 4° enfin, deux autres conduits, dits *éjaculateurs*, qui portent le sperme des vésicules séminales dans le canal de l'urètre, d'où il sera ensuite projeté au dehors. Les secondes sont le *pénis* ou la *verge*, organe formé essentiellement par un tissu ercetile susceptible, traversé dans toute sa longueur par l'urèthre. La femme fournit le germe, et c'est dans son sein que doit s'en faire la fécondation ; à ce double titre, elle a part à la conception ; mais, de plus, elle fournit asile au fœtus, le porte un certain nombre de mois, l'excrète, et enfin allaite l'enfant après sa naissance. Son appareil génital doit donc se composer d'un plus grand nombre de parties, savoir : outre celles qui font le germe et qui accomplissent le rapprochement, celles qui servent à la grossesse, à l'accouchement et à l'allaitement. Il se compose : 1° des *ovaires*, organes pairs, analogues des testicules du sexe mâle, et qui fournissent les ovules ou les germes ; 2° des *trompes*, canaux excréteurs, qui saisissent les germes aux ovaires, et les conduisent à l'utérus ; 3° de l'*utérus* ou de la matrice, qui reçoit l'ovule fécondé, le conserve pendant toute la grossesse, fournit à ses premiers développements, et l'excrète lors de l'accouchement ; 4° les *mamelles*, qui sécrètent du sang le lait nécessaire à l'allaitement ; 5° enfin, du canal, appelé *vagin* ou *vulvo-utérin*, étendu de la vulve à l'utérus, et qui reçoit pénis dans l'acte du rapprochement.

L'histoire du phénomène de la conception est, en quelque sorte, celle de la génération tout entière ; et, pour l'approfondir, il faut rechercher successivement quelles sont les matières fournies par l'un et l'autre sexe, comment ces matières sont mises en contact, et comment de leur contact résulte l'individu nouveau. D'abord, la matière que fournit l'homme, et par laquelle il concourt à la génération, est évidemment le sperme ; c'est, en effet, ce qu'il projette dans la copulation. Il excrète bien aussi les sucs de la prostate et des glandes de Cowper ; mais ces sucs n'effectuent pas la fécondation, car ils n'existent pas dans tous les animaux. Il est probable qu'ils ne servent qu'à la lubréfaction des parties, ou à la dilution du sperme ; au moins, dans les fécondations artificielles que divers expérimentateurs ont faites, on a observé que le sperme, pour jouir de sa toute-puissance fécondante, avait besoin d'être délayé, d'être étendu dans une liqueur. Au contraire, les testicules existent dans tous les animaux, et l'ablation de ces organes suffit pour produire la stérilité, bien que le reste de l'appareil génital subsiste et puisse effectuer la copulation. Ainsi donc, il est certain que le sperme est la matière fournie par l'homme pour la génération.

Mais jusqu'à quelle profondeur de l'appareil génital de la femme est-il projeté ? et par conséquent en quel lieu agit-il ? Les physiologistes ont ici émis des assertions différentes, selon le système qu'ils ont adopté sur l'essence de la génération. Selon les uns, le sperme ne parvient qu'à la partie supérieure du vagin, et c'est parce que les vaisseaux du vagin l'absorbent et le portent par les voies de la circulation jusqu'à l'ovaire, ou parce qu'il dégage une émanation spiritueuse qui se propage jusqu'à cet ovaire, qu'il accomplit la fécondation. Selon d'autres, le sperme est dardé jusque dans l'utérus, mais il ne va pas au-delà ; d'autre part arrive dans cet organe la matière, quelle qu'elle soit, que fournit la femme, pour que, de leur mélange, résulte l'individu nouveau, et que se fasse la fécondation. Enfin, dans une troisième opinion, une portion de ce sperme est conduite par une action propre de la trompe à l'ovaire, et va y effectuer la fécondation.

De ces diverses opinions, la dernière peut paraître plus vraisemblable, quant à l'espèce humaine. Dans cette espèce, en effet, c'est à l'ovaire que se fait la conception ; les grossesses extra-utérines en sont la preuve. On a vu des fœtus se développer dans l'ovaire même ; on en a vu se développer dans l'abdomen, les ovules ayant probablement échappé à la trompe, quand celle-ci, par son pavillon, les a saisis à la surface de l'ovaire pour les conduire à l'utérus ; on a vu enfin des grossesses de la trompe elle-même, les œufs s'y arrêtant et ne parvenant pas jusqu'à l'utérus.

Il est sûr que le sperme parvient au moins dans l'utérus. Dans le coït, en effet, l'extrémité du pénis correspond, au fond du vagin, à l'ouverture de l'utérus ; et que servirait le rapport entre ces deux organes, si ce n'était pour que le fluide projeté par l'un pénétrât dans la cavité de l'autre ? Il est même probable que l'orifice utérin, alors à moitié ouvert et dans un état de spasme, aspire le sperme. De plus, ayant ouvert des femelles d'animaux et des femmes peu d'instants après le coït, le sperme a été trouvé dans la cavité de l'utérus.

Enfin, puisque la conception a lieu à l'ovaire, et que, par l'acte de l'éjaculation, le sperme n'est projeté que jusque dans l'utérus, il faut bien que par les trompes il soit conduit de cet utérus à l'ovaire. Voici l'explication qu'on donne de ce phénomène : Dans le spasme voluptueux qui existe lors de la copulation, la trompe s'érige, applique son pavillon à l'ovaire, et apporte à cet organe une portion du germe.

Il reste à caractériser l'action qu'exerce le sperme ; mais ceci rentre dans la question de savoir comment de la fusion des matières fournies par l'un et l'autre sexe, résulte l'individu nouveau ; et il faut auparavant rechercher ce que fournit la femme.

C'est des ovaires que provient cette matière, quelle qu'elle soit. Les ovaires sont, en effet, dans le sexe femelle, les analogues des testicules dans le sexe mâle ; leur ablation rend aussi les animaux stériles. Si petits avant la puberté, que leur poids égale à peine dix grains, ils prennent tout à coup, à cette époque, un tel accroissement, que leur poids s'élève à deux gros ; à leur surface apparaissent alors de petites vésicules qu'on n'y voyait pas auparavant ; il se flétrissent, au contraire, à l'âge critique, et disparaissent presque. Ce sont eux qui sont le siège de la conception, et il se fait chez eux les plus grands changements, immédiatement après un coït fécondant, comme on s'en assure en les observant dans des femelles d'animaux tuées plus ou moins de temps après l'accouplement.

De toutes les expériences qui ont été faites à ce sujet, on a généralement conclu que le sperme, porté par la trompe à l'ovaire, a touché une ou plusieurs des vésicules de cet organe; que, par suite, ces vésicules se sont gonflées d'abord, puis ont brisé leur enveloppe pour laisser échapper un corps quelconque qu'on a considéré généralement comme un œuf, et qui a été conduit dans l'utérus, pour y être le rudiment de l'individu nouveau. A l'ovaire est resté le débris de la vésicule, ce qui était la capsule, le péricarpe de l'ovule. Puisque, en effet, c'est à l'ovaire que se fait la conception, et dans l'utérus qu'a lieu la grossesse, et qu'il n'y a que la trompe qui puisse conduire d'un de ces organes à l'autre, il faut bien admettre que ce canal porte, dans le premier temps, le sperme de l'utérus à l'ovaire, et dans le second temps, l'ovule de l'ovaire à l'utérus.

La conception est un acte qui s'accomplit sourdement, sans qu'on l'aperçoive, et indépendamment de toute volonté.

Quelques femmes prétendent avoir reconnu à un frisson, à une douleur à l'ombilic, à un trouble quelconque dans l'abdomen, qu'elles devenaient mères ; mais, indépendamment que ces signes prétendus sont des plus vagues, le plus souvent la conception se fait sans qu'on sente rien. Il est certain aussi que la volonté ne peut rien sur elle : faire, par exemple, qu'elle ait lieu, ou influer sur ses produits. Telle femme qui désire des enfants ne peut en avoir, et telle autre devient enceinte à chaque rapprochement.

La même ignorance où l'on est sur les phénomènes qui se passent, lors de la fécondation, s'étend aux circonstances qui font qu'elle a lieu ou n'a pas lieu. Sans doute il y a stérilité quand les matières fournies par l'un et l'autre sexe, à cause de quelques obstacles physiques, ne peuvent se mêler, se confondre, mais souvent aussi elle existe sans qu'on puisse accuser une pareille cause. Cela tient-il alors à quelque vice du sperme ou de la vésicule ovarienne? Cela est probable; mais on ne peut dire en quoi consiste ce vice. On dit aussi qu'il faut un rapport constant entre ces deux matières, mais sans spécifier en quoi consiste ce rapport. Il paraît que la fécondation est d'autant plus probable, que les deux individus éprouvent dans le rapprochement le même spasme. Elle arrive aussi plus facilement quand l'approche a lieu après les règles, soit parce qu'alors l'utérus reste un peu ouvert, soit parce que tout l'appareil a conservé un reste d'excitation. Dans les animaux chez lesquels la génération ne s'accomplit qu'à une seule époque de l'année, la fécondation suit bien plus constamment l'approche que dans l'espèce humaine.

Non seulement c'est irrésistiblement que la conception a lieu ou n'a pas lieu ; mais la volonté ne peut rien sur ses produits, sur le sexe de l'enfant, par exemple sur ses qualités physiques et morales futures. A la vérité, quelques philosophes et médecins anciens, Anaxagore, Aristote et

Hippocrate, avaient cru que le testicule et l'ovaire droits fournissaient les rudiments des garçons, et que les parties du côté gauche fournissaient ceux des filles. Le docteur Millot, un moderne, a même voulu fonder, sur cette idée, l'*Art de procréer les sexes à volonté*. Mais il est faux que de l'ovaire et du testicule droits proviennent les garçons, et de l'ovaire et du testicule gauches les filles: Des hommes privés de l'un des testicules ont engendré à la fois filles et garçons; il en a été de même des femmes qui avaient un des ovaires détruit par une maladie.

On s'est fondé sur des expériences trompeuses pour faire revivre cette ancienne erreur que des animaux pouvaient naître sans germe. De là sont sorties des imaginations plus chimériques que les animaux. (Voltaire.)

— De nihilo nihil, in nihilum nil posse reverti. (Perse.)

— C'est du sang menstruel que se forment les enfants. (Pline.)

— L'homme est formé de la semence qui provient de toutes les parties du père et de la mère. (Hippocrate.)

Geneviève de Brabant. — Fille d'un duc de Brabant, héroïne d'une légende populaire. Épouse de Siffroy, châtelain de Hohen-Simmeren (VIIIe siècle), elle fut accusée d'adultère par le traître Golo, intendant du duc. L'époux irrité la condamna à mort. Mais les hommes chargés d'exécuter cet arrêt, touchés de la beauté et des larmes de Geneviève, ne purent se résoudre à la frapper et l'abandonnèrent dans une forêt, où elle vécut six ans avec son jeune enfant, tous deux nourris par une biche. Siffroy, conduit par le hasard dans la profondeur des bois, la retrouva, reconnut son innocence et fit périr Golo.

Génital. — Qui a rapport, qui sert à la génération. Organes *génitaux*. Fonction *génitale*. Vertu *génitale*. Parties *génitales*.

Génito-crural. — Qui a rapport aux organes *génitaux* et à la cuisse. Branche *génito-crurale*.

Génitoires. — Organes génitaux chez les mâles ; testicules. Famil. Couper les *génitoires*.

Génito-urinaire. — Qui appartient aux fonctions de la génération et à l'excrétion de l'urine. Appareil *génito-urinaire*. Les voies *génito-urinaires* sont engorgées.

Genou. — Articulation dans laquelle la tête d'un os est reçue par une cavité osseuse où elle se meut en tous sens. *Être aux genoux d'une femme*, lui témoigner son amour par des respects et des adorations.

Gentillesse. — Propos libres et gaillards. Il y a certaines *gentillesses* qui ne peuvent se dire en français.

Gerçures des mamelles. — Les accouchées et surtout les nourrices sont sujettes aux gerçures et aux crevasses des mamelons ; cette maladie occasionne quelquefois de si grandes douleurs qu'il est impossible à ces dernières de donner le sein à leurs enfants. Il arrive aussi que la durée des douleurs interrompt le sommeil et occasionne de la fièvre... Les femmes qui ne nourrissent pas, mais qui ont beaucoup de lait, n'éprouvent pas les incommodités dont je parle d'une manière aussi violente, parce que la succion est la cause qui fixe une grande quantité de matière laiteuse dans les tuyaux excrétoires des glandes mammaires ; et l'engorgement qui en empêche l'écoulement venant à s'accroître, l'inflammation s'empare des téguments et la peau se rompt, d'où les crevasses. Elles y sont encore augmentées par de nouvelles succions, ce qui fait étendre l'inflammation, d'où les douleurs déchirantes. Les liquides épanchés dans ces crevasses s'altèrent par la chaleur, nouvelle cause d'irritation qui fait persévérer la maladie. Si le sang est acrimonieux, il est encore plus irritant et l'accident dont je parle est plus grave, parce que les crevasses sont plus profondes. Les femmes dont les mamelles ont été très engorgées par le lait sont plus sujettes à cet accident que celles qui n'ont qu'une médiocre quantité de lait. L'action du froid trop vif qui a frappé les seins, ou une chaleur trop considérable, occasionne des crevasses, en coagulant la matière laiteuse dans ses réservoirs. Les applications astringentes produisent un effet semblable. L'usage de couvrir les mamelles avec des compresses imbibées de vinaigre a également cet inconvénient.

Gésine. — Signifiait autrefois accouchement, les couches de la femme. Payer les frais de *gésine*.

> La terre, tout ainsi qu'une femme en *gésine*,
> Les fruits avec travail nous produit tous les ans.
>
> (Ronsard.)

Gestation. — Action de porter ; temps pendant lequel la mère, dans les espèces vivipares, conserve le fœtus dans son sein. La *gestation* de la femme est appelée *grossesse*, elle dure neuf mois. L'enfant mûrit quelquefois dans l'espace de sept révolutions de la lune et ordinairement en neuf, qu'on appelle mois. (Cicéron.)

Gestation de plusieurs fœtus. — A en juger par es grossesses ordinaires, les femmes paraissent destinées à ne porter qu'un fœtus à chaque grossesse ; cependant il n'est pas rare de voir des jumeaux. On connaît des femmes qui, dans la plupart de leurs accouchements, ont mis au monde deux enfants à la fois. Les anciens qui ont prétendu que la matrice était partagée en deux cavités assez distinguées l'une de l'autre, et que le nombre des mamelles indiquait que les femmes devaient concevoir des enfants jumeaux, se sont évidemment trompés; la matrice n'est point formée comme ils l'ont pensé, elle n'a qu'une seule cavité, et si elle se prolonge vers les deux côtés, c'est pour continuer le canal de la trompe qui vient s'y rendre ; mais le milieu de sa capacité n'est séparé par aucune production remarquable qui en fasse la division. Le nombre des mamelles n'a point un rapport certain avec des fœtus, ni dans les femmes, ni dans les femelles des autres espèces. Les mamelles sont toujours paires, et dans la plupart des femelles, celui des petits est impair. Il n'est pas possible, dit Mauriceau, de connaître qu'une femme est grosse de deux ou de plusieurs enfants. On peut considérer à ce sujet différentes époques dans la grossesse, et reconnaître, dans chacune d'elles, des marques qui annoncent que l'utérus contient plus d'un fœtus. Le volume excessif du ventre d'une femme qui porte plusieurs enfants, ou un seul fœtus avec hydropisie, cause un tiraillement très fatigant dans les muscles du bas-ventre. C'est sur tout à leurs attaches du thorax que se fait particulièrement sentir la sensation qui résulte du poids de l'abdomen. Il en résulte une gêne continuelle dans la respiration parce que les côtes et le sternum ne peuvent pas se mouvoir librement par l'impossibilité de soulever la pesanteur du ventre. C'est en vain qu'on prodigue les saignées dans ces circonstances; et les auteurs qui en ont prescrit l'usage auraient dû remarquer qu'elles fatiguent les malades et les épuisent. Bientôt le poumon s'engage de nouveau ; et le secours qui a procuré un bien momentané, devient dangereux par ses suites, quand il a été trop réitéré. Ambroise Paré cite, d'après Pic de la Mirandole, l'exemple d'une femme d'Italie qui accoucha en deux fois de vingt enfants. Pour soutenir son ventre qui avait acquis un volume excessif, elle passait derrière son col une large bande qui descendait au-dessous de l'abdomen. Ce moyen facilitait singulièrement la *gestation ;* mais il n'était pas assez assuré, parce que la bande pouvait glisser en avant, puisqu'elle n'était retenue par aucun lien ; par conséquent, elle pouvait glisser et se porter vers la région ombilicale, et par là devenait parfaitement inutile.

Gland. — Extrémité du pénis de l'homme, qui est saillante hors du prépuce, comme le gland du chêne hors de sa cupule. Le gland se présente sous la forme d'un cône légèrement aplati dans le même sens que le corps caverneux ; son sommet, tantôt découvert, tantôt recouvert par le prépuce, est percé par l'orifice de l'urètre ; sa base, coupée très obliquement de haut en bas et d'arrière en avant, embrasse l'extrémité du corps caverneux, auquel elle est unie par des vaisseaux et par un tissu cellulaire très dense ; elle est circoncrite par un rebord saillant et arrondi, qu'on appelle *couronne du gland*, derrière lequel se trouve un sillon circulaire, *sillon balano-préputial*, dans lequel la muqueuse du gland se continue avec celle du prépuce. Le tissu du gland est spongieux, érectile, de même nature que celui de l'urètre, mais plus ferme et plus dense ; il est revêtu extérieurement d'une muqueuse dépourvue de glandes, mais chargée de papilles toutes vasculaires, et dont aucune n'a les corpuscules du tact, malgré son extrême sensibilité.

On nomme aussi *gland* l'extrémité du clitoris de la femme, dont la forme est à peu près la même que celle du gland du pénis, mais qui n'est point perforé.

Glande mammaire. — Les médecins sont souvent consultés par des parents inquiets qui observent sur leur fille, arrivée à l'âge de la puberté, une tumeur occupant la région mammaire d'un seul côté. Lorsqu'en effet les mamelles se développent en même temps, les parents comprennent que cet accroissement symétrique est le résultat du développement des organes au moment de la puberté. Mais combien y a-t-il de mères prévenues que les deux glandes mammaires peuvent se développer isolément, l'une après l'autre ? Très peu, si l'on considère que les médecins eux-mêmes ont pu se laisser prendre aux apparences. Une jeune fille de treize ans passés s'est présentée à la consultation de la Charité au mois d'août 1877 ; sa mère appela l'attention de M. Desprès sur la mamelle droite de la petite fille, disant que celle-ci aurait une tumeur du sein, et qu'un médecin avait prescrit une pommade fondante et de l'iodure de potassium à l'intérieur. C'est la deuxième fois que M. Després observe un fait de ce genre, et il faisait remarquer qu'il est cependant impossible de se tromper. En effet, il existe au-dessous du mamelon une saillie régulière en forme de disque mobile sur la poitrine, sans la moindre adhérence à la peau, et il n'y a aucune espèce de douleur. Le mamelon est juste au centre de la partie tuméfiée, et, quoique la glande en voie de développement soit résistante, elle n'est jamais irrégulière et n'offre point de bosselures. Une tumeur de nouvelle formation telle qu'un sarcome est toujours plus dure et n'est jamais exactement au centre de la région mammaire. M. Després rassura la mère, lui déclara qu'il n'y avait rien à faire, et il annonça la prochaine apparition des règles et le développement de l'autre mamelle dans peu de temps.

Glandes. — Les glandes sont des organes spéciaux des sécrétions. C'est dans leur intérieur que s'opère sous l'influence du système nerveux, ce travail de chimie vivante qui a pour effet la production des humeurs organiques. Les glandes sont simples ou composées. Les *glandes simples* ou *follicules* se présentent sous la forme de petites poches ou de tubes très fins creusés en cul-de-sac dans l'épaisseur de la peau et des membranes muqueuses, et dont les orifices, plus ou moins étroits, viennent s'ouvrir à la surface libre des membranes. Les *glandes composées* ne sont autre chose que des agglomérations de tubes ou de follicules communiquant ensemble par de petits conduits qui peu à peu se réunissent, de manière à ne plus former qu'un seul canal ou plusieurs canaux excréteurs par lesquels s'échappent au dehors des liquides sécrétés. On peut donc se représenter un glande composée comme un conduit ramifié dont les dernières branches se terminent par de petites ampoules ou par de simple tubes fermés. Les glandes simples et les glandes composées reçoivent dans leur épaisseur un grand nombre de vaisseaux sanguins et de filets nerveux. Les principales glandes de l'économie sont les glandes *salivaires, le foie, le pancréas et les reins* ou organe de la secrétion urinaire. Occupons-nous de cette dernière fonction.

Sécrétion urinaire. — La sécrétion urinaire a son siège dans les *reins*, que l'on désigne vulgairement sous le nom de *rognons;* ce sont deux glandes volumineuses dont la forme est généralement semblable à celle d'un haricot et qui sont situées dans l'abdomen de chaque côté de la colonne vertébrale, leur substance, leur couleur rouge brun, se compose essentiellement de tubes agglomérés et dirigés en rayonnant de la surface au centre de l'organe. Ces tubes commencent extérieurement par des culs-de-sac, et se contournent sur eux-mêmes dans une certaine portion de leur étendue, où ils constituent ce que les anatomistes appellent la *substance corticale* des reins. Devenus rectilignes, ils se réunissent entre eux de manière à former un certain nombre de faisceaux ou *pyramides* dont les sommets convergents viennent s'engager dans de petites cavités membraneuses nommées *calices.* Chez certains animaux, ces faisceaux de tubes restent distincts, et chaque rein se compose de plusieurs lobes séparés ; mais en général ils se confondent en une seule masse que l'on appelle *substance tubuleuse* ou *médullaire* des reins. Les calices dans lesquels s'engagent les pyramides se réunissent à leur tour en une poche membraneuse, nommé *bassinet*, située au milieu du bord interne de la glande. Cette poche a la forme d'un entonnoir et se continue avec un conduit assez long qui porte le non d'*uretère*, et qui vient s'ouvrir obliquement dans la vessie, où s'amasse l'urine avant d'être expulsée au dehors par le *canal de l'urètre*. L'appareil de la sécrétion urinaire se compose donc de quatre parties distinctes qui sont ; les reins, les uretères, la vessie et le canal de l'urètre. L'urine est un liquide jaunâtre, qui, chez l'homme, se compose d'une grande quantité d'eau (95 pour 100 environ), d'une matière particulière nommée urée, d'une très petite proportion d'acide urique, de mucus, et de divers sels dont les principaux sont : le chlorure de sodium, le phosphate de chaux, le phosphate d'ammoniaque et de magnésie, et le sulfate de soude. L'*urée* est la partie essentielle de l'urine ; ce liquide en contient environ 3 pour 100 de son poids. C'est une matière azotée et cristallisable, dont la composition élémentaire est représentée par la formule :

$$C^4 H^8 O^2 AZ^4$$

Sous l'influence des matières animales, l'urée se décompose très rapidement et se transforme tout entière en carbure d'ammoniaque. L'urine n'est pas le seul liquide qui renferme de l'urée ; on en trouve encore, mais en très petite quantité, dans le sang et dans la sueur. L'urine fraîche de l'homme et des animaux carnivores est toujours acide. Elle est, au contraire, alcaline chez les herbivores, et l'acide urique y est remplacée par un autre acide nommé *hippurique*. Chez les oiseaux et chez la plupart des reptiles, l'urine est très épaisse et se compose presque entièrement d'acide urique et d'utates alcalins. La sécrétion de l'urine se fait dans la partie corticale des reins, aux dépens des matériaux fournis par le sang qu'apportent sans cesse à l'un et à l'autre organe deux grosses artères appelées *artères vénales*. A mesure que l'urine est sécrétée, elle passe dans les canaux urinifères de la substance tubuleuse, et se répand dans les calices qui la versent dans le bassinet. Du bassinet elle tombe dans les uretères et arrive ainsi goutte à goutte dans la vessie, où elle s'accumule et séjourne plus ou moins longtemps, jusqu'à ce que le besoin d'uriner en provoque l'émission au dehors. C'est par la sécrétion urinaire que l'organisme se débarrasse en grande partie de l'eau et des principes azotés qui proviennent de la décomposition des tissus.

Glu. — Substance visqueuse et tenace que l'on tire du houx, en grande partie, et de quelques autres végétaux ; elle sert à faire prendre les oiseaux dans la chasse dite à la pipée. Le plaisir est une *glu* qui colle et attache l'âme à son objet (Nicole), Cette fille est une *glu*, une enjôleuse.

Godelureau. — Jeune homme qui fait l'agréable et le galant auprès des femmes ; jeune fat, d'une conduite étourdie.

Gomorrhe. — Ville située au midi et sur les bords de la mer Morte, en Palestine, une des cinq villes de la Pentapole. Elle fut, au dire des Ecritures, ensevelie sous une pluie de feu et de soufre, recouverte par les eaux de la mer avec Sodome, l'an 1897 avant l'ère chrétienne, en punition des abominables débauches de ses habitants.

Gonécyste. — Terme proposé pour désigner les vésicules séminales.

Gonflement douloureux des seins. — Les filles d'une constitution vigoureuse, et particulièrement celles qui sont élevées à la campagne, éprouvent quelquefois dans les seins des douleurs véhémentes, au moment où ils achèvent de prendre leur accroissement. Si toutes les parties s'élevaient en même temps et dans la même proportion, les symptômes dont je parle ne seraient jamais portés à un degré de véhémence intolérable, mais le tissu cellulaire prêtant aisément à l'extension, il se gonfle avec rapidité : son élévation cause un tiraillement accompagné de douleurs, dont l'intensité est en raison de la promptitude de l'augmentation du volume des seins. On ne peut douter que cet accident ne tire son origine de la surabondance des fluides qui se portent aux seins vers les premiers temps de la menstruation. On a la démonstration de cette vérité par la considération d'un phénomène semblable qui a lieu dans la grossesse. Dans ce dernier état, les seins se gonflent très rapidement, et on a vu des femmes avoir des douleurs très vives à la suite de cette intumescence : mais elle n'a pas une durée aussi constante que la première, parce que le fœtus emploie une partie de ce sang surabondant pour sa nutrition. Chez une jeune fille robuste, la pléthore se continue, le *gonflement* persiste et le tiraillement devient quelquefois si violent qu'il occasionne de l'inflammation par l'excès de l'irritation qu'il détermine. L'accroissement des seins présente un aspect désagréable. Il a un inconvénient plus réel, c'est celui de gêner les mouvements des bras, et de fatiguer la poitrine par un poids qui rend la respiration plus courte et un peu difficile. On a remarqué que les femmes qui avaient eu des seins trop volumineux étaient exposées à des maladies de poitrine très graves quand des accidents particuliers avaient exigé l'extirpation d'un des seins.

Gonflement du bas-ventre avant la menstruation. — Quand la menstruation est difficile, c'est-à-dire quand la première éruption des règles est retardée par un défaut de développement suffisant dans les organes de la génération, la pléthore sanguine occasionne des accidents dont nous avons déjà fait l'énumération ailleurs ; il nous reste à parler d'un *gonflement* qui se manifeste quelquefois dans l'abdomen, dans les circonstances que nous venons d'indiquer. Les premiers signes sont une pesanteur dans la région lombaire, et une sorte d'engourdissement dans les extrémités inférieures avec une lassitude inaccoutumée dans la marche. Ces symptômes sont accompagnés d'une faiblesse générale, avec une sorte de trouble dont les malades rendent difficilement un compte bien exact. En général on reconnaît que le sang se porte vers les parties de la génération, mais qu'il ne trouve pas pour s'échapper au dehors des routes assez ouvertes. Cette proposition a sa preuve dans la pesanteur des reins, et le trouble qu'on y éprouve, la lassitude universelle avec un peu de tension dans le bas-ventre. On attend en vain les règles : la matrice n'est pas assez développée, les seins ne se forment point ; et quoique l'âge de la menstruation soit arrivé, cette évacuation n'a point lieu, dans ce cas, comme dans les autres où les menstrues sont retardées, les filles deviennent mélancoliques, leur teint s'altère, la fraîcheur disparaît, les yeux se ternissent, une langueur continuelle s'empare d'elles ; les digestions sont vicieuses parce que le sang séjourne dans l'abdomen ; le tissu cellulaire se gorge de sérosités, il y a bouffissure, et surtout aux paupières inférieures.

Gonocèle. — Accumulation du sperme dans les vaisseaux seminifères.

Gonoïde. — Qui ressemble à la semence. Hippocrate, dans plusieurs endroits de ses ouvrages, donne cette épithète aux excréments du bas-ventre, et aux matières contenues dans l'urine, lorsqu'on y remarque quelque chose qui approche de la matière séminale.

Gonorrhée. — Écoulement muqueux par le canal de l'urètre, dû à une inflammation ou à une affection vénérienne. Comme les fleurs blanches présentent le même système, on a presque toujours confondu l'une et l'autre maladie sous la dénomination de fleurs blanches chez les femmes. Mercurialis a bien senti la nécessité d'établir la différence qui subsiste entre elles, et il est le seul des modernes qui ait bien apprécié l'importance de fixer le siège de l'un et de l'autre écoulement. La gonorrhée a son siège dans les glandes et les lacunes de l'urètre et du vagin. Van Swieten en distingue de quatre espèces, mais il parle de la *gonorrhée* virulente. Il ne paraît pas que celle qui n'est point vénérienne ait son écoulement par l'urètre, au moins cet accident est-il très rare. Il n'a lieu que lorsque l'humeur, portée à un grand degré d'acrimonie, a irrité toutes les parties de la génération, et que l'irritation s'est propagée au canal urinaire. L'écoulement qui a sa source dans la cavité du vagin est le plus commun de tous ; il part des sinus qui, dans l'état naturel, versent le mucus destiné à lubréfier cet organe. La quantité de vaisseaux qui entrent dans la composition de ses parois fait assez concevoir comment, dans certaines circonstances, ces sinus versent un liquide plus abondant : une légère irritation suffit pour opérer cet effet. Il paraît que c'est en donnant plus d'activité au mouvement des vaisseaux qui le fournissent, que cette fonction s'exécute. Quoi qu'il en soit, son acrimonie est toujours cause de cette perte, qu'on a confondue sous les noms de *fleurs blanches* et de *gonorrhée*. On a la preuve de cette proposition, dans l'écoulement occasionné par un ulcère vénérien ; l'inflammation qui en résulte donne lieu à une sécrétion très abondante de ce liquide. La difficulté consiste donc à bien distinguer de quel lieu il s'écoule. Si c'est le vagin qui le fournit, on reconnaîtra sa source de la manière suivante, on fera des injections émollientes dans cet organe pour le nettoyer complètement ; ensuite on y introduira des linges mollement roulés, pour recevoir la matière qui s'échappe des sinus ; on les laissera séjourner dans le vagin au moins huit ou dix heures, en les fixant d'une manière convenable, c'est-à-dire par un bandage semblable à ceux que les femmes portent dans le temps de leurs règles. On retirera ensuite cette sorte de tampon et on apercevra les points qui auront été tachés immédiatement par l'humeur de la *gonorrhée*. Si l'écoulement est abondant, la quantité de liquide ne manquera pas d'augmenter la circonférence des taches, et d'allonger l'espace qui sera enduit de ce liquide en le retirant ; mais on distinguera cette circonstance en déroulant le linge, par ce que les doubles intérieurs seront salis dans le lieu de l'écoulement. En répétant cette facile expérience à différentes reprises, et dans des temps inégaux pour la durée, on aura acquis toute la certitude convenable pour s'assurer du lieu de l'écoulement.

Gorge. — Le sein d'une femme. Posséder une belle *gorge*. Elle allait, la *gorge* découverte. Celle-ci a la *gorge* plate, et celle-là a trop de *gorge*. Le prophète Isaïe se plaignait, il y a déjà longtemps, que les filles d'Israël allaient la tête levée et la *gorge* nue. (Diderot.)

Gorgerette. — Sorte de collerette qui sert à couvrir la gorge des femmes. Se dit dans le sens de petite gorge. La *gorgerette* d'une jeune fille.

Gorgones. — Filles de Phorcys et de Céto, sœurs des vieilles Grées. Homère ne parle que d'une Gorgone hideuse, habitant les enfers, et dont la tête au regard terrible se trouve sur l'égide de Jupiter; c'est Gorgone ou Méduse. Hésiode mentionne trois Gorgones : Méduse, Sthéno et Euryale, qui planent indistinctes dans le voisinage de la nuit, aux limites occidentales de la terre. D'après les anciennes traditions, ce sont des vierges ailées, à la chevelure de serpents, monstres abhorrés des mortels, et que jamais nul homme n'envisagea sans expirer. Persée tua Méduse et lui coupa la tête. Mais les récits postérieurs décrivent les Gorgones comme de jeunes femmes dorées d'une beauté séduisante et d'une jeunesse éternelle.

Gouine. — Femme de mauvaise vie, coureuse. On voit des *gouines* à la cour et à la ville. Ce mot vient de Nelly Gwinn, célèbre actrice anglaise qui avait commencé par être bouquetière, et qui, d'amant en amant, est devenue la maîtresse favorite de Charles II. Il est à remarquer que l'anglais a conservé *queen* pour signifier la femme du roi, la reine, et *quean*, une prostituée.

Goujat. — Un jour, au bal de l'Opéra, le jeune Beaufléau eut le bonheur de plaire à une dame qu'il ne connaissait pas. En partant de chez elle, il oublia dix louis sur la cheminée. La dame le fit rappeler par ses gens et lui dit en lui rendant son argent : — Monsieur, je vous avais pris pour un gentilhomme, vous n'êtes qu'un *goujat.*

A quelque temps de là, même aubaine, mais Beaufléau se rappela la leçon de la première dame et il n'oublia rien. La seconde dame le fit également rappeler par ses gens et lui dit : — Monsieur, je vous avais pris pour un gentilhomme et vous n'êtes qu'un *goujat.*

Beaufléau n'a jamais su à quoi s'en tenir !

Gourgandine. — Famil. Femme de mauvaise vie.

Gourme. — Maladie des enfants, qui se manifeste surtout à l'époque de la première dentition. On considère ordinairement la gourme comme une espèce d'émonctoire, de dépuration salutaire de la nature, dont le traitement doit se borner à un bon régime, des soins de propreté, etc., mais en évitant surtout l'emploi des répercussifs. *Jeter sa gourme,* se dit en parlant d'un jeune homme qui fait des folies.

Goutte. — Maint auteur antique et récent,
Bien instruit en toute doctrine,
Soutient que la goutte descend
De copulation divine,
Et que de Bacchus et Cyprine
Naquit un enfant Maupiteux.
Mais nonobstant cette origine
C'est pauvre chose qu'un goutteux.

(Conrart).

Il est rare que la goutte attaque les eunuques (Celse).

L'urine d'homme guérit la goutte (Pline).

Gouvernante. — Femme chargée de l'éducation d'un enfant, d'une jeune fille. Souvent une mère qui passe sa vie au jeu, à la comédie et dans des conversations indécentes se plaint d'un ton grave qu'elle ne peut pas trouver une *gouvernante* capable d'élever ses filles. (Fénelon).

Grabat. — Le *grabat* est une simple couchette, un lit de sangle, sans rideaux. C'était le lit des esclaves, des pauvres, des philosophes cyniques dans l'antiquité, de ceux qui étaient ennemis du luxe et de la délicatesse. C'est aujourd'hui le lit de ceux qui ne peuvent s'en procurer de meilleur. Au surplus, c'est un mauvais gîte pour les malades; mais pour les personnes en santé, quand on est accoutumé à dormir dans un lit dur et très simple, on trouverait mauvais les lits apprêtés par la mollesse et le luxe; le lit d'un paysan qui se porte bien est préférable à l'alcôve dorée d'un riche malingre; il faut accoutumer de bonne heure les jeunes gens, sinon à coucher sur des *grabats*, au moins à dormir sur des lits durs, dans des lieux bien secs; ils en seront moins délicats, et à coup sûr, ils s'en porteront mieux.

Grâces. — Divinités, filles de Jupiter et de l'Océanide Eurynome. Les *Grâces*, divinités de l'antiquité, sont une des plus belles allégories de la mythologie des Grecs. Comme cette mythologie varie toujours, tantôt par l'imagination des poètes, qui en furent les théologiens, tantôt par les usages des peuples, le nombre, les noms, les attributs des *Grâces* changèrent souvent. Mais enfin on s'accorda à les fixer au nombre de trois et à les nommer, *Aglaé, Thalie, Euphrosine,* c.-à-d. *brillant*, fleur, gaieté. Elles étaient toujours auprès de Venus; nul voile ne devait couvrir leurs charmes; elles présidaient aux bienfaits, à la concorde, aux réjouissances, aux amours, à l'éloquence même; elles étaient l'emblème sensible de tout ce qui peut rendre la vie agréable. On les peignait dansant et se tenant par la main; on n'entrait dans leur temple que couronné de fleurs. Ceux qui ont insulté à la mythologie fabuleuse devaient au moins avouer le mérite de ces fonctions riantes qui annoncent des vérités dont résulterait la félicité du genre humain.

Grandes lèvres. — Les grandes lèvres ont une structure qui facilite la naissance des engorgements indolents : ils ont assez communément de la ressemblance avec les polypes charnus qui tirent leur origine de la membrane pituitaire; ils forment, par la suite, des tumeurs considérables. Quelques auteurs ont pensé que ces maladies étaient fréquentes à l'âge où les femmes sont sur le point de perdre leurs règles. Cependant, en recueillant les observations qui nous ont été transmises sur ce sujet, on trouve un nombre de faits de cette nature à peu près égal dans les différentes époques de la vie, en observant toutefois que c'est plus particulièrement depuis dix-huit ou vingt ans, jusqu'à quarante-cinq à cinquante, que ces maladies se manifestent.

Graveleux. — Qui est attaqué de la gravelle. *Urine graveleuse*, urine remplie de sable, de gravier. Fig. Trop libre, peu décent. Un propos *graveleux*. Une histoire *graveleuse.*

Gravelle. — Affection produite par de petites concrétions calculeuses semblables à du sable, qui se forment dans les voies urinaires et qui gênent souvent le cours de l'urine.

Gravelure. — Discours trop libre et qui approche de l'obscénité. Les contes de La Fontaine ont beaucoup de *gravelure*.

Greluchon. — Amant de cœur d'une jeune fille entretenue. Triste rôle que celui de *greluchon !* Souteneur de filles et *greluchon.*

Grisette. — Autrefois, étoffe grise de peu de valeur, et vêtement fait avec cette étoffe. Un haut-de-chausses de *grisette.* Jeune fille de petite condition, coquette et galante, ainsi nommée parce qu'autrefois les filles de cette condition portaient de la grisette. Jeune ouvrière qui se laisse facilement courtiser. La *grisette* est un des types les plus saillants de la population parisienne. On ne la rencontre guère plus aujourd'hui que dans les environs du Quartier Latin. « Les romans, les vaudevilles, a dit Mme Bradi, nous peignent la grisette de Paris, gentille, gaie, revêtue d'une grâce particulière. Romans et vaudevilles offrent alors un tableau fidèle. La grisette est vraiment grisette tant qu'elle a du cœur ; dès qu'elle a de l'esprit, elle laisse son bonnet aux lilas de la *Chaumière* et devient lorette ou femme entretenue ! »

Grivois. — Se disait autrefois d'un soldat alerte et éveillé et d'une vivandière d'humeur vive et hardie. Nous avons fait en quelque sorte de *grivois* le synonyme *d'érotique.* Toutefois, la franche gaieté dont l'œuvre grivoise est empreinte, et qui peut lui servir d'excuse, doit empêcher de la confondre avec l'œuvre cynique, toujours froide, dans son immoralité préméditée. La Fontaine est constamment grivois dans ses contes, Grécourt n'est que trop souvent cynique dans les siens. C'est surtout à la chanson, fille de la table, que l'on peut permettre d'être grivoise.

Grosse. — En parlant d'une femme *grosse* signifie quelquefois *enceinte*, et c'est dans ce sens qu'on dit *une envie de femme grosse.* Toutes les fois que l'adjectif *grosse* suit immédiatement le substantif *femme*, il signifie *enceinte.* Hors de là, il désigne une femme dont le corps a plus de diamètre que la femme n'en a communément. Cette femme est *grosse* de cinq mois.

Grossesse. — Etat de la femme qui a conçu, et porte dans son sein le produit de la conception. La grossesse commence à l'instant de la conception et se termine par l'accouchement. Sa durée totale est de deux cent soixante et dix jours, ou neuf mois solaires. Cependant des observations bien constatées montrent que sa durée peut naturellement être moindre de neuf mois, ou se prolonger au delà de ce terme. Mais on ne doit pas adopter l'opinion exclusive de ceux qui prétendent que non seulement il est très possible que le terme de l'accouchement soit retardé jusqu'au onzième et douzième mois, et même au delà, mais encore qu'il est invinciblement démontré que la chose est arrivée ainsi. Si l'on ne peut pas, comme l'ont voulu faire plusieurs auteurs, limiter à neuf mois la durée de la grossesse, aucun fait bien authentique ne prouve qu'elle se soit beaucoup prolongée au delà du dixième.

Les signes de la grossesse ont été distingués en signes de la conception et signes de la grossesse. Les signes de la conception portent sur des phénomènes ou particuliers à certaines femmes, ou tellement fugaces, que la plupart d'entre elles ne les remarquent pas. Ces phénomènes sont un sentiment de volupté plus grand éprouvé par les deux sexes pendant le coït, la rétention de la liqueur séminale qui ne s'écoule pas au dehors après cet acte, la sécheresse du pénis, un sentiment de douleur, comme d'une colique dans la région ombilicale, un certain mouvement vermiculaire dans le même lieu, les mêmes sensations dans la région hypogastrique ou dans une des régions iliaque ou ischiatique : une pesanteur dans l'utérus, ou un mouvement comme s'il se gonflait et était le siège de borborygmes : un spasme général caractérisé par des frissonnements, quelquefois des nausées et des vomissements ; deux jours après la conception, une tuméfaction spasmodique de l'abdomen accompagnée d'une grande sensibilité de cette partie ; de l'anxiété, de la tristesse, de l'abattement, de la pâleur avec la diminution de l'éclat des yeux, de la fermeté et de la fraîcheur des paupières et des traits de la face, et l'apparition d'un cercle bleuâtre autour des yeux. Est-il nécessaire de parler de cet orgasme que l'on dit produire le gonflement de tout le corps d'une femme nouvellement enceinte, et de cette épreuve déjà citée par Catulle, laquelle consiste à mesurer avec un fil le cou d'une nouvelle mariée la veille et le lendemain de ses noces, pour constater s'il a augmenté de volume? Il n'est pas plus utile de citer l'expérience de l'hydromel, qui, suivant un aphorisme d'Hippocrate, administré à une femme lorsqu'elle va se livrer au sommeil, lui donnera des coliques si elle est enceinte. On a encore regardé comme un signe de fécondité et de conception, lorsque l'odeur séminale se propageait jusqu'à l'organe du goût.

Les signes de la grossesse sont divisés en *signes rationnels* et *signes sensibles*, en *signes communs* et *particuliers*. Les signes communs se rencontrent chez toutes les femmes, les signes particuliers seulement chez quelques-unes.

On donne comme *signes rationnels* de la grossesse : 1° la suppression des règles ; 2° l'augmentation du volume de l'abdomen et la saillie du nombril, 3° la tuméfaction des mamelles, la tension douloureuse de ces parties, le développement du mamelon, son changement de couleur, et l'excrétion d'une certaine quantité de lymphe laiteuse; 4° l'anorexie, les dégoûts, le ptyalisme, les nausées, les vomissements ; 5° l'état du pouls ; 6° divers changements dans l'habitude du corps et dans les facultés intellectuelles et morales.

Les *signes sensibles* de la grossesse tirent leur source du développement de l'utérus et de la présence du fœtus. Chez les femmes enceintes, l'orifice de la matrice est fermé ; toutefois, chez les femmes qui ont eu plusieurs enfants, fréquemment l'orifice reste béant.

Les seuls signes certains de la grossesse sont ceux qui dénotent la présence du produit de la conception, tels que les mouvements du fœtus et la perception des pulsations au moyen du stéthoscope.

Les mouvements du fœtus ont été distingués en *actifs* et passifs: les premiers sont ceux qu'il exécute de lui-même par l'action de ses muscles; les seconds sont ceux qu'on lui imprime comme à un corps inerte. Ces mouvements sont d'abord très légers ; les femmes comparent l'impression qu'elles en ressentent à celle que produiraient des pattes d'araignées. Ils deviennent ensuite successivement plus forts, quoique avec beaucoup d'irrégularités dans cette progression. La main, appliquée sur la région de la surface abdominale qui répond à l'utérus, perçoit la sensation d'un corps plus ou moins volumineux qui vient la frapper, et soulève quelquefois très visiblement les parois abdominales et les vêtements. La présence de ces mouvements est un signe certain de la grossesse ; mais leur absence ne prouve pas que la femme n'est pas grosse.

Avant la fin du troisième mois, on n'a que des signes assez peu certains de la grossesse, et le développement de l'utérus, dont la progression nous fournit seule des signes sensibles, peut dépendre d'autres causes. Dans le cours du quatrième mois, le fond de la matrice s'élève et se fait sentir au-dessus du pubis, qu'il dépasse de plusieurs travers de doigt à la fin de cette époque. Le col de l'utérus alors a perdu le tiers de sa longueur. A cinq mois, le fond monte jusqu'à un ou deux pouces de l'ombilic ; le col ne conserve que la moitié de sa longueur. A six mois, le fond de la matrice s'élève au-dessus de l'ombilic; il ne reste que le tiers de la longueur du col. A sept, le fond de la matrice occupe la partie inférieure de la région épigastrique, et le col n'offre plus que trois lignes de longueur. A huit, le fond de la matrice a acquis sa plus grande élévation, et se rapproche de l'appendice xiphoïde ; le col a seulement deux lignes. Enfin, à huit mois et demi, une simple dépression circulaire sépare l'ovoïde utérin de la saillie du museau de tanche.

Grossesse prolongée. — Il s'agit d'une dame qui accoucha, le 7 décembre 1878, d'un enfant mâle, fort et vigoureux, d'une taille et d'un poids beaucoup au-dessus de la moyenne. Le travail traînant en longueur, on appelle M. Duneau, qui termina l'accouchement avec le forceps. Il se rappela alors qu'environ quatre mois auparavant, il avait vu la malade, et, qu'à en juger par le volume de son ventre, il la croyait alors complètement à terme. Naturellement fort étonné, il interrogea la dame, et voici ce qu'elle lui apprit : Les règles avaient cessé depuis le 14 janvier ; et elle avait senti remuer l'enfant dès le commencement ou le milieu de mai ; elle pensait accoucher du 15 au 21 octobre. Cependant, ainsi qu'on vient de le voir, elle n'accoucha que le 7 décembre. Son ventre avait pris des dimensions énormes, qui auraient pu permettre de conclure à une grossesse multiple. Elle avait déjà en trois enfants : elle avait porté le premier pendant 300 jours, le second et le troisième environ 285 jours. Quant à la quatrième grossesse, elle aurait une durée nette de 325 jours, en comptant à partir de la cessation des règles. Ce fait est certainement l'un des plus extraordinaires qui aient été publiés jusqu'à ce jour. A l'exception de la grossesse de 322 jours mentionnée par Deishmann, il n'existe pas, à notre connaissance, d'observation analogue.

Guenon. — Dans le langage ordinaire, singe femelle. Par extens. femme très laide, sans mérite, sans agrément. C'est une *guenon*.

Guenuche. — Jeune guenon. Fig. *C'est une guenuche coiffée*, se dit d'une jeune femme laide et fort parée.

Gueux. — Se dit de gens de mauvaise apparence ou de mauvaise conduite. Au fém. Une femme de mauvaise vie.

Guilledou. — Ne s'emploie que dans cette expression : *Courir le guilledou*, aller la nuit dans les lieux de débauche.

Guillotine. — La chanson qui suit nous dispense de toute définition ou explication :

La guillotine est à Cythère
En usage comme à Paris ;
Mais la mode est toute contraire
Au palais de Dame Cypris.
Si toujours l'antipatriote
Au supplice est prédestiné,
Là, du moins, on voit sans culotte
Quiconque est le guillotiné !

L'appareil est sur un théâtre
Garni d'un tapis de lin blanc ;
Entre deux colonnes d'albâtre
Bâille le fatal instrument :
L'ouverture en est purpurine,
Le noir en borde le contour ;
Le désir ouvre la machine,
Et l'exécuteur, c'est l'amour !

Dans une attitude fière
Se présente le patient,
Plus il porte la tête altière,
Plus il devient intéressant ;
Mais bientôt il entre en furie.
Il s'agite et brave son sort...
Le plus doux moment de sa vie,
C'est le plus voisin de sa mort !

O Vénus, dont mon cœur fidèle
Suit, observe toutes les lois,
Donne-moi pour prix de mon zèle
Une guillotine à mon choix ;
Et, par un don de ta puissance,
Après un trépas fortuné,
O Vénus, rends-moi l'existence,
Pour être encor guillotiné !

Guimbarde. — Ancien terme injurieux qui se disait d'une femme. Une demoiselle toute bouclée, une autre *guimbarde* (Mme de Sévigné). C'était autrefois un bien vilain mot que *guimbarde* ; mais vous savez que les mots et les idées changent souvent chez les Français (Volt.). Les escrocs et les *guimbardes* courent les rues.

Gynanthrope. — Ce mot signifie la même chose qu'*hermaphrodite :* cependant quelques physiciens s'en sont servis de préférence pour désigner les individus qui paraissaient tenir davantage du sexe féminin que du masculin. C'était le contraire pour le mot *Androgyne*. *Voy.* HERMAPHRODITE.

Gynécée. — Appartement des femmes. Les femmes grecques menaient une vie retirée, et leur appartement était un sanctuaire dont les étrangers n'avaient pas le droit d'approcher et qui ne s'ouvrait que pour leurs époux, comme les harems de l'Orient. La surveillance du *gynécée* regardait spécialement les portiers, qui étaient souvent des eunuques. Au milieu de cet appartement était un grand salon (oikos), où se tenait habituellement la maîtresse de la maison, dont l'occupation ordinaire était de filer ou de tisser. Des deux côtés étaient la chambre à coucher (thalamoi) et une chambre où se tenaient les esclaves chargés du service (amphithalamoi). Chez les Romains le mot *gynécée* désignait le logement destiné à garder les habits, le linge et les meubles de la garde-robe des empereurs. Par extens. se dit quelquefois, chez nous, du lieu où travaillent, où se tiennent habituellement plusieurs femmes.

Gynécomaste. — On appelle ainsi tout homme dont les mamelles sont aussi grosses que celles d'une femme. Ces mamelles rendent quelquefois du lait : ce que l'on a regardé comme un signe d'impuissance. Mais cette opinion est erronée.

H

Habitudes. — Le moral de l'homme a ses habitudes, ainsi que le physique. Ces habitudes peuvent devenir très dangereuses, quand elles ne sont pas réglées par le bon sens, et par une raison qu'éclaire l'expérience des autres, si ce n'est encore la sienne propre; il faut craindre de se laisser séduire par les charmes de l'illusion, avant de connaître ceux de la sagesse; car où l'homme va toujours cherchant des plaisirs, souvent il ne rencontre que la douleur et l'amertume, parce qu'en se livrant à ses passions, il a pris des habitudes que l'honnêteté et la vertu n'ont pas assez combinées. C'est l'éducation qui doit former de bonne heure les hommes à des penchants dont ils ne puissent se repentir un jour. L'habitude de l'occupation sera pour eux un rempart puissant contre les impressions séduisantes qui ne manqueraient pas de naître dans l'âge où les passions prennent un développement qui est en raison de celui des organes physiques.

Hachette (Jeanne). — Célèbre héroïne qui, à la tête des femmes de Beauvais, défendit vaillamment la ville, assiégée en 1472 par Charles le Téméraire. En mémoire de cet exploit, Louis XI, dans ses lettres patentes d'Amboise, accorda aux femmes de Beauvais le droit d'avoir le pas sur les hommes dans certaines cérémonies. Hachette n'est qu'un surnom qui vient de la petite hache d'armes dont se servit l'héroïne. Quant à son véritable nom, que ne rapporte aucun écrit du temps, il est Jeanne Fouquet, selon Philippe de Commines, et Jeanne Lainé, selon Antoine Loiset.

Haine. — Le sentiment de la haine est susceptible d'une

vivacité et d'une énergie qui le fait ranger parmi les passions : à cet état, en effet, il en a tous les caractères. Ce qu'il a, avant tout, de commun avec elles, c'est de porter le trouble dans l'âme au point de la rendre insensible à la voix de la raison et d'obscurcir en elle ce précieux flambeau. Elle en absorbe, pour ainsi dire, toutes les facultés au moment où elle la possède, la domine tout entière et la préoccupe exclusivement de l'objet de son aversion. La haine des hommes dure jusqu'à la nouvelle maîtresse. Celle des femmes est plus longue parce qu'elle augmente toutes les fois que dans le monde l'amant qui les a quittées obtient des succès qu'elles ne peuvent plus partager.

Hamadryade. — Nymphe des bois qui naissait et mourait, dit-on, avec l'arbre dont la garde lui était confiée ; elle habitait plus particulièrement un chêne. Toutefois les hamadryades étaient quelque chose de plus que la personnification de l'arbre dont on prétend qu'elles ne pouvaient jamais s'écarter. D'après Pindare, elles sacrifiaient à Vénus dans les antres écartés.

Hantise. — Fréquentation, commerce familier avec quelqu'un. Ce mot ne s'emploie guère qu'en mauvaise part.

Hardiesses. — Prendre des *hardiesses.* Avoir des *hardiesses.* Ce fanfaron prend des *hardiesses* qui ne lui appartiennent pas. Peu usité.

Harmonie. — Fille de Mars et de Vénus, ou de Jupiter et d'Electre, épouse de Cadmus, dont elle eut Polydore et quatre filles : Ino, Agavé, Antonoé et Sémélé. Elle porta en Grèce les premières notions de l'art de la musique, et fut changée, ainsi que Cadmus, en serpent, symbole d'éternel rajeunissement. Polynice, Eriphyle, Alcmæon, Arsinoé, les fils de Phégée, et ceux d'Alcmæon, possédèrent tour à tour le célèbre collier qu'Harmonie avait reçu de Vénus et qui leur fut fatal à tous. Il fut déposé ensuite dans le temple de Minerve à Delphes. Le tyran Phayllos s'en empara et en fit présent à la femme d'Ariston, sa maîtresse ; mais un incendie dévora son palais et consuma enfin le fatal collier. Divinité cabarique, femme d'Hermès, et considérée comme le symbole de l'harmonie de l'univers ; son nom était synonyme de celui de *Vénus* ou de l'*Amour*.

Hautain. — *Hautain* est toujours pris en mauvaise part. C'est l'orgueil qui s'annonce par un extérieur arrogant ; c'est le plus sûr moyen de se faire haïr, et le défaut dont on doit le plus soigneusement corriger les enfants. On peut être haut dans l'occasion avec bienséance. Un honnête homme peut et doit rejeter avec hauteur des propositions humiliantes, mais non pas avec des airs *hautains*. Les hommes pardonnent quelquefois aux femmes d'être *hautaines*, parce qu'ils leur passent tout ; mais les femmes ne leur pardonnent jamais. (Voltaire.)

Hébé. — La jeunesse personnifiée. Fille de Jupiter et de Junon, elle remplissait dans l'Olympe la fonction d'échanson des dieux, aidait Junon à atteler son char et avait dans ses attributions tout ce qui regardait la vie domestique des habitants de l'empire céleste. Elle devint l'épouse d'Hercule lorsque ce héros fut admis dans l'Olympe. Les poètes la désignent par les surnoms de *Callisphyros*, aux beaux pieds, et de *Junonia*, Junonide. Cette déesse était adorée dans divers lieux en Grèce et en Italie. Les Athéniens lui avaient élevé dans le Cynosarges un autel qui lui était commun avec Hercule. Les images d'Hébé sont très rares dans les monuments antiques. Parmi les modernes, la plus célèbre est la statue de Canova, exécutée en marbre blanc, et qui représente la déesse sous la figure d'une jeune fille tenant une coupe. Fig. et poétiq. Jeune et jolie femme. C'est une véritable *Hébé*.

Hédra. — Ce mot signifie, chez les anciens médecins,

l'anus, ou les excréments rendus par l'anus. On entend encore par là la base ou le fond d'un abcès, c'est-à-dire la partie de sa cavité, sur laquelle le pus est appuyé ; c'est de plus, dans Hippocrate, une espèce de fracture.

Hélène. — Fille de Léda et de Jupiter, sœur de Castor et de Pollux. Célèbre, dès son enfance, par sa beauté, égale à celle des déesses, elle fut enlevée par Thésée et Pirithoüs, et délivrée par ses frères. Recherchée par de nombreux prétendants à cause de sa beauté, elle épousa Ménélas, à qui elle donna une fille, Hermione. Hélène fut enlevée par Pâris qui la conduisit à Troie. Cet enlèvement fut, non la cause, mais l'occasion de la grande lutte entre l'Europe et l'Asie, dont Homère a magnifiquement dépeint les phases. Une formidable expédition fut préparée pour venger l'injure de Ménélas. Près de dix ans s'écoulèrent dans les apprêts de cette guerre ; pendant dix autres années on combattit sous les murs d'Ilion. Pâris ayant été tué vers la neuvième année du siège, Hélène épousa Déiphobe, qu'elle livra aux Grecs, la nuit de la prise de Troie, et se réconcilia ensuite avec Ménélas. Après la mort de son époux, Hélène fut admise parmi les astres avec ses frères, les Dioscures. Une tradition assez généralement répandue parmi les poètes dit qu'Hélène ne parvint jamais à Troie ; son ombre seule suivit Pâris dans cette ville, pendant que la véritable épouse de Ménélas restait auprès du roi d'Egypte, Protée, qu'elle quitta dans la suite pour reparaître à Sparte. Hélène est l'idéal de la beauté féminine, c'est une Vénus terrestre.

Héloïse. — Nièce du chanoine Fulbert, qui lui donna pour maître le célèbre Abailard. Celui-ci en devint épris et en eut un fils. Fulbert s'étant vengé cruellement sur Abailard de cet abus de confiance, Héloïse prit le voile et devint prieure de l'abbaye d'Argenteuil ; Abailard lui offrit plus tard l'abbaye de Paraclet, et s'en retourna au couvent de

Saint-Gildas, dont il était abbé. Elle mourut en 1164, à l'âge de soixante-trois ans, et fut enterrée dans le même tombeau que son amant. Les *lettres* qu'elle écrivit à Abailard sont des chefs-d'œuvre de tendresse et de passion. (*Voy.*. Abailard.)

Hémagogues. — C'est ainsi qu'on appelle les remèdes qui provoquent l'évacuation du sang, tels que les emménagogues, etc.

Hématocèle. — On appelle ainsi une tumeur contre nature au scrotum, formée par la présence du sang épanché dans les cellules graisseuses de cette partie.

Hématomphale. — Hernie au nombril qui contient du sang ; espèce de varicomphale. Cette maladie est fort rare.

Hémorrhagie. — Toute espèce d'écoulement de sang, *sanguis fluxus*, sortant d'une petite partie externe ou interne du corps d'un animal, doit être appellé *hémorrhaige*. Les *hémorrhagies* particulières présentent plus ou moins de danger, suivant les circonstances. Le saignement de nez est peu dangereux, lorsqu'il survient en pleine santé aux jeunes gens ; il leur est au contraire souvent salutaire. Néanmoins lorsqu'il revient trop souvent, soit pendant la jeunesse, soit dans un âge avancé, cette pléthore artérielle mérite beaucoup d'attention parce qu'elle indique la faiblesse du système, et peut avoir les suites les plus fâcheuses.

L'hémoptysie modérée, chez les femmes, pendant le temps de leurs règles, ou lorsqu'elles sont supprimées depuis peu, est un accident peu dangereux. La jeunesse, les tempéraments pléthoriques, crachent aussi du sang, sans que l'on doive s'en alarmer beaucoup. Le crachement de sang est dangereux dans les maladies aiguës ; dans tous les cas le danger ne peut point être calculé d'après la quantité de sang que le malade expectore ; souvent une grande *hé-*

morrhagie est moins à craindre que quelques filets de sang, ou des crachats rouillés, etc. L'hématémésis, ou vomissement de sang, doit être considéré sous le même point de vue que l'hémoptysie. Il est souvent sans danger. Les médecins cliniques sont remplis d'observations qui nous prouvent cette vérité. On l'a vu quelquefois être salutaire, et dissiper des obstructions considérables du foie, de la rate, témoins Vogel, Marcellus Donatus, Van Swieten, etc. On a vu la maladie noire disparaître après des vomissements sanguinolents, noirâtres, très abondants, et ces malades jouir d'une très bonne santé pendant plus de vingt années, qu'ils ont survécu à ces premières attaques. (Stalpart.) Vanderwiel a vu l'hématémésis remplacer les règles pendant plusieurs années sans aucun accident fâcheux.

Néanmoins, le vomissement de sang chronique, qui a duré longtemps, doit être considéré comme très dangereux, parce qu'il occasionne des maladies très graves, telles que la fièvre lente, l'hydropisie, etc. Il tue même quelquefois le malade en peu de temps. Celui qui vient à la suite des règles supprimées cesse ordinairement par leur retour, et est sans danger. Celui qui survient dans le cours des maladies aiguës, vers la fin des hydropisies, dans le scorbut, et d'autres espèces de cachexies, est mortel. L'hématurie, ou pissement de sang, est plus ou moins grave suivant les circonstances. L'hématurie calculeuse des reins, de la vessie, celle qui survient dans les maladies aiguës, celle qu'on appelle hémorrhoïdes de la vessie, dont les vieillards sont affligés fréquemment, toutes ces diverses espèces présentent plus ou moins de danger. La ménorrhagie peut affecter le sexe dans tous les temps. pendant la grossesse et les couches, elle donne naissance aux accidents les plus graves; dans les autres temps, la femme supporte cette évacuation sans danger pendant longtemps, même quand elle est abondante. Elle produit néanmoins des accidents très graves lorsqu'elle dure trop longtemps : or, c'est par les désordres qu'elle entraîne après elle qu'il faut porter son pronostic. On remarque chez les femmes qui ont des pertes une grande faiblesse d'esprit et de corps. Elles sont sujettes aux palpitations, aux syncopes ; les causes les plus légères les plus inattendues produisent sur elles des émotions violentes, le pouls s'affaiblit, le moindre exercice leur donne de l'oppression, elles peuvent à peine se mouvoir, leurs extrémités inférieures sont froides et œdémateuses, elles sentent une douleur constante dans le dos. L'anaréxie, la dysurie, et autres affections de l'estomac, leur sont très familières. Elles ont des fleurs blanches abondantes avant et après leurs règles, etc. La réunion plus ou moins considérable de ces symptômes doit faire varier le jugement que le médecin doit en porter. Quoique les règles, dans l'état naturel, soient toujours une *hémorrhagie* active, et que la ménorrhagie soit aussi presque toujours de cette espèce, il arrive néanmoins quelquefois qu'elle est passive, et que les vaisseaux de l'utérus sont dans un état d'inertie qui exige un traitement particulier. L'*hémorrhagie* est un moyen que la nature emploie fort souvent pour prévenir ou guérir les maladies, pour conserver la santé, ou la rétablir. Il y a donc un grand nombre d'*hémorrhagie* actives et passives qu'il faut abandonner à elles-mêmes, parce qu'elles sont nécessaires aux fins de la nature, et qu'elle les fait arrêter à propos. Cette grande vérité est connue même du peuple le moins éclairé. Les Stahlliens en ont tiré des conséquences trop étendues, lorsqu'ils ont dit qu'il ne fallait jamais arrêter une *hémorrhagie*. Il n'est pas possible de déterminer exactement les circonstances où il faut laisser couler le sang, ni quelles sont celles où il faut l'arrêter.

Il y a peu de saignements de nez que l'on doive arrêter. Il y en a cependant quelques-uns auxquels il faut porter du secours, lorsqu'ils durent trop longtemps et qu'ils épuisent le malade. C'est pour lors une irritation générale du système vasculaire, ou un mouvement de fièvre quelconque qui les entretient. L'hémoptysie systomatique du sexe, à la suite de la suppression menstruelle, celle des jeunes gens pléthoriques, exigent peu de secours ; le rétablissement des règles, où la diminution de la pléthore, suffisent pour y remédier. Les hémoptysies essentielles, celles qui sont la suite de diverses cachexies acrimonieuses, ou autres, celles des maladies aiguës, des péripneumonies, etc., doivent être arrêtées par les moyens convenables. Les vomissements de sang peuvent être considérables sans être dangereux. L'hématémésis qui surtout vient de la grossesse, ou à la suite des règles supprimées n'est pas à craindre. L'on guérit très souvent la maladie noire, ainsi que les vomissements de sang occasionnés par la suppression des hémorrhoïdes. L'on a vu des vomissements énormes de sang n'avoir aucune suite fâcheuse; ils jettent néanmoins quelquefois dans l'hydropisie, la fièvre lente, etc. La ménorrhagie est celle, de toutes les évacuations sanguines, que les malades supportent le plus longtemps, quoiqu'elles soient très abondantes. Il faut néanmoins l'arrêter dans tous les cas possibles, lorsqu'elle est si excessive que le malade court risque de perdre la vie avec son sang, et que la faiblesse extrême, comparée avec le sang qui est sorti, prouve évidemment que les vaisseaux sont vides. Les hémorrhoïdes et le flux hémorrhoïdal doivent être traités par les secours de l'art, lorsque le sang coule trop abondamment, et même quand il coulerait en petite quantité, si l'*hémorrhagie* est accompagnée d'autres accidents graves. Les Stahlliens sont dans l'erreur de soutenir que c'est une maladie toujours salutaire. L'hématurie, ou pissement de sang, se réduit aux espèces suivantes : l'hématurie calculeuse, qui peut être rénale ou vésicale, l'hémorrhoïdale appelée aussi hémorrhoïdes de la vessie, celle qui est l'effet des substances âcres, des cantharides; celle qui survient dans les fièvres malignes, et la petite vérole confluente. Quant à celle que l'on nomme idiopathique, il est très douteux qu'elle existe. On doit traiter les systomatiques par les remèdes qui leur conviennent, quoiqu'elles ne soient point à craindre par la quantité de sang qui sort, elles le sont néanmoins par les accidents qui les accompagnent. La sueur de sang, ou hœmatopédésis de Vogel, a été observée très rarement par les auteurs; peu de médecins l'ont rencontrée; on a vu deux ou trois fois quelques gouttes de sang paraître sur le visage chez les sujets pléthoriques, pendant les grandes chaleurs de l'été. Ce phénomène, très peu important, ne peut être rapportée à la sueur; il dépendait plutôt de la rupture de quelque vaisseau capillaire, que de la dilatation des pores de la peau. La sueur de sang a toujours été considérée comme un effet de la dissolution et de la putridité; sous ce point de vue, l'on connaît les remèdes qui peuvent lui être utiles. Il en est très peu.

Hémorrhoïdes. — On appelait autrefois *hémorrhoïdes* non seulement une hémorrhagie quelconque, et plus particulièrement celle de la matrice, mais encore soit les fleurs blanches, soit la matière muqueuse qui suinte quelquefois des vaisseaux de cette partie de l'intestin. Mais les physiologistes de nos jours ont restreint cette expression à l'évacuation sanguine, qui se fait par des vaisseaux qui s'ouvrent dans le rectum, à une plus ou moins grande profondeur.

Herbe. — Il y a de la bonne et de la mauvaise herbe ; de la mauvaise surtout. Preuve :

A quinze ans une fillette,
Foulant aux pieds son hochet,
Empèse sa gorgerette
Et se gonfle en son corset.
Enfant, la saison prochaine
Fera plus que tes atours...
Pour damner l'espece humaine,
Mauvaise herbe croît toujours!

Héréditaires (Maladies). — On appelle *maladie héréditaire* une maladie qui reconnaît pour cause une disposition particulière du corps à être attaqué ; disposition que les parents, qui ont été sujets à cette maladie, transmettent à leurs enfants par le moyen de la génération. Un caractère essentiel des dispositions *héréditaires*, c'est d'observer pour leur développement, dans les enfants, la même époque, le même âge, que chez les parents. Ainsi, par exemple, un phtisique devient père d'un enfant qui jouit d'une bonne santé jusqu'à la révolution de la puberté, mais qui alors éprouve les mêmes symptômes de phtisie qu'avait son père à cette époque. (Il peut arriver quelquefois que ces affections se déclarent un peu plus tôt chez les enfants ; elles sont alors plus dangereuses et plus réfractaires.) D'après cela, on voit que la disposition *héréditaire* doit rester cachée dans le corps sans produire d'effets sensibles, et qu'elle a besoin du concours de certaines circonstances particulières pour être mise en action. Il ne faut pas confondre les *maladies héréditaires* avec celles qu'on appelle *connées*. Par maladies connées, on entend celles que la mère communique au fœtus dans le temps de la gestation. On peut rapporter à cette classe de maladies celles qui sont l'effet de l'imagination de la mère ; par exemple, les envies, etc., cette influence de l'imagination de la mère sur le fœtus, n'est pas universellement reconnue par tous les auteurs : ceux qui soutiennent l'affirmative appuient leur opinion sur une foule d'observations ; les autres, sans nier ces faits, les attribuent à toute autre cause qu'à l'imagination de la mère. « Les envies sont comme des nuées, on y voit ce que l'on veut », dit M. Bonnet. « Lorsqu'une femme est accouchée d'un enfant marqué, dit un autre auteur, leur mémoire fournit tout ce qu'elles veulent, et en effet, il est difficile que, dans un espace de neuf mois, une femme n'ait jamais eu peur d'aucun animal, ni envie de manger d'aucun fruit. » Mais il est inutile de chercher à prouver l'une ou l'autre opinion, ces maladies n'ont pas, comme nous le voyons, le caractère que nous avons donné aux *maladies héréditaires ;* ainsi elles n'appartiennent pas à notre question. *Non nostrum est tantas inter componere lites.*

Hermaphrodisme. — Que doit-on entendre réellement pas hermaphrodisme ?

La mythologie raconte que la nymphe Salmacis, aimait d'amour éperdu Hermaphrodite, fils d'Hermès (Mercure) et d'Aphrodite (Vénus), et ne voulant à aucun prix en être séparée, obtint des Dieux que leur double corps ne ferait plus qu'un seul possédant les deux sexes. Telle est l'origine du mot ; mais ce n'est pas à dire que, dans l'espèce humaine ou dans le règne animal supérieur, on puisse rencontrer sur le même individu la réunion complète des deux sexes comme cela s'observe dans les plantes, chez les zoophytes, les mollusques, les annélides et les gastéropodes, ou que dans l'acte de la copulation, un même individu puisse, vis-à-vis de lui-même, remplir le double rôle de mâle et de femelle. Cette croyance qui, à vrai dire, fut celle des temps anciens et grâce à laquelle les hermaphrodites, considérés comme des monstres, nés de la colère des Dieux, étaient à Athènes jetés dans la mer et à Rome dans le Tibre, vit aussi, grâce à elle, pendant le moyen âge, de nombreuses accusations d'hermaphrodisme aboutir aux derniers supplices. Mais aujourd'hui on a raison de toutes ces superstitions, et, si nous conservons le mot, du moins faut-il savoir que ce n'est pas par commodité de langage, et que nous désignons par ce terme toute autre chose que ce que semblerait indiquer le sens étymologique, puisqu'on entend maintenant par hermaphrodisme : l'état de ceux qui, avec l'apparence d'un sexe, présentent quelques-uns des caractères de l'autre (Maurice Laugier). De plus l'hermaphrodisme peut n'être qu'*apparent*, c'est-à-dire que l'individu peut avoir un véritable sexe, lequel est seulement masqué à première vue par un vice de conformation des organes génitaux externes, comme aussi l'hermaphrodisme peut exister réellement, être *vrai*, si aux malformations extérieures se joignent également des désordres dans les organes génitaux des régions moyennes et profondes. Cette division en hermaphrodisme vrai et en hermaphrodisme apparent, nous permettra de grouper, d'une façon simple et méthodique, les différents faits relatifs à cette monstruosité. Un mot, auparavant, sur la théorie physiologique complète des sexes, chez l'embryon, jusqu'à la fin du deuxième mois de la vie intra-utérine. Il existe à ce moment, et à chaque côté de la colonne vertébrale, un amas de tubes en cæcum, sorte d'organe penniforme aboutissant à un canal droit et constituant avec lui le corps de Wolff. A côté et parallèlement au corps de Wolff, s'élève un autre tube ou canal droit comme le premier, mais ne présentant pas de végétations latérales : on l'appelle le conduit de Müller.

Or, le corps de Wolff peut indifféremment se convertir en ovaires ou en testicules.

Dans le premier cas, son canal excréteur s'atrophie et le conduit de Müller devient l'oviducte, lequel se soude à sa partie inférieure avec le bout correspondant de l'oviducte opposé et va ainsi former l'utérus.

Dans le second cas, c'est le conduit de Müller dont l'accroissement s'arrête pendant que celui du corps de Wolff se convertit en cordon spermatique.

D'ordinaire, ces organes symétriques obéissent à une même impulsion primordiale, évoluent dans le même sens ; mais il peut se faire cependant que, par une erreur du *Nisus formations*, l'un des deux corps de Wolff se transforme en ovaire et l'autre en testicule, ou qu'une trompe se forme à gauche et un canal déférent à droite. Ces anomalies pourront porter sur les segments latéraux ou superposés, comme aussi sur tous indistinctement, et nous aurons dans chacun de ces cas un hermaphrodisme vrai des segments profonds et moyens. L'appareil sexuel du fœtus se présente en effet primitivement sous la forme d'une vulve ou replis génitaux et ce n'est que par la soudure de ses bords que se forme le scrotum, tandis que le tubercule génital situé dans l'angle antéro-supérieur de ces mêmes replis, au lieu de rester un simple clitoris qui est d'ailleurs déjà très volumineux chez le fœtus avant le quatrième mois, prend un développement dans les organes externes, peut faire d'un mâle effectif une femelle apparente, et comment au contraire un excès de développement, ou si l'on veut le développement inopportun de ces mêmes organes externes peut faire un mâle apparent, mais cependant toujours imparfait, d'une femelle effective. Si l'on ajoute à ces considérations que par suite d'un vice héréditaire, d'une anomalie de l'ovule et des spermatozoïdes, ou enfin d'une condition morbide quelconque du germe, le développoment des organes sexuels rudimentaires peut être arrêté, entravé ou perverti dans l'un et dans l'autre de ses éléments essentiels ; que de plus chacun des segments ou sphères est indépendant par rapport à l'autre, puisqu'il y a pour chacun d'eux, comme l'a démontré, le premier, I.-G. Saint-Hilaire, des nerfs et des vaisseaux distincts, savoir : pour la sphère profonde les plexus et artères spermatiques et ovariques, pour la sphère moyenne les plexus et artères hypogastriques, pour la sphère externe le plexus lombaire et les iliaques externes ; que chacun de ces segments peut, par ce fait même, avoir une vitalité propre, s'atrophier ou s'hypertrophier, subir l'interruption d'un développement régulièrement commencé, aboutir à l'hyperplasie ou à une prolifération numérique exubérante au point de voir certains organes se dédoubler une ou plusieurs fois : vésicules séminales multiples, vagin double, utérus bicorne, etc., etc. ; on se rendra facilement compte de toutes les variétés d'hermaphrodisme que l'on peut rencontrer. Ces variétés sont, en effet, considérables ; mais de ce que chacune d'elles obéit à des lois pour la plupart déterminées, de ce que leur production repose sur les principes que nous avons développés plus haut, il devient facile de les classer.

Au moyen âge, et pour ne pas remonter plus loin, les Arabes qui, à cette époque, étaient les dépositaires de toute science, divisèrent les hermaphrodites en : 1° masculins, 2° féminins et 3° indéterminés ; mais la distinction entre l'hermaphrodisme apparent et l'hermaphrodisme réel n'était pas toujours faite ; ils crurent, par exemple, qu'il pouvait sortir du clitoris de certains hermaphrodites féminins un liquide fécondant. Pénétré de l'influence arabe, l'Occident eut les mêmes idées. Ambroise Paré admit donc la même division, mais il la formula d'une façon plus explicite. A son tour, Paul Zacchias, savant médecin romain du XVIIe siècle qui définissait les hermaphrodites : *Eos qui partim membra viri partim membra mulieris*, admettait : 1° des hermaphrodites neutres : *Nam quosdam hermaphroditos vere nasci constat, hosque vel utrumque sexum vel neutrum sexum habere conspicimus, ita ut cujus sexu sint non facile cognosci possit* ; *sed priorum tamen aliquos in alterutro valere constat, quosdam in utroque, quosdam in neutro* ; 2° des hermaphrodites apparents masculins : *Verum aliqui non apparent nasci hermaphroditi et hermaphroditi certe non sunt, sed cum mares sint ob latentia virilia intra pubem pro feminis judicantur, sed pubertate instante, virilia extra pubem exerunt et ex feminis in mares evadere dicuntur* ; 3° des hermaphrodites apparents féminins : *Contra alii vere feminei sexus sunt. Sed pubertatem egressi et maxime si veneris stimulis agitentur membrum pene simillimum exerunt, quod nisi incalescant in actu venereo occultatur autem illis in coitu, erigitur et in aliquibus duritie et magnitudine penem æmulant : membrum emittunt quod œrum nonnulli alias feminas calcare valent.*

A notre époque, les auteurs qui ont traité de l'hermaphrodisme : Marc, Devergie, Fodéré, Brillant et Chaudé, Bayard, etc., et en général tous les médecins légistes, ont accepté cette base de classification.

Le professeur Tourdes, de Strasbourg, divisait dans son cours les hermaphrodites en : 1° *masculins* (androgynie) ; 2° *féminins* (gynandrie) ; 3° *neutres* et *mixtes*, chez lesquels il y a indifférence sexuelle absolue, et enfin 4° hermaphrodites *avec excès*, lesquels, outre les organes constitutifs d'un sexe, en possèdent de supplémentaires. Il est évident que l'androgynie et la gynandrie doivent compter parmi les cas d'hermaphrodisme apparent. L'hermaphrodisme mixte ou neutre n'est lui, de son côté, que l'hermaphrodisme vrai des autres auteurs. Quant à l'hermaphrodisme avec excès, du moment qu'il y a un véritable sexe, il n'est autre qu'un hermaphrodisme apparent masculin ou féminin avec excès.

Le docteur Victorien Laval propose la classification suivante, qui tient compte de toutes les considérations dans lesquelles peuvent rentrer, à notre avis, tous les cas de l'hermaphrodisme connus jusqu'ici.

A. Hermaphrodisme faux ou apparent.	1° Par déviation dans la conformation des organes sexuels internes. 2° Et en plus par suractivité embryonnaire.	A Masculin (Androgynie). B. Féminin (Gynandrie). C. Masculin ou féminin avec excès.

<table>
<tr><td rowspan="4">B. Hermaphrodisme vrai ou neutre.</td><td rowspan="3">1° Par déviation de la force motrice amenant la présence d'organes internes mixtes.</td><td>A. Latéral.</td></tr>
<tr><td>B. Superposé.</td></tr>
<tr><td>C. Irrégulier.</td></tr>
<tr><td colspan="2">2° Par arrêt de développement des organes sexuels embryonnaires (hermaphrodisme informe) ou par une absence complète de l'un quelconque des organes essentiels à la constitution du sexe.</td></tr>
</table>

A. **L'hermaphrodisme faux** ou *apparent masculin* est l'état de l'individu qui, étant en réalité du sexe masculin, a cependant un vice de conformation des organes génitaux externes qui, à première vue, le ferait prendre pour une femme. Il contient des sous-genres.

1° L'homme paraît femme à cause de l'atrophie de la verge avec hypospadias. Margagni, Richerand, Sabatier, en ont cité des exemples, et Frantz parle d'une famille dans laquelle ce vice de conformation se serait transmis de père en fils jusqu'à la troisième génération ;

2° L'apparence féminine est donnée par la non-soudure des bords du scrotum. Cheselden, dans son anatomie, raconte l'histoire d'un nègre qui présentait cette variété d'hermaphrodisme ;

3° Ce sous-genre est formé par la réunion des deux vices précédents. Ainsi était conformé ce soldat de marine que Fodéré vit à Toulon et qui fut réformé pour hermaphrodisme ; il avait une verge grêle et flasque, deux testicules dans les bourses, mais au-dessous de la racinede la verge et dans la direction du raphé, le scrotum se trouvait séparé par une fente longitudinale d'environ deux pouces, s'enfonçant dans son milieu en forme d'entonnoir dans lequel l'extrémité du doigt pouvait être aisément introduite, et qui était continuellement humectée par quelques mucosités ;

4° En plus de toutes ces anomalies il peut ne pas y avoir de testicules, ou plutôt il peut y avoir *monorchidie* ou *cryptorchidie ;*

5° Quelquefois c'est la conformation vicieuse du gland qui fait croire à un hermaphrodisme. Un homme avait le gland fendu de telle manière qu'il présentait l'apparence de l'appareil sexuel de la femme.

En définitive, on peut dire que l'hermaphrodisme apparent masculin n'est autre chose qu'un hypospadias à différents degrés, suivant que la fente urétrale se présente sous la forme d'une vulve ou plus simplement sous celle d'une petite ouverture périnéale.

Quelquefois l'instinct génital est très développé chez les hermaphrodites de cette classe, et l'impuissance est loin d'être absolue chez eux, même dans le cas où l'irrégularité est la plus grande. Le plus souvent, cependant, ces hermaphrodites sont impuissants ; mais ce n'est ni par absence ni par viciation du sperme, mais parce que l'émission de la liqueur séminale se fait en bavant et non par jet. Cela est si vrai que Hunter, Spallanzani et autres ont cité des faits de fécondation artificielle opérée en injectant du sperme d'hermaphrodite dans les organes génitaux de la femme. Ce sont ces mêmes observations qui, disons-le en passant, ont excité au plus haut point l'enthousiasme des partisans de la fécondation artificielle et n'ont pas peu contribué à l'édification de toute une méthode de puériculture. Enfin, pour nous résumer sur ce dernier point, nous dirons que les penchants sexuels et la possibilité de la fécondation sont en raison inverse de la malformation des organes génitaux.

B. **L'hermaphrodisme faux** ou *apparent féminin* est l'état de l'individu qui, étant en réalité du sexe féminin, a cependant un vice de conformation des organes génitaux externes qui, à première vue, le feront prendre pour un homme.

Ici encore, comme pour l'hermaphrodisme apparent masculin, il y a des variétés.

1° Le clitoris a une hypertrophie telle qu'on le prendrait pour une verge : comme exemple, on peut citer le fait rapporté par S. Evrard Home, dans les *Transactions philosophiques* de 1799, d'une négresse âgée de vingt-quatre ans, à voix rauque, à physionomie mâle, chez laquelle le clitoris avait deux pouces de long, et la grosseur du gros doigt d'une main ordinaire. Ce clitoris, dont l'érection se produisait à la suite d'attouchements répétés, avait alors l'air d'une verge imperforée et atteignait à ce moment jusqu'à trois pouces de longueur ;

2° Dans la deuxième variété, il y a atrésie ou absence du vagin : ni lèvres externes ni lèvres internes, etc. Ambroise Paré en cite plusieurs exemples.

3° On observe quelquefois chez le même individu un clitoris long et une disposition particulière du vagin. Madeleine Lefort, sur laquelle le professeur Béclard fit un rapport, avait un clitoris volumineux, une matrice et un vagin, celui-ci formé par une membrane épaisse percée à la base du clitoris d'une petite ouverture arrondie par laquelle s'échappaient les urines et les règles.

4° Le professeur Tourdes parle de la procidence des ovaires jusque dans les grandes lèvres simulant des testicules.

5° La chute de la matrice a pu quelquefois être prise pour un pénis volumineux, et cela d'autant plus facilement que le col de la matrice, par un contact prolongé avec l'air astmosphérique, prend quelque chose de la couleur tégumentaire du pénis. Saviard réduisit une descente de matrice chez une femme du nom de Marguerite Malaure qui, en 1693, avait été déclarée hermaphrodite par les médecins de Toulouse.

6° Des hernies inguinales chez la femme, se portant dans

les grandes lèvres, ont pu faire croire à la présence des testicules.

Dans la gynandrie comme dans l'androgynie, il y a assez souvent neutralité physiologique, mais cela est loin d'être une règle absolue. D'autre part, les goûts et les instincts sont d'autant plus ceux de la femme que les organes internes, utérus, trompes et ovaires, sont plus normaux. Dans ce cas, on constate souvent l'écoulement des règles, et c'est alors un signe de diagnostic précis ; mais il ne faut pas oublier, cependant, que l'on a vu des hermaphrodites féminins avoir de véritables instincts génitaux virils avec sensation voluptueuse et clitoris atteignant un centimètre de longueur pendant l'érection et leur permettant ainsi de pratiquer le coït à la manière des hommes.

C. **Hermaphrodisme apparent**, *masculin* ou *féminin avec excès*. Chez eux, il y a plus d'organes qu'il n'en faut. A l'autopsie du nommé Hoffmann, Rokitanski trouva deux ovaires avec leurs trompes, un utérus rudimentaire, et de plus un testicule avec canal déférent. Cet individu était régulièrement menstrué ; il y avait, en outre, une imperforation du pénis et fente scrotale. Voilà, sans doute, un état bien complexe, mais la présence de deux ovaires, d'une matrice, découlement des règles, alors qu'il n'y avait en définitive qu'un seul testicule, nous donne lieu de croire que le véritable sexe d'Hoffmann était le féminin. Hâtons-nous de dire, d'ailleurs, que les faits d'hermaphrodisme avec excès sont le plus souvent moins compliqués que le précédent, et ne permettent pas d'hésiter. En voici un exemple à l'appui ; il est extrait par Béclard du *Médical Repository*, n° 45 : « En avril 1807, il existait à Lisbonne un individu qui avait d'un homme les testicules, un pénis érectile recouvert au sommet d'un prépuce et percé d'un canal jusqu'au tiers de sa longueur, les traits mâles, le teint brun et un peu de barbe ; les organes du sexe féminin étaient comme ceux d'une femme bien conformée, cependant les lèvres de la vulve étaient très petites, le larynx, la voix, les penchants étaient ceux d'une femme, la menstruation régulière. La grossesse a eu lieu deux fois et s'est terminée prématurément au troisième et au cinquième mois. »

Il est évident qu'ici l'on a affaire à un cas d'hermaphrodisme apparent féminin avec excès, et il n'est pas douteux que l'individu en question ne fût réellement une femme. L'hermaphrodisme apparent masculin avec excès n'est pas absolument rare non plus, et l'on a vu des hommes qui, tout en ayant les organes constitutifs de leur sexe, en avaient encore de supplémentaires appartenant au sexe féminin : matrice rudimentaire, vagin, etc., etc., ou à leur propre sexe : deux pénis, trois testicules, un nombre exagéré de vésicules séminales, etc.

Hermaphrodisme vrai ou neutre. — Dans cette classe, la détermination du sexe est rendue impossible, parce qu'on trouve réunis sur le même individu les organes des deux sexes sans prédominance de l'un ou de l'autre. Il s'ensuit que cet individu, n'ayant pas de caractéristique déterminée, n'est en réalité ni homme ni femme.

La réunion de ces attributs disparates est régulière ou irrégulière.

On range dans la première catégorie les variétés suivantes d'hermaphrodisme

A. **Hermaphrodisme vrai** *latéral*, dans lequel l'individu est homme à droite et femme à gauche, ou *vice versâ*; soit d'un côté un ovaire avec ligament rond et trompe de Fallope, et de l'autre un testicule avec canal déférent, ou un utérus aboutissant à droite à un testicule, à gauche à un ovaire.

B. **Hermaphrodisme vrai** *vertical* ou *supposé*. L'individu est d'un sexe dans la sphère profonde, d'un autre dans la sphère moyenne, et indifférent dans la sphère externe.

C. **Hermaphrodisme vrai** *irrégulier*. Chez eux, comme chez les précédents, il y a absence du sexe prononcé, mais de plus il y a une telle confusion dans ces organes, un tel mélange d'attributs au dedans comme au dehors, à droite comme à gauche, que ces individus ne sauraient être véritablement classés.

D. **Hermaphrodisme vrai**, *informe* ou *par absence*. Il y a ici arrêt de développement dans les organes essentiels à la génération, ce qui fait que ces organes sont tellement rudimentaires que non seulement ils ne peuvent remplir leur but, mais encore qu'ils rendent la détermination du sexe souvent impossible. C'est la persistance de l'état fœtal. Un soldat de la marine, âgé de vingt-trois ans et cité par Home, avait une verge petite, flasque et incapable d'érection, des testicules à l'état fœtal, l'apparence extérieure d'une femme. Quelquefois il y a absence complète des organes génitaux internes.

Hermaphrodite. — On entend par *hermaphrodite* un individu qui réunit les deux sexes, ou les parties naturelles de l'homme et de la femme. Y a-t-il de véritables *hermaphrodites?* Cette question pouvait être agitée en des temps d'ignorance, on ne devait plus la proposer dans des siècles éclairés. On n'avait pas, sans doute, consulté les faits, et la nature n'avait pas été assez étudiée, lorsqu'on assura qu'un même individu était capable d'engendrer en soi comme femme et hors de soi-même comme homme, *tanquam suas generare ex alio et tanquam fœmina generare in se ipso*, disait un canoniste. En effet, si la nature s'égare quelquefois dans la production de l'homme, elle ne va jamais jusqu'à faire des métamorphoses, des confusions de substances, et des assemblages parfaits des deux sexes. Séduits par quelques phénomènes mal observés, les physiciens qui, guidés par l'analogie, croyaient à la possibilité de ce phénomène, avaient certifié l'existence des *hermaphrodites*. Il n'est pas douteux, en effet, qu'il n'y ait de nombreux genres d'animaux naturellement *hermaphrodites :* une grande partie des coquillages est de ce nombre. Dans la classe des insectes et des poissons, dont les ovaires ou les vaisseaux séminaux sont doubles, il n'est pas rare non plus de trouver des *hermaphrodites* accidentels, dont le côté droit, par exemple, est mâle, et dont le côté gauche est femelle. On a observé cette variété chez des anguilles, des carpes, des homards, des écrevisses, et on a cru l'avoir vue aussi dans des papillons. Mais la chose est plus difficile à admettre dans les animaux, qui n'ont qu'un seul organe extérieur placé dans le milieu, et qui décide du sexe. On a vu cependant des individus dont il n'était pas aisé de déterminer le sexe. Un nombre assez grand de femmes naissent avec l'organe analogue du mâle (le clitoris) porté à une grandeur extraordinaire : il y en a d'autres chez lesquelles des turpitudes secrètes ont augmenté le volume de cette partie qui naturellement ne se présente pas à la vue. C'est peut-être des *hermaphrodites* prétendus de cette espèce qui se trouvent ordinairement dans les pays chauds. Une opération chirurgicale, dont la religion a fait un précepte aux habitants de l'Egypte et de l'Abyssinie, rend cette conjecture assez probable. Il y a aussi une autre classe beaucoup plus nombreuse d'individus qui sont véritablement du sexe masculin, et dont l'urètre s'ouvre dans le périnée. Cette fente tendre, rouge et un peu épanouie, porte une ressemblance assez complète de l'autre sexe. Alors la verge est sans canal et sans ouverture, l'urètre est très courte, et s'ouvre par un petit canal à la base du pénis. Si d'ailleurs les testicules ne paraissent pas, le sexe devient encore plus ambigu. Ambroise Paré parle d'une certaine Marie Germain, qui avait toujours passé pour femme, et qui, à l'âge de puberté, ayant fait un grand effort pour sauter un fossé, manifesta des signes non équivoques de virilité ; cet effort développa subitement des parties qu'on n'avait point encore aperçues. Les exemples pareils ne sont pas très rares.

La métamorphose de Salmacis et d'Hermaphrodite, dans Ovide, n'est qu'un jeu d'imagination, et ne prouve pas plus que l'épisode d'*Hermaphrodin* dans le célèbre et licencieux poème de Voltaire.

Cependant, les anciens n'ont jamais douté de l'existence des hermaphrodites. Pline assure qu'il existait en Afrique, au delà du désert de Gara, un peuple d'androgynes qui se reproduisait de lui-même. Les lois romaines mettaient les hermaphrodites au nombre des monstres, et les condamnaient à mort. Tite-Live et Eutrope rapportent qu'il naquit auprès de Rome, sous le consulat de Claudius Néron et de Marcus Livius, un enfant pourvu également des deux sexes ; que le Sénat, effrayé de ce prodige, fit venir des aruspices d'Étrurie pour les consulter, et que ces docteurs furent d'avis que, pour apaiser le courroux du ciel, il fallait exiler ce monstre de la campagne de Rome et aller le noyer en haute mer, loin des bords du Latium. Ce décret absurde et cruel fut exécuté ; on enferma l'enfant dans un coffre, on l'embarqua sur un vaisseau, et quand le bâtiment fut avancé, on le jeta en pleine mer.

Julius Obsequens et Lycosthenès citent nombre d'exemples d'une pareille superstition.

Dans notre Europe moderne, nos lois ordonnaient aux hermaphrodites de faire choix d'un sexe, et quand ils abusaient de l'autre on les condamnait au fouet et quelquefois au feu.

Laurent Matthieu, docteur plus éclairé qu'on ne l'était de son temps, sauva du bûcher une jeune Espagnole qu'on accusait d'être hermaphrodite et de se servir également des deux sexes; il fit voir que le coupable n'était qu'une femme d'une conformation un peu hyperdolique.

En Ecosse, on enterrait tout vif l'individu convaincu d'avoir successivement joué le rôle d'époux et d'épouse.

Le parlement de Paris s'est, sur ce point, montré fort sévère en plusieurs occasions. On lit dans la chronique scandaleuse de Louis XI qu'un moine d'Auvergne, pourvu des deux sexes, étant devenu gros, fut pris, saisi, traduit en justice et gardé jusqu'après ses couches, pour être ensuite ordonné ce qu'il conviendrait.

Le passage est assez curieux : « En ladite année 1478, » advint au pays d'Auvergne que, en une religion de moi- » nes noirs appartenant à monseigneur le cardinal de Bour- » bon, il y eut un des religieux dudit lieu qui avait les deux » sexes de homme et de femme, et de chacun d'iceux se » aida tellement qu'il devint gros d'enfant; pourquoi fut » prins et saisi et mis en justice et gardé jusques à ce qu'il » fut délivré de son posthume, pour, après icelui venu, » être fait dudit religieux ce que justice verrait être à » faire. »

Un des procès les plus célèbres pour cause de double sexe, est celui de la Révérende mère Angélique de la Motthe d'Aspremont, prieure du monastère des Filles-Dieu, de Chartres, qui fut fouettée par la main du bourreau pour avoir exercé d'une manière un peu charnelle, auprès des sœurs de ce couvent, tantôt les fonctions de prieure et tantôt celle de prieur.

Sœur Angélique de la Motthe d'Aspremont était entrée en 1623 au couvent des Filles-Dieu de Charenton, dont la révérende mère Anna de Solar, sa tante, était prieure. Vingt-huit ans après, Anna de Solar se trouvant hors d'état de régir la communauté, résigna son prieuré à la sœur Angélique, sa nièce, âgée alors de quarante-cinq ans. Sœur Angélique avait l'habitude de sortir de temps en temps du couvent, sous prétexte d'affaire ou de maladie. mais cette liberté n'ayant eu aucun inconvénient, on y avait fait assez peu d'attention. Cependant quelques bruits sourds et peu favorables à sa réputation s'étant répandus dans la ville de Chartres, les grands vicaires de l'évêque jugèrent à propos de visiter le couvent. On y trouva plusieurs sœurs qui demandèrent ardemment à en sortir ; quelques autres parurent fort satisfaites de l'administration de la mère prieure. Une porte du couvent fermait mal, on ordonna une clôture plus exacte ; une grille avait besoin de réparation, elle fut réparée, et la mère prieure se croyait à l'abri de toute espèce d'inquiétude, lorsqu'un incident imprévu vint troubler son repos. Une sœur Damilly, de l'ordre des Clairettes, sollicita en cour de Rome le prieuré des Filles-Dieu, de Chartres, et l'impétra. La bulle ne s'expliquait pas sur les moyens qui avaient décidé le Saint-Père ; elle portait seulement : Par vacances ou toute autre cause.

On juge bien que la mère prieure se mit en règle, et forma opposition, mais elle avait affaire à une partie active, adroite et entreprenante. La sœur Damilly demanda permission d'informer sur la vie et les mœurs de la révérende mère Angélique d'Aspremont, et particulièrement sur sa conformation personnelle et secrète.

C'était une chose assez remarquable, qu'une religieuse à la tête d'un semblable procès. Néanmoins il fallut instrumenter. La requête de sœur Damilly fut admise : On procéda à une nouvelle visite du couvent. Il fut reconnu que sœur du Vivier, l'une des religieuses les plus attachées à la mère prieure, recevait assidument la visite des jeunes vignerons du voisinage, qui venaient travailler à la vigne du seigneur ; qu'il était résulté de ces visites de petits vignerons, qu'on élevait en cachette jusqu'à ce qu'ils fussent en état de travailler à leur tour ; il fut également prouvé que la révérende mère Angélique prenait avec de jeunes demoiselles des libertés peu conformes à son vœu de chasteté, et qu'elle en laissait prendre également avec elle quand elle en trouvait l'occasion. On conclut de tout cela que la nature avait doué la mère Angélique d'une double faculté génératrice, et qu'elle en faisait un usage peu édifiant pour les filles de Dieu.

Un arrêt du grand conseil ordonna que son procès lui serait fait et parfait par l'official de Chartres et le lieutenant criminel. Informations prises, et les témoins entendus, l'official rendit une sentence qui portait que les vœux de la dame d'Aspremont seraient regardés comme nuis et non avenus, que ses habits de religieuse lui seraient ôtés, qu'elle garderait prison perpétuelle, et que l'usage des sacrements lui serait interdit jusqu'à ce qu'elle fût en péril de la vie.

Le châtiment était doux ; le jugement du lieutenant criminel fut plus sérieux : Il condamna sœur d'Aspremont à faire amende honorable devant la porte de l'église du monastère, et là, dire que méchamment et scandaleusement elle avait abusé de l'un et l'autre sexe, et avait corrompu de jeunes filles, dont elle se repentait, demandait pardon à Dieu, au roi, à la justice et à la communauté du couvent ; et ensuite qu'elle serait attachée à un poteau qui serait dressé devant l'église du couvent, pour y être étranglée et son corps brûlé avec son procès. »

La sœur de Vivier, atteinte et convaincue d'avoir eu commerce avec des vignerons du voisinage, fut condamnée à accompagner la sœur d'Aspremont à son supplice, à l'amende honorable et à jeûner.

Il était évident que l'exécution de ce jugement, destiné à réparer un scandale, était lui-même un scandale ; c'était publier la honte du couvent, le diffamer à jamais, et révéler à la jeunesse les excès dont l'intérêt des sœurs exige qu'on lui fasse un secret.

Ce fut ainsi qu'en jugea le grand conseil auquel l'affaire fut portée par appel : il ordonna que la dame d'Aspremont subirait un examen. On la remit entre les mains de quatre médecins, quatre chirurgiens et deux femmes expertes, qui jugèrent que la dame d'Aspremont était dans le même état qu'Adam lorsqu'il allait visiter la sœur Bourignon ; ils déclarèrent néanmoins que cette double organisation n'était pas aussi parfaite, et que la dame d'Aspremont n'était pas moins incapable de recevoir que de conférer les honneurs de la maternité. Elle fut convaincue de tous les désordres que lui reprochait la sœur Damilly. Sœur du Vivier fut également reconnue coupable de libertés très peu religieuses avec les vignerons du voisinage ; et, par arrêt du grand conseil, elles furent condamnées l'une et l'autre à être fouettées par la main du bourreau, sous la custode, et à être enfermées le reste de leurs jours.

On trouve dans les *Annales du barreau* et le *Recueil des causes célèbres* un grand nombre de procès semblables. Celui de Marguerite Malaure a fait beaucoup de bruit. Cette fille était née en 1665, dans un village des environs de Toulouse ; elle perdit ses parents de bonne heure, et se vit obligée de se mettre en service.

A l'âge de vingt et un ans elle tomba malade, et fut portée à l'Hôtel-Dieu de Toulouse. Le médecin, en la visitant, fut étonné de la trouver très différente des jeunes filles de son hôpital. Il fit beaucoup de bruit de cette découverte. Les capitouls et les grands vicaires du diocèse s'en occupèrent, et après un examen préalable, il fut enjoint à Marguerite de quitter ses habits de femme et d'en prendre d'homme. Marguerite se soumit, mais avec répugnance, et, quand elle put s'échapper de Toulouse, elle reprit ses jupes. Elle était à Bordeaux depuis un an lorsqu'un particulier la reconnut ; il divulgua le jugement de Toulouse. Elle fut mise en prison et reconduite devant ses juges. Les capitouls n'étaient pas gens à entendre raillerie. Ils rendirent une ordonnance portant que Marguerite s'appellerait Amand, et changerait son nom de *Malaure* en celui de *Maraule ;* qu'elle porterait les habits d'homme, avec défense de prendre ceux de femme, sous peine du fouet.

Cette ordonnance lui fut signifiée et la mit dans un cruel embarras ; car le bruit de son aventure s'étant répandu, personne ne voulait plus se servir d'une nature moitié homme moitié femme. Elle fut donc encore contrainte de quitter les lieux qui l'avaient vu naître. Si elle eût voulut profiter de l'occasion, elle aurait pu, en s'offrant aux regards des curieux, gagner beaucoup d'argent ; mais Amand-Marguerite avait beaucoup de pudeur : elle aima mieux vivre d'aumônes que de blesser les lois de la modestie. Elle était jolie ; sa taille était élégante, ses yeux vifs, sa peau fine, sa gorge d'une forme séduisante ; elle ne pouvait se persuader qu'elle fût homme, et l'ordonnance des capitouls de Toulouse lui paraissait une sottise et une tyrannie. Elle vint à Paris, et s'adressa au fameux médecin Helvétius. Du premier coup d'œil il découvrit l'erreur des capitouls, confia Marguerite aux soins du fameux chirurgien Saviard, qui en peu de temps la rendit à son sexe et fit disparaître tous les symptômes qui avaient trompé les docteurs et les capitouls de la Garonne. Sa maladie n'était qu'un accident fort connu en médecine sous le nom de *Lapsus uteri*.

Après cette heureuse guérison, que restait-il à faire à la malade ? Elle ne pouvait plus porter le nom d'Amand, puisqu'elle était redevenue Marguerite ; elle ne pouvait plus porter les habits d'homme, puisqu'elle était redevenue fille.

Pour procéder avec régularité, il aurait fallu interjeter appel de la sentence des capitouls au parlement de Toulouse ; mais cette démarche aurait exigé un voyage en Languedoc, et Marguerite était trop pauvre pour l'entreprendre. Il aurait fallu reparaître en habit d'homme, et les lois de la bienséance et la police s'y opposaient. Si elle se fût remontrée en habit de femme, autre danger; les ordonnances des capitouls s'exécutaient provisoirement. Le respect de Marguerite pour les règlements de police et les lois de la bienséance aurait paru une atteinte à leur autorité, et Marguerite eût été fouettée par provision.

Placée entre les verges et son amour pour la décence, Marguerite prit le parti de s'adresser directement au roi. Un roi est moins fier et plus affable qu'un capitoul. Elle exposa sa pénible situation, demanda une enquête, l'obtint, et, après un examen, fut définitivement rendue à son nom, à son sexe et à ses jupons.

Le dernier et le plus singulier procès de ce genre, est celui d'Anne Grand-Jean, qui fut baptisée à Grenoble comme fille, mariée à Chambéry comme garçon, et reconnue femme à Paris. Ce procès, plaidé solennellement en 1764, a donné lieu aux débats les plus curieux. On les trouve dans un mémoire de M. Verneuil, qui défendait Anne Grand-Jean et soutenait sa qualité d'homme.

Une circonstance singulière, c'est que, dans le cours de son mariage, la femme qu'elle avait épousée, loin de se plaindre de son époux, s'en trouvait au contraire très satisfaite et paraissait n'avoir aucun doute sur ses facultés viriles; de son côté, Anne était de bonne foi et se croyait réellement homme; ce qui fait à l'un et à l'autre beaucoup d'honneur.

Pourquoi, dans les questions les plus importantes, arrive-t-il presque toujours que l'on finisse par où l'on devait commencer? Si, au lieu de faire des lois contre les androgynes, les tribunaux se fussent d'abord occupés de savoir s'il existait réellement des androgynes, il est probable qu'ils se seraient épargné beaucoup de discussions, d'erreurs et d'injustices.

Qu'il existe dans la nature des êtres doués des deux

organes destinés aux mystères des l'hymen, c'est incontestable, mais ces merveilles semblent réservées pour le règne végétal et quelques individus du règne animal. La plupart des plantes réunissent dans un calice commun les étamines et les pistils sur la même tige, mais séparément. Un petit nombre de *dioïques* ont des fleurs femelles sur une autre.

M. de Pard suppose, d'après les calculs qu'il croit exacts, que le nombre des plantes unisexuelles est aux plantes bisexuelles comme cent à mille ou comme dix à un. Mais à l'époque où M. de Pard écrivait, les richesses de l'empire de Flore n'étaient pas assez connues pour l'établir un calcul exact.

Dans les animaux à sang blanc, dont plusieurs sont, comme les plantes, susceptibles de se reproduire par rejeton, par greffe et par bouture, les exemples d'hermaphroditisme sont également nombreux. L'escargot jouit surtout de cette illustre prérogative, mâle et femelle tout à la fois, il donne et reçoit tour à tour ; car ses plaisirs ne sont point solitaires, comme l'a dit Louis Racine ; il recherche son semblable, l'épouse et de cette réunion provient une fécondation réciproque.

Les huîtres, les moules, les étoiles de mer, les mollusques, sont plus complètement doués des deux sexes, et n'ont besoin, pour se reproduire, que de leurs forces génératrices. Chez les pucerons, un seul hymen suffit pour enfanter une suite de familles presque inextinguible: et dans ce singulier ordre de choses, l'histoire de la nature, dit un médecin, nous présente des vierges mères et des parents célibataires.

Tout change, sous le rapport de la reproduction, parmi les animaux à sang rouge et principalement dans l'homme. La duplicité des sexes ne s'observe plus. Chaque individu a ses fonctions propres et l'amour mutuel qui les unit est peut-être une des lois les plus belles de la nature. Supposez le rêve de Platon accompli, plus de rapport entre les cœurs, plus de désirs, de craintes, d'espérance.

Plus d'amour, partant plus de joie.

Ne nous plaignons pas de la nature ; laissons dire les rêveurs. Il est fort heureux que les choses aient été comme elles sont et que les visions d'Antoinette Bourignon ne soient que des visions.

Des voyageurs, qui ont parcouru la Floride au seizième siècle, ont prétendu que ce pays était très fécond en individus bisexuels ; qu'on en trouvait des quantités considérables, mais qu'ils étaient en horreur aux unisexuels ; qu'on les tenait dans un esclavage horrible ; qu'il leur était défendu de se couper les cheveux, qu'on les forçait de porter des habits de femmes, de voiturer les bagages et les vivres lorsque la horde allait en course ou à la guerre ; qu'on les tenait assujettis aux travaux les plus humiliants et les plus pénibles et qu'on s'en servait enfin comme on se sert ailleurs de bœufs, d'ânes et de chevaux. C'est assurément expier d'une manière étrange le privilège d'un double sexe.

Mais des voyageurs plus modernes ont nié une partie de ces faits ; ils ont cherché à soulever le voile qui couvrait ces mystères et ont prétendu s'être assurés que ces hermaphrodites n'étaient que de vilaines femmes qu'on maltraitait ainsi pour leur laideur.

Ne pourrait-on pas demander à ces voyageurs s'ils ont réellement eu la faculté de soulever le voile dont il s'agit, s'ils sont bien sûrs que ces êtres humains étaient réellement des femmes ; si ce n'était pas plutôt des hommes convaincus de lâcheté et pour cela condamnés à des travaux humiliants et à porter l'habit du sexe le plus timide ? Il faut aux lecteurs beaucoup de défiance quand les auteurs viennent de loin.

Ambroise Paré rapporte que, de son temps, une jeune

fille fut tout à coup changée en garçon et que cette métamorphose lui arriva en sautant un fossé ; ce qui fit, pendant fort longtemps, sauter toutes les jeunes fille du même endroit ; mais cette prétendue jeune fille était véritablement un garçon dont la constitution tardive se développa tout à coup, soit par un effort de la nature, soit par un mouvement brusque et violent. Le médecin portugais Jaent rapporte une observation qui confirme parfaitement celle d'Ambroise Paré.

On faisait voir à Paris, en 1751, un prétendu hermaphrodite qui avait la voix grave, la démarche hardie, beaucoup de barbe, la poitrine velue et se plaisait également à porter des habits d'homme et des habits de femme ; cet être n'était, à proprement parler, ni homme, ni femme ; c'était un sujet monstrueux condamné par la nature à la plus incurable stérilité.

On a fait aussi beaucoup de bruit de la découverte d'un nègre hermaphrodite vu à Londres et décrit par le célèbre chirurgien Cheselden. Voltaire, qui croyait à la possibilité d'un peuple hermaphrodite, en parle comme d'un être merveilleux. « Consultez, dit-il, l'anatomie de Cheselden, vous verrez la figure très bien dessinée d'un animal homme et femme, nègre et négresse d'Angola, amené à Londres dans son enfance, et très soigneusement examiné par ce célèbre chirurgien. Cheselden m'a attesté plusieurs fois la vérité de ce prodige, qui n'en est peut-être pas un dans quelques cantons de l'Afrique. »

Qui ne croirait, après avoir lu ce passage, que cet animal, homme et femme, nègre et négresse, ne fut un véritable androgyne ? Cependant, quand le chirurgien Cheselden eut mieux mis ses lunettes et examiné les choses de plus près, il se trouva que cette extraordinaire créature n'était qu'une fille fort dégoûtante et fort laide.

On ne connaît encore aucune description anatomique

d'un individu parfaitement pourvu des deux sexes; on n'en trouve aucun modèle dans les cabinets d'histoire naturelle; jamais il n'en est tombé sous le scalpel d'aucun médecin, d'aucun chirurgien.

M. Pinel a décrit un être fort singulier qui vint à Paris en 1785, et qu'on avait obligé jusque-là de porter des habits de femme. C'était un jeune homme d'environ seize ans, et d'une constitution tout à fait irrégulière: il n'était nullement femme, et n'était pas assez homme pour devenir jamais époux et père. La nature s'était égarée dans ses voies et avait détourné de sa route ordinaire cette fonction que la reine Bérénice accomplissait comme la plus humble de ses sujettes. C'était un malheureux condamné à la stérilité la plus complète par la bizarrerie de sa constitution.

C'était aussi un homme que cet individu extraordinaire qui fut observé à l'Hôtel-Dieu de Paris, par M. Gira, chirurgien en second de l'hôpital.

Quoiqu'il fut essentiellement d'un sexe masculin, son organisation offrait néanmoins les apparences du sexe opposé, mais moins par une duplication d'organes que par leur disposition. Il avait été reçu dans la société comme femme, s'était uni par un lien volontaire avec un homme qui, pendant longtemps, avait rempli auprès de lui les fonctions d'époux. Attaqué d'une maladie grave, il vint à l'Hôtel-Dieu pour se faire traiter et y mourut; quelle excellente aubaine pour les amateurs! On reconnut d'abord un mélange de formes assez remarquable. Son buste portait tous les caractères d'un sexe masculin: point de gorge, le cou gros, les muscles fermes et secs. La partie inférieure, depuis la ceinture jusqu'aux pieds, présentait un contraste frappant: des contours délicats, des muscles souples, arrondis et moelleux comme dans le sexe féminin. Le reste semblait, au premier aspect, réaliser le rêve de Platon. De savants anatomistes s'occupèrent soigneusement de ce phénomène et reconnurent bientôt la vérité de cet axiome : *Frontinulla fides : Défiez-vous des apparences.*

La description de cette singulière créature se trouve dans le journal de médecine de la Société du Louvre, et dans l'histoire naturelle de la femme, de M. le docteur Moreau, de la Sarthe.

Ne faut-il pas conclure de tout cela qu'il n'existe naturellement pas plus d'hermaphrodites que d'hommes à deux têtes, à quatre bras, à deux nez ; que les individus qui nous présentent l'apparence d'un double sexe sont évidemment des monstres, et qu'il est tout aussi ridicule de supposer, comme Voltaire, qu'il puisse exister en Afrique un peuple d'androgynes, que d'imaginer, comme saint Augustin, qu'il existe une nation d'homme sans tête, avec deux yeux sur la poitrine ?

Hermione. — Fille de Ménélas et d'Hélène, fiancée de Pyrrhus, fils d'Achille et femme d'Oreste. Avant de partir pour la guerre de Troie, Ménélas avait promis la main d'Hermione à Oreste, ce qui ne l'empêcha pas d'offrir sa fille à Néoptolème pendant le siège de la ville. Justement irrité, Oreste, après le retour de l'armée grecque, pria son rival de se désister, et, sur son refus, le fit tuer par les Delphiens. Il lui avait déjà enlevé Hermione qui, croyant que le fils d'Achille lui préférait Andromaque, veuve d'Hector, avait formé le dessein d'assassiner cette princesse, ainsi que son enfant Astyanax.

Hernie de matrice. — C'est ainsi qu'on nomme le déplacement de ce viscère, quand il fait saillie hors de la vulve. Le déplacement est complet ou incomplet. Dans le premier cas l'utérus n'est pas entièrement hors de la vulve ; il l'est dans le second.

Cette différence a fait distinguer cette *hernie* en complète ou incomplète. Les accidents sont graves quand la matrice est sortie au dehors de la vulve parce que le tiraillement de ses ligaments est considérable ; d'ailleurs elle entraîne, avec le vagin, une partie de la vessie qui lui est fort adhérente ; c'est aussi une remarque de M. Sabatier. On ne peut pas méconnaître le viscère qui a fait *hernie* parce que son orifice se présente toujours d'une manière évidente. Il est vrai que, par le progrès du temps, la tumeur acquiert un volume si considérable qu'elle surprend au premier coup d'œil, et qu'on ne sait trop à quoi s'en tenir sur la nature des parties qui s'offrent à la vue. Un examen très simple ne laisse plus de doute à cet égard. Il n'est pas étonnant que ce viscère et le vagin, qui le recouvre, ne s'engorgent considérablement ; le déplacement qui s'est fait est une cause constante d'irritation qui détermine souvent l'inflammation, surtout si la malade marche beaucoup, si elle prend un exercice fatigant, parce que le frottement de cette tumeur contre les cuisses irrite encore davantage les parties dont elle est formée.

Herpès. — Dénomination que l'on retrouve fréquemment dans les ouvrages de l'antiquité, et qui, après avoir été appliquée à une foule de maladies différentes, a été restreinte par les pathologistes anglais à des formes déterminées. Ainsi l'herpès est une éruption vésiculeuse, caractérisée par de légères transparences, rassemblées en groupes sur une base enflammée, de manière à présenter une ou plusieurs surfaces, plus ou moins larges, mais bien circonscrites, et séparées les unes des autres par des intervalles plus ou moins grands, dans lesquels la peau est entièrement saine. Cette éruption suit une marche ordinairement déterminée, mais que l'on ne saurait toutefois établir d'une manière aussi précise que le pensent les pathologistes anglais. Si, dans le plus grand nombre des cas, la durée est de deux ou trois septenaires, elle se prolonge quelquefois plusieurs mois.

Herpès præputialis. — Cette espèce est caractérisée

par la présence des vésicules réunis en groupes, soit à l'extérieur, soit à la face interne du prépuce. Il se manifeste d'abord par une ou plusieurs taches rouges, dépassant rarement la largeur d'un franc, souvent beaucoup moindres. Ces taches ne tardent pas à se couvrir de petites vésicules globuleuses, dont le développement présente quelques différences, suivant le siège. Ainsi l'herpès peut-être borné à la face externe ou à la face interne du prépuce; quelquefois il occupe l'une et l'autre à la fois. Le siège de l'*herpès præputialis* a souvent jeté de l'obscurité sur son diagnostic; aussi a-t-il été pris plus d'une fois pour une syphilis primitive. Dans ce cas, trop souvent pour faire avorter la prétendue maladie vénérienne, on a cautérisé ou même, poursuivant l'erreur, on a fait faire des frictions mercurielles. Pour ne pas s'y tromper, il suffit cependant de se rappeler que l'ulcère vénérien, quelle que soit la forme qu'il affecte, ne débute pas, comme en l'a avancé, par une vésicule, mais bien par une rougeur, une véritable inflammation ulcérative. Dans les cas que l'on a décrits comme symptômes d'une syphilis primitive, et qui consistaient dans une ulcération précédée d'une vésicule, on a eu affaire évidemment à un *herpès præputialis*, ou à cette forme remarquable étudiée par M. Evans (venerola vulgaris), qui consiste dans une pustule solitaire, suivie de croûtes épaisses, qui recouvrent une ulcération d'une apparence particulière. Ce point, d'ailleurs, a été étudié avec soin par Abernethy, sous le nom de *pseudo-syphilis*.

Hétaire. — Nom donné aux courtisanes de la Grèce ancienne.

Heure du berger. — L'*heure du berger*, heure propice aux amants.

Hidypathie. — Disposition heureuse dans le caractère de l'homme, qui porte à trouver du plaisir partout et en toutes choses.

Hochet. — Chose futile, qui flatte, qui amuse, *les hochets de la vieillesse*, les choses futiles dont on amuse les vieillards. Une femme qui n'est que jolie, ne peut être qu'un joli *hochet*.

Homme. — L'*homme* est un animal sensible, et très susceptible de réflexion. Il paraît fort distingué des autres espèces par la raison supérieure, par la facilité qu'il a d'énoncer la pensée au moyen de la parole, parce qu'il est le seul qui marche la tête haute, dans une position entièrement verticale, et ne soit pas vêtu par la nature. Son intelligence fait qu'il peut commander à presque tous les autres animaux. Ceux qui sont féroces et beaucoup plus forts que lui, par son adresse, il est venu à bout de les maîtriser et de les vaincre.

Lorsque l'*homme* naît, c'est une image de misère et de douleur ; son instinct est à cette époque inférieur à celui de tous les autres animaux, et si la raison de ses parents ne faisait tout pour lui, il n'aurait pas même celui qui est nécessaire pour conserver son existence. L'enfant qui naît à terme a le plus ordinairement 21 pouces de long et 12 livres de poids. On voit chez quelques-uns palpiter la fontanelle au moment de la naissance. Il est important de prendre des précautions pour empêcher les lésions de cette partie. On a soin de laver dans l'eau tiède l'enfant qui vient de naître, parce que la liqueur contenue dans l'amnios, laisse toujours déposer sur la peau une humeur visqueuse et blanchâtre. Lorsque les hommes ont acquis 40 ans, ils ne peuvent plus que perdre de leur force et de leur énergie. Car dès que leur corps est arrivé à son point de perfection, aussitôt il commence à décroître ; toutes les parties qui le constituent acquièrent de la dureté et de la sécheresse, la graisse se consume, la peau se dessèche, devient écailleuse, les cheveux blanchissent, les dents tombent, les traits se déforment, et le corps s'incline vers la terre qui le redemande. La caducité commence, à 70 ans et presque toujours avant 80 l'*homme* finit. C'est seulement par une vie sage et modérée qu'il peut prolonger son existence, et la rendre alors le moins désagréable qu'il est possible : la vieillesse est plus ou moins accélérée suivant beaucoup de circonstances qui ont servi à user plus ou moins vite l'existence des individus. Les femmes ayant moins de force et de solidité dans leur constitution, leur fibres se dessèchent moins vite, et on a remarqué qu'elles vivent plus longtemps que les hommes, surtout quand leur temps critique ne les tracasse plus.

Honneur. — Considéré philosophiquement, l'honneur est une qualité qui nous vient d'un sens droit et de la bonté de l'âme, mais qui suppose la préexistence des sociétés. Les idées que ce mot suggère ou représente ne peuvent venir à l'esprit de l'homme de la nature. Elles n'ont pas d'expressions dans sa langue ; il faut des devoirs établis ou convenus pour qu'il y ait de l'honneur à les suivre et du déshonneur à s'en écarter. C'est alors dans le strict accomplissement de ces devoirs d'homme et de citoyen que l'honneur consiste, et c'est un premier pas vers la corruption que d'estimer un homme par cela seul qu'il n'enfreint pas les obligations communes à tous. Un second pas est d'en venir à le louer, à l'honorer, comme s'il faisait plus qu'il ne doit ; et quand on arrive enfin au besoin de le récompenser, la société est bien malade. Les prix Monthyon sont non seulement la satire la plus amère qu'un bon et honnête homme ait faite de la nation la plus civilisée du monde, c'est encore le signe le plus manifeste de sa décadence. La définition de l'honneur, appliqué à tel individu, varie suivant les lois et les mœurs de son pays ; l'appréciation de cette vertu dépend de telle ou telle loi que les hommes se sont faite, de tel ou tel préjugé que le temps a produit. Mais, enfin, il y a longtemps que le monde dure, que les sociétés sont instituées. Chacun connaît ou doit connaître ses devoirs, et celui qui manque à l'honneur ne peut en appeler à son ignorance. L'honneur ne varie pas seulement suivant les lois et les mœurs d'un pays, ses conditions changent avec l'état des personnes, et plus on est grand, plus on a de devoirs à remplir, et, par conséquent, plus il est difficile de se maintenir dans les voies de l'honneur, de conserver intact ce qu'on a justement appelé le bien le plus précieux de l'homme. Oui, c'est à son honneur que l'homme doit attacher le plus de prix. Ce n'est pas tout d'être bien vêtu, bien logé, d'avoir des équipages et des salons dorés. Il faut être estimé, considéré de ses concitoyens, et avoir le cœur haut placé, la conscience pure. De tous les emplois du mot honneur, le plus étrange est de l'invoquer en ôtant la vie à son semblable. Que ce préjugé ait pris naissance chez un peuple barbare, cela se conçoit; mais qu'il ait prévalu, depuis quatorze siècles, sur toutes les idées de raison, de justice, d'humanité, au point de braver les lois et l'échafaud, de soumettre même à ses exigences le plus déterminé de ses antagonistes, avec le mépris public pour auxiliaire, c'est la plus indéfinissable des bizarreries de l'esprit humain. Il en est cependant une qui le lui dispute dans l'histoire de l'honneur, c'est d'attacher celui d'un mari à la bonne conduite de sa femme. Encore ne voudrions-nous pas jurer que si le temps des Montespan et des Dubarry n'était point passé, les maris de ces dames ne vissent affluer dans leur salle de bal ou de concert tous les collets-montés de la haute société de Paris. On dirait d'eux ce qu'on dit de tant d'autres, qu'il se font honneur de leur fortune. Il suffit pour cela de donner à dîner à des parasites, de faire danser toute une ville, d'avoir un grand train, des chevaux, des loges aux grands spectacles, de jouir enfin de tous les plaisirs de la vie. Que cette fortune soit le produit d'une banqueroute ou de la prostitution, peu importe ! dès l'instant que vous la dissipez avec grâce, que vous en jetez les débris à la tête de tout le monde, vous êtes honorable et honoré. Il n'y aura même honoré bientôt que la fortune. On a tant dit et redit que les honneurs changeraient les mœurs, qu'on a peur d'avoir même la dignité de son état. Ce n'est pas qu'on les fuie, on les recherche au contraire, mais pour l'argent qu'ils rapportent, et, par une amère dérision, nous appelons cet argent des honoraires, pour bien constater que les appointements d'une place en sont la partie la plus honorable. Dans le naufrage de presque tous les honneurs, dans l'embarras de définir l'honneur lui-même, ayons toujours devant les yeux cette vieille maxime que la sagesse divine ou humaine a placée sous la sauvegarde de l'égoïsme : « ne fais pas à autrui ce que tu ne voudrais pas qu'il te fût fait à toi-même. »

Hôpital. — Endroit où meurent les filles perdues.

Horreur. — Ce mot désigne une aversion extrême ou l'épouvante portée à son dernier degré, au frémissement. C'est une espèce d'affection très fâcheuse, qui trouble les fonctions du corps et quelquefois celles de l'âme : elle ne dépend pas de nous, et elle est toujours relative à la sensibilité individuelle ; de sorte que ce qui fait *horreur* à une personne étonnerait à peine une autre. Ceux qui sont doués d'une grande sensibilité doivent donc s'éloigner de ces spectacles affreux qui présentent l'idée de la destruction dans ses circonstances les plus effrayantes. Ils ne doivent point se trouver à la représentation de Gabrielle de Vergi, de Béverley, de Calas et autres drames de ce genre. On a vu plus d'une fois ces pièces, pleines d'*horreur*, troubler l'esprit de quelques personnes, les faire tomber en syncope et exciter les mouvements spasmodiques les plus fâcheux : des tremblements universels, des sueurs froides ; les personnes sensées devraient interdire de tels spectacles aux personnes chez qui les circonstances qui font frissonner d'*horreur* peuvent arrêter des évacuations périodiques, et causer ensuite les plus funestes accidents.

Houri. — Nom de vierges divines qui habitent le paradis musulman, et dont l'amour doit récompenser la vertu et la foi des vrais croyants. Elles sont divisées en quatre classes, distinguées par quatre couleurs différentes, le blanc, le vert, le jaune et le rouge, et jouissent d'une jeunesse et d'une beauté éternelles. On pense que Mahomet emprunta l'idée des houris à la mythologie parsi, suivant laquelle l'ange Zangade gardait des vierges aux yeux noirs pour ceux qui obtenaient le paradis. Ils se voient dans le neuvième ciel entre les bras de leurs houris. Fig. Femme très belle et très attrayante. C'est une *houri*, une véritable *houri*.

Hyalode. — Hippocrate donne cette épithète à l'urine qui dépose beaucoup d'un plegme vitré, froid, blanc, visqueux, et qui marque une crise favorable dans les maladies qui proviennent d'humeurs crues de la même nature.

Hybristiques. — Fêtes que l'on célébrait à Argos en l'honneur des femmes qui s'armèrent pour défendre la ville qu'assiégeaient les Lacédémoniens, contre lesquels elles combattirent si vaillamment qu'ils prirent la fuite. Pendant ces fêtes, les Argiennes revêtaient le costume d'homme.

Hydatidocèle. — Cette maladie est une des espèces de la nosologie des sauvages. Elle consiste dans une hydrocèle formée par des hydastides du cordon spermatique. On la traite comme l'hydrocèle elle-même.

Hydramnios. — Variété d'hydropisie utérine, caractérisée par l'abondance des eaux de l'amnios.

Hydrargyrie. — Éruption cutanée produite par l'administration des préparations mercurielles, et caractérisée par de petites vésicules développées sur des surfaces rouges d'une étendue plus ou moins considérable. Des ablutions, avec de l'eau fraîche, des bains tempérés, un régime doux les purgatifs et les préparations opiacées, sont les moyens employés contre cette maladie.

Hydrocèle. — On entend communément par hydrocèle l'*hydropisie* des testicules, quoique cette maladie n'affecte que très rarement ces organes, et qu'elle ait le plus ordinairement son siège dans les membranes qui leur servent d'enveloppes, surtout dans le scrotum. Le mot *hydrocèle* signifie par lui-même *tumeur aqueuse*, et dans un sens plus particulier, *hernie d'eau*, ou *hernie aqueuse*.

Hydrocirsocèle. — On a donné ce nom à une sorte de varices des veines et artères spermatiques, qui forme une tumeur inégale et rénitente, lorsqu'il s'y joint un épanchement ou congestion lymphatique.

Hydromphale. — Ce mot est formé de deux mots grecs. Il signifie une tumeur aqueuse au nombril.

Hydropisie de la matrice. — Il s'exhale dans la cavité de la matrice, comme dans toutes les autres cavités du corps, par le moyen des dernières ramifications artérielles, une lymphe ténue qui sert à entretenir la souplesse dont cet organe a besoin. La résorption de cette humeur se fait par les veines correspondantes ; les expériences et les préparations anatomiques démontrent même plus sensiblement la facilité de cette résorption dans la matrice que dans les autres parties. D'ailleurs, l'orifice de cet organe étant toujours entr'ouvert naturellement, excepté dans le temps de la grossesse, si cette résorption était retardée, la sérosité s'échapperait à mesure qu'elle se formerait, et il n'y aurait point d'*hydropisie*. Ce qui rend l'*hydropisie* de l'utérus si rare, c'est donc la nécessité du concours des obstacles qui s'opposent à la résorption avec l'obturation de l'orifice de la matrice ou du vagin. C'est donc dans les temps de grossesse que cette maladie doit attaquer plus fréquemment les femmes. Il est vrai que, quand le fœtus a.

déjà acquis un certain volume, le chorion tient, par le moyen d'un tissu cellulaire, à tous les points de la surface interne de la cavité de la matrice, et qu'il n'y reste point de vide dans la cavité. Mais, vers le commencement de la gestation, le fœtus, ses membranes, et le peu d'eau qu'elles contiennent, ont un volume moins considérable que ne l'est l'étendue de la cavité ; c'est donc alors que la congestion de sérosité pourrait se faire. D'ailleurs, lorsque la grossesse est plus avancée, n'est-il pas possible que le chorion se détache dans quelque point de la matrice par la rupture d'une portion de ce tissu cellulaire qui les unit, et que la sérosité s'amasse alors dans cet intervalle ? On distingue l'*hydropisie* de la *matrice* d'avec la véritable grossesse :

1° Par l'état des mamelles qui, chez les femmes enceintes, sont dures, élevées, rebondies et rendent du lait ; chez les hydropiques, elles sont flasques, molles et abattues.

2° Par la couleur du visage qui, dans celle-ci, est mauvaise, pâle, jaunâtre, livide.

3° Par l'enflure du ventre qui, dans l'*hydropisie* est uniorme, plus molle et plus arrondie, et ne laisse apercevoir au tact qu'une fluctuation d'eau, sans mouvement sensible qui puisse être attribué à l'enfant ; au lieu que dans la grossesse, le ventre se porte plus en pointe vers le devant, et l'on sent, après quelques mois, remuer l'enfant. On peut ajouter à cela les accidents qui accompagnent l'*hydropisie*, tels sont langueur, lassitude, difficulté à respirer, petite quantité d'urine, qui dépose un sédiment rouge et briqueté. Tous ces signes combinés ne devraient, ce me semble, laisser aucune incertitude sur cette maladie. On voit cependant tous les jours des personnes qui espèrent et font espérer un enfant à des mères crédules qui s'imaginent aussi être enceintes, parce qu'elles le souhaitent ardemment, et qui ne sont qu'*hydropiques ;* d'autres qui traitent d'*hydropiques* des femmes réellement enceintes. J'ai connu un empirique qui, donnant dans cette erreur, prescrivait à une femme grosse, de violents hydragogues, dont le succès fut tel que la prétendue *hydropique* accoucha au huitième mois d'un enfant qui ne vécut que quelques heures, au grand étonnement de tout le monde.

Hydropisie des ovaires. — Les ovaires sont très souvent le siège de l'*hydropisie*, et on peut dire en général qu'aucune partie du corps humain n'est susceptible de dégénérer en des tumeurs aussi énormes, fléatomateuses, etc., ni qui renferment des congestions aussi étranges, comme de calculs, de poils, de dents, de cheveux, d'os, etc. Mais les plus ordinaires de ces congestions sont de nature aqueuse, et forment des hydatides qui ont leurs membranes propres, et deviennent quelquefois d'un volume prodigieux. Quoique cet espèce d'*hydropisie* attaque plus volontiers les femmes stériles et d'un âge déjà avancé, cependant on a vu aussi des personnes du sexe dans la fleur de l'âge et fécondes, n'en pas être épargnées. Telle fut celle dont parle Douglas, qui était en même temps grosse, et qui même accoucha d'un enfant vivant. L'*hydropisie* de l'ovaire n'empêche pas très souvent le sujet qui en est attaqué de vivre fort longtemps, parce que cette espèce d'*hydropisie* étant, comme dans l'ascite, exposée à s'altérer par la macération, et qu'excepté la pression que le kyste exerce sur les viscères abdominaux, ces organes n'en sont point autrement affectés ; ceux même de la génération peuvent encore remplir complètement leurs fonctions. Une fille vécut cinquante-huit ans ayant cette maladie, qui avait commencé à trente ans, et qui dura par conséquent jusqu'à quatre-vingt-huit ans.

Hydropisie du péritoine. — Les signes par lesquels on connaît l'existence de l'*hydropisie* des ovaires ont beaucoup d'analogie avec ceux de l'*hydropisie* du péritoine, l'une et l'autre croissent lentement, sans déranger la santé ; par conséquent leurs commencements restent souvent inconnus à la malade. Cependant la tumeur se forme dans un des côtés de la région hypogastrique : ce qui établit une différence sensible avec l'*hydropisie* du péritoine. Il paraît que la matrice peut être absolument saine, malgré la désorganisation d'un des ovaires, puisqu'on a vu des femmes devenir grosses pendant la durée de cette maladie, et accoucher heureusement. Si la tumeur n'est pas adhérente au péritoine, les malades sentent un poids gênant, quand elles se trouvent couchées sur le côté opposé à celui où elle a son origine ; c'est encore un signe qui la distingue de l'hydropisie du péritoine. La fluctuation est aussi difficile à déterminer dans l'une que dans l'autre, et les plus habiles praticiens ne la connaissent pas d'une manière assurée sur la plus grande partie des malades. Il y a deux raisons de cette incertitude : la première est que dans les premiers temps de la maladie, les téguments du bas-ventre ayant conservé leur épaisseur ordinaire, le mouvement de fluctuation se perd dans le trajet qu'il parcourt, en traversant ces substances ; d'un autre côté, le kyste, distendu par l'eau, n'éprouve de la part de la main qui le frappe qu'un mouvement léger, incapable de s'imprimer sur une grande surface, parce qu'il ne cède pas aussi aisément que les téguments du bas-ventre, quand on fait cet essai dans l'ascite ; par conséquent la petite dépression qu'il éprouve ne se fait pas facilement sentir du côté opposé. Le kyste étant toujours plein, on ne peut imprimer à l'eau qu'une ondulation légère.

Hydropisie des trompes. — Les symptômes de l'*hydropisie des trompes* sont communs avec ceux du kyste de l'ovaire. En effet, il y a une tumeur qui dès son origine se manifeste dans un des côtés de la région hypogastrique ; quel que soit son volume, il est impossible de juger quel est l'organe vicié, car il n'y a point de signe qui puisse faire reconnaître qu'on doive l'attribuer à l'affection de l'ovaire ou des trompes.

Hydrosarcocèle. — C'est une complication de l'hydrocèle avec le sarcocèle.

Hygie. — Déesse de la santé. Elle était fille d'Esculape et de Lampétie, ou d'Eros et de Pitho. Elle avait des autels à Athènes, à Argos, Corinthe, Gortyne, Sicyone, etc. Les Romains avaient sa statue dans le temple de la Concorde. Les anciens monuments la représentent comme une jeune fille, vêtue d'une tunique qui laisse voir son sein ; elle est ornée au front d'un diadème, et porte à la main tantôt une corne d'abondance, tantôt une coupe où s'abreuve un serpent.

Hygiène. — Partie de la médecine qui traite des règles à suivre pour le choix des moyens propres à entretenir l'action normale des organes dans les différents âges, les différentes constitutions de la vie, et les différentes professions. Les moyens de l'hygiène sont tous les agents de la nature qui exercent sur l'homme quelque influence, en exceptant toutefois les substances médicamenteuses. On voit par cela que l'hygiène embrasse la nature entière et toutes les connaissances humaines. Conserver la santé n'est-il pas l'objet de tous les efforts des hommes ? La connaissance des agents physiques n'est utile qu'autant qu'elle conduit à apprécier l'influence de ces agents sur l'économie animale ; les travaux des chimistes doivent, pour mériter notre attention, produire le même résultat ; la botanique, l'anatomie, la physiologie et généralement toutes les sciences naturelles n'obtiennent notre estime qu'autant que leurs nobles efforts nous font connaître l'homme et les objets divers qui peuvent lui être utiles ou nuisibles. Les sciences n'auraient plus pour fin qu'une stérile curiosité, si elles n'avaient sur la santé de l'homme d'utiles applications. Ce que nous disons des sciences s'applique plus distinctement encore aux arts mécaniques. La plupart n'ont pour objet que la conservation de la santé; les arts de luxe qui rendent la vie plus commode ou plus agréable ne sont pas non plus sans influence sur elle. L'architecte nous garantit dans l'intempérie des saisons; les divers artistes qu'il met à contribution doivent être considérés comme concourant au même but. Les ouvriers sans nombre qui nous habillent, qui nous chaussent, nous préservent aussi des effets multipliés des vicissitudes de l'air. Ceux qui sont chargés de pourvoir à notre nourriture, les négociants qui mettent à contribution les productions de toutes les parties du monde, en un mot la classe entière des citoyens utiles, ne travaillent en dernière analyse que pour l'entretien de la santé. L'influence que les beaux-arts exercent sur la plus noble partie de l'homme, sur les sens et l'intelligence, doit faire placer ceux qui les cultivent au rang des bienfaiteurs de l'humanité. La morale fait aussi partie de l'hygiène, puisqu'elle démontre l'utilité de la plupart des vertus; la tempérance, la continence, la modération dans les passions, le calme de l'âme, ne sont-ils pas la base de ces préceptes? Ainsi tout ce qui peut entretenir la santé ou l'altérer est du ressort de cette importante branche de médecine.

Hygiène des enfants. — L'hygiène des enfants du premier âge peut se résumer dans les propositions suivantes :

1° Pendant la première année, la seule nourriture doit être le lait, celui de la mère surtout, qui est toujours préférable, ou, à son défaut, celui d'une nourrice. Le sein doit être donné toutes les deux heures, et moins souvent la nuit;

2° A défaut du lait de femme, se servir du lait de vache ou de chèvre, tiède, et d'abord coupé par moitié, puis, quelques semaines après, par quart, d'eau légèrement sucrée;

3° Pour faire boire ce lait, employer des vases de terre et les nettoyer avec soin toutes les fois qu'on s'en est servi; ne jamais se servir de vases d'étain qui contiennent toujours du plomb; éviter l'usage des suçons de linge ou d'éponge, que l'on met quelquefois entre les lèvres de l'enfant pour calmer sa faim ou ses cris;

4° S'abstenir des compositions diverses que le commerce recommande pour remplacer le lait;

5° Se rappeler que la nourriture au biberon ou au petit pot, *sans le secours du sein*, augmente de beaucoup les chances de maladie et de mort des enfants;

6° Il est dangereux de donner à l'enfant, dès les premiers mois surtout, une nourriture solide, pain, gâteaux, viandes, légumes et fruits.

7° Ce n'est qu'à partir du septième mois que l'on peut commencer à donner des potages, si le lait de la mère ou de la nourrice est suffisant; mais, à la fin de la première année, il est toujours utile de donner des potages légers faits avec du lait et du pain blanc, de la farine séchée au four, du riz, des fécules, pour préparer l'enfant au sevrage. Ce sevrage ne doit avoir lieu qu'après la percée des douze ou treize premières dents, lorsque l'enfant est en bon état de santé et pendant le calme qui suit la sortie de plusieurs dents.

8° Chaque matin, la toilette de l'enfant doit être faite avant la mise au sein ou le repas.

Cette toilette doit se composer : 1° du lavage du corps et surtout des organes génitaux, qui doivent toujours être tenus propres : du lavage de la tête, sur laquelle il ne faut pas laisser accumuler la crasse ou les croûtes ; 2° du changement de linge. La bande du ventre doit être maintenue pendant le premier mois ;

9° Il faut rejeter absolument l'usage du maillot complet, qui enveloppe et serre ensemble les membres et le corps ;

car, plus l'enfant a de liberté dans ses mouvements, plus il devient robuste et bien conformé;

10° L'enfant doit être vêtu plus ou moins chaudement, selon les pays qu'il habite et selon les saisons; mais il faut toujours le préserver avec soin du froid et des excès de la chaleur, soit au dehors, soit dans l'intérieur des habitations, dans lesquelles cependant l'air doit être suffisamment renouvelé.

11° Il n'est pas prudent de sortir l'enfant le quinzième jour, à moins que la température ne soit très douce.

12° Il est très dangereux de coucher l'enfant dans le même lit que sa mère ou sa nourrice.

13° Il ne faut pas trop se hâter de faire marcher l'enfant, on doit le laisser se traîner à terre et se relever seul; il faut donc rejeter l'usage des chariots, paniers, etc.

14° On ne doit jamais laisser sans soins, chez l'enfant, les moindres indispositions (coliques, diarrhées, vomissements fréquents, toux, etc.); il faut appeler un médecin dès le début d'une maladie, si elle se prolonge au delà de vingt-quatre heures.

15° En cas de grossesse présumée, toute mère ou nourrice doit cesser immédiatement de donner le sein, sous peine de compromettre la vie ou la santé de l'enfant.

16° Il est indispensable de faire vacciner l'enfant dans les trois premiers mois qui suivent sa naissance, ou même dans les premières semaines, s'il règne une épidémie de petite vérole : le vaccin est le seul préservatif de cette maladie.

Hygiène des jeunes filles. — Le docteur Coriveaud donne à ce sujet les préceptes suivants, relatifs surtout à la période féminine appelée l'*âge ingrat :*

« Quinze ans! l'âge de Juliette..... Et de bien d'autres aussi, dont aucun poète n'a immortalisé le nom ; l'âge des premiers rêves, des premiers soupirs et des premiers désespoirs, l'âge où la jeune fille se sentant devenir femme prévoit qu'un avenir inconnu va s'ouvrir devant elle.

« C'est en effet entre treize et seize ans, avec un léger retard pour les pays d'extrême Nord, et un peu d'avance pour les contrées intertropicales, que l'immense majorité des filles subit la révolution organique dont j'ai entrepris de faire l'histoire. Une fixité aussi universelle nous indique déjà qu'il s'agit là d'une loi naturelle, analogue à celle qui règle la croissance et la vie dans la création tout entière. C'en est une, en effet, et qu'il serait facile de montrer en action jusque dans les êtres qui semblent les plus infimes.

« Tout marche par périodes successives en notre monde, et l'homme, qui en fait partie, n'échappe pas à la règle.

« Avant ce moment suprême, la jeune fille n'était qu'un enfant, moins encore, une sorte d'être neutre, que des formes plus gracieuses et des gestes moins osés ou moins brusques distinguaient à peine de ses frères et cousins : même ardeur, même entrain à ses jeux, même recherche du bruit, même amour des courses ou des inventions folles.

« Mais voilà qu'un jour des goûts nouveaux commencent à naître en elle en même temps qu'une sorte de retenue, premier indice de sa pudeur future, va peu à peu l'éloigner des réunions bruyantes. Elle ne sait rien encore, et cependant un secret instinct semble l'avertir que c'est à sa mère, ou à de jeunes filles comme elle, qu'elle ira désormais conter ses petits secrets ou demander des conseils. Elle paraît avoir comme l'obscur sentiment d'un fait de sa vie organique la plus intime et qui n'est autre que la distinction des sexes. Le féminin s'éveille en elle.

« Aussi, dès ce moment, les traits de son visage prennent-ils une expression d'inconsciente rêverie, son regard moins assuré, ses gestes moins hardis et moins prompts, sa voix moins enfantine donnent comme un indice du changement qui va se faire en elle.

« C'est le reflet lointain d'une aurore qui monte.

« Elle n'avait pas encore pensé, à peine comprenait-elle la pensée des autres, et la voilà qui se prend à rêver ; comme si le rêve était pour l'esprit ce que l'enfantement est pour le corps, une période de transition pendant laquelle s'accumulent les matériaux que la raison utilisera plus tard. Elle rêve donc, et à propos de tout. Le monde qui l'entoure, les choses et les êtres de sa vie familière, tout s'illumine peu à peu, se détache de l'ensemble. Elle écoute maintenant et cherche à se rendre compte, s'intéressant à des choses dont elle ne concevait pas même l'existence, tant ses sensations avaient jusqu'ici été fugitives. Le jour qui va luire ou lorsqu'il s'éteint, les clartés mélancoliques qui empourprent l'horizon, le calme des solitudes, la pompe majestueuse des temples religieux, la douceur ou l'étrangeté des chants qui s'y élèvent, deviennent pour elle un sujet de pensées ou tendres ou grandioses. Son âme est toute prête pour s'élancer haut dans les régions du recueillement et de l'amour. C'est une aspiration constante, une tendance invincible vers un état, ou vers un idéal, qu'elle pressent sans pouvoir le deviner, qui fait son tourment et son charme... En un mot elle aime tout, ne pouvant aimer quelque chose ou quelqu'un.

Grave et dangereuse période !

. . . .

« Pendant que se modifie ainsi son caractère moral, la jeune fille, vers treize ou quatorze ans, subit d'autres changements importants dans son être physique.

« D'active qu'elle est, elle va peu à peu se sentir moins légère, ses mouvements vont s'alanguir et prendre une grâce toute féminine...

Et même quand il marche, on sent qu'il a des ailes.

Sans être femme encore, elle se ressent déjà de la nervosité qui bientôt sera son apanage. Elle pouvait être vive, elle va être irritable, agacée ou troublée par un mot, par un regard, ou par le plus innocent des gestes. Son cœur qui battait jusqu'alors silencieusement à la moindre émotion, sans émotion même, va s'agiter en sursauts désordonnés. Elle rit, cause ou joue, très calme en apparence et tout à coup une bouffée de chaleur lui monte à la tête; elle suffoque, elle palpite, haletante, effrayée, mais avant qu'on lui ait porté secours, l'orage est déjà passé, oublié... jusqu'à une prochaine alerte. Puis ce sont des pesanteurs dans les membres, une lassitude énervée au moindre effort et des appétits désordonnés, des envies de manger de la terre, du charbon, de l'amidon, du sel, tout ce que la bizarrerie d'un esprit dévoyé peut inventer de répugnant; et cela, notez-le bien, sans pose théâtrale, tout simplement, comme plus tard, elle trouvera très bon un gâteau parfumé. Elle s'inquiète bien un peu de ces singularités et de ces souffrances incomprises; mais comme cela ne dure pas, comme la vie continue autour d'elle aussi calme qu'auparavant et que rien ou presque rien ne révèle à l'extérieur ses souffrances intimes, elle se tait la plupart du temps et même se rassure.

« Et les jours et parfois des mois se passent en cet état anormal qui, sans être la maladie, y confine pourtant, et pendant lequel peuvent s'élaborer des germes de lésions graves tandis que se dessinnent les premiers linéaments du caractère de la femme de demain.

« Tel est le tableau général de ce qu'on appelle *l'âge ingrat*. Est-il besoin d'ajouter que, vrai dans son ensemble, ce tableau ne produit point l'exacte réalité des choses et qu'il n'est applicable qu'à une certaine catégorie de jeunes filles, à celles surtout qui vivent au sein des grandes agglomérations urbaines; les autres, celles qui habitent au grand air, passent presque sans s'en apercevoir, de l'état neutre ou passif à l'état...

« Mais, pardon, avant de continuer ce sujet, je vous demande la permission, chère madame, de résoudre une question qui vient immédiatement à l'esprit après ce que nous venons de dire.

« La mère, une mère comme vous l'êtes, doit-elle informer sa fille de ce qui l'attend bientôt, et lui expliquer la cause des troubles qui l'agitent ?

« Je réponds ainsi que je l'ai fait, il y a longtemps déjà, oui, certainement oui, la mère doit éclairer sa fille à ce moment difficile, quand ce ne serait que pour lui éviter les dangers d'une ignorance trop longtemps prolongée.

« Quelle voix plus douce et plus persuasive pourrait donc, sans l'effaroucher, révéler à ce candide esprit ce qu'il faut qu'il apprenne ? Où rencontrer ailleurs ces effusions et cette fermeté tout ensemble que peuvent seules donner l'expérience et l'amitié maternelles ?

« Oh ! ne laissez pas à des compagnes futiles et peut-être perverses le soin de dévoiler le grand secret à l'esprit de votre fille ! Que pour elle cette première souillure apparente soit non pas un objet d'effroi, de dégoût ou de scrupule vain, mais une source d'idées saines et sérieuses, une espérance incomprise, il est vrai, mais pressentie de maternité future.

« Oui, telle est la pensée fortifiante et sereine que je voudrais qui fût comme un guide à l'imagination de votre fille. C'est au pur rayonnement de la maternité que vous devez éclairer pour elle le sens de cette première manifestation extérieure et visible des attributs de son sexe.

« Ne craignez pas de vous avancer trop loin en cette voie périlleuse ; outre que le manque d'expérience et la nouveauté des faits empêcheraient votre enfant de vous comprendre, vous êtes douées, vous autres femmes, d'un véritable instinct de divination qui vous permet de tout entendre et de tout dire à demi-mot.

Hymen. — Le dieu qui présidait aux noces et aux mariages. Il était fils de Bacchus et de Vénus, ou d'Apollon et d'une Muse. On le représente sous la figure d'un jeune homme blond, tenant un flambeau à la main et couronné de roses. Repli membraneux qui se trouve ordinairement, chez les filles vierges, à l'entrée du vagin, et qui se rompt lors de leur défloraison. La présence de cette membrane n'est pas toujours une preuve de virginité, de même que son absence n'est pas une indice certain d'incontinence.

Hyménée. — Selon la mythologie, jeune Athénien d'une grande beauté, mais pauvre et d'une famille obscure. Épris d'une jeune Athénienne de haute naissance, il la suivait partout sans oser lui déclarer son amour. Un jour que les dames d'Athènes célébraient sur le bord de la mer les fêtes de Cérès, il se mêla à elles travesti en fille, et il fut enlevé avec elles par des corsaires qui firent une descente inopinée sur le rivage. Ces brigands s'étant endormis, Hyménée persuada à ses compagnes de les tuer tous. Il les quitta, les priant d'attendre son prochain retour, pour se rendre à Athènes et déclarer devant le peuple assemblé que, si on voulait lui laisser épouser celle des filles qu'il aimait, il procurerait la liberté de toutes les autres. Sa proposition fut acceptée, et les Athéniens instituèrent une fête en son honneur.

Hypospadias. — Vice de conformation des parties génitales du sexe masculin, consistant en ce que l'urètre s'ouvre au-dessous de la verge, à une distance plus ou moins éloignée du gland, au lieu de se prolonger dans l'épaisseur du pénis jusqu'à son extrémité. Lorsque cette ouverture est située près de la racine de la verge, le scrotum se trouve quelquefois divisé sur la ligne médiane, et présente, sur les côtés, des replis qui simulent une vulve ce qui a pu induire en erreur sur le sexe de l'individu, et le faire regarder comme hermaphrodite. L'hypospadias est le résultat d'un arrêt du développement de la verge dans les premiers mois de la grossesse.

Hystéricisme. — On a donné à la même maladie le nom de mal de mère, passion hystérique, suffocation de matrice, affection utérine, étranglement de l'utérus, etc. C'est une affection pathologique qui consiste dans une infinité de symptômes, qui reconnaissent tous la même cause. Les anciens, qui n'avaient pas une idée exacte des attaches de la matrice, ont cru que les grands mouvements qui avaient lieu dans le bas-ventre, lorsque cette maladie attaquait une femme, étaient la preuve des diverses positions ou déplacements qu'affectait l'utérus. C'est pourquoi Arétée de Cappadoce assure que ce viscère se meut dans tous les sens, et qu'il se porte quelquefois jusqu'au cartilage xiphoïde. Malgré cette erreur et quelques autres de cette nature, il est, de tous les médecins, celui qui a le mieux décrit les différents accidents hystéristiques. La matrice se porte aisément dans les régions supérieures de l'abdomen, mais elle en descend aussi avec la même facilité; c'est un viscère qui de sa nature est toujours en mouvement. Les membranes qui lui sont adhérentes sont très humides ainsi que le lieu où il repose dans l'état naturel. Les sensations agréables ou désagréables excitent son mouvement; c'est pourquoi il tombe ou s'abaisse par l'effet d'une cause dont l'action est modérée. Il ressemble aux branches d'un arbre, flexibles, abandonnées aux impulsions d'un vent léger, qui les fait mouvoir en tous sens. Les femmes sont sujettes à cette maladie, qui n'attaque point celles qui sont âgées. C'est par cette raison qu'on observe que les personnes inconstantes dans leurs goûts, qui ont l'âme capricieuse, et une conduite incertaine et sans habitude fixe, sont sujettes à l'hystéricisme. Aux signes qu'a recueillis Arétée, il faut ajouter le gonflement extraordinaire des parties qui forment le col; c'est une contraction spasmodique des muscles qui ont leurs attaches aux os de la tête, de la poitrine, aux vertèbres cervicales, à l'os hyoïde et au pharinx. Ils restent dans un état de tension et de resserrement qui comprime les nerfs et les vaisseaux qui se trouvent dans leurs trajets, d'où résulte cette sensation d'étranglement et de suffocation insupportable qui fait croire aux femmes que leur colliers, sans être trop serrés, ou leurs habillements, sont les causes de cette sensation. Elles s'aperçoivent bientôt de la fausseté de cette conjecture; parce que leur gêne continue malgré qu'elles prennent soin de détacher tout ce qui les embarrasse. Cependant cette précaution n'est pas nuisible, car elle diminue leur souffrance dans les accès mêmes qui n'ont pas d'intensité, parce qu'une ligature qui ne serait pas trop serrée hors du paroxysme, devient trop étroit quand les parties ont acquis un gonflement sensible. La région épigastrique est aussi sujette à se gonfler, dans la passion hystérique; l'estomac s'élève quelquefois à une hauteur prodigieuse, et acquiert une dureté extrême. Il est douloureux au toucher, et les malades s'en plaignent, quand elles n'ont pas perdu connaissance. Il acquiert ce volume dans un instant; on est étonné de la rapidité avec laquelle ce symptôme a lieu. Il résulte d'un dégagement d'air contenu dans les liquides et les aliments qui séjournent dans sa cavité: ou plutôt il paraît que ce viscère perdant tout à coup son élasticité et sa force tonique, les substances aériformes qui y sont contenues se raréfient dans un instant pour opérer ce phénomène. La même chose a lieu dans les intestins, et quelquefois la matrice elle-même. Les observateurs en rapportent plusieurs exemples. Il est prouvé que c'est aux fluides aériformes que cette explosion subite est due, car à cet état succède un affaiblissement des parties ainsi distendues, dès que les vents se dissipent par la branche, ou l'extrémité du canal intestinal, ou le vagin.

Hystérie. — Voir le mot précédent. — Ajoutons ceci : Une erreur grave, commise presque généralement, c'est de croire que le coït exerce en général une très heureuse influence sur la production des attaques, et que ce moyen est le meilleur remède de la maladie elle-même. Cette erreur est la conséquence de l'opinion qui considère l'hystérie comme le résultat de la continence neuf fois sur dix cas. Non seulement le coït ne guérit pas l'hystérie, mais souvent il l'aggrave. Ce n'est que dans quelques cas d'une inclination contrariée, et lorsque la maladie était encore récente, que le mariage a pu être utile, et alors, c'est le besoin du cœur qui est satisfait plutôt que celui des sens.

Hystériques (femmes). — On donne cette dénomination aux personnes du sexe sujettes à l'hytéricisme.

Hystéritis. — Ce mot signifie inflammation de matrice.

Hystérocèle. — Ce mot veut dire obliquité de matrice. (*Voy.* HERNIE DE MATRICE).

Hystéroloxie. — Obliquité de la matrice, déviation à laquelle cet organe est assez sujet pendant la grossesse, et qui consiste dans une inclinaison de son axe, en avant ou en arrière, à droite ou à gauche. Elle peut rendre l'enfantement difficile.

Hystéromane. — Qui est affecté d'hystéromanie.

Hystéromanie. — Fureur utérine ou nymphomanie.

Hystéromètre. — Sonde utérine, instrument destiné à sonder l'utérus et à le ramener à sa direction normale, lorsqu'il est divisé.

Hystéroptase. — Chute de la matrice.

Hystérorrhée. — Nom donné à l'écoulement qui provient de la matrice.

Hystéroscope. — Instrument à l'aide duquel la vue peut s'étendre jusqu'au col de la matrice. Synonyme de *speculum utérin*.

Hystérotomatocie. — Chirurg. Art d'opérer l'accouchement en incisant la matrice. L'opération elle-même.

Hystérotomatome. — Instrument pour pratiquer des incisions dans la matrice.

Hystérotomie. — Dissection de la matrice. Chirurg. Action d'inciser, d'ouvrir la matrice. Se dit dans le sens d'opération césarienne.

I

Ichor. — Sérosité âcre, pus séreux, fétide et corrosif qui découle des ulcères ou de certaines plaies de mauvais caractère.

Idalie. — Ville antique et fameuse de l'île de Chypre. Vénus, qui passait pour être née et sortie de la mer sur une nacre éblouissante dans les parages de cette île, y avait choisi, disent les poètes, trois villes, Amathonte, Paphos et Idalie, pour y remiser ses colombes et son char ; cette dernière fut ainsi nommée par les Phéniciens adorateurs de la Vénus-Astarté ; *Idalah*, dans leur idiome, signifiant *lieu de la déesse ;* si l'on aime mieux cette étymologie grecque, *idalimos*, humide, à cause des sources de ces bois où la mère de Cupidon cacha le jeune Ascagne, auquel elle avait substitué son fils, sans carquois et sans ailes, sur les genoux de Didon à Carthage.

Idolâtrer. — Aimer passionnément. *Idolâtrer* un enfant. Il *idolâtre* cette femme. J'aime, que dis-je aimer ? j'*idolâtre* Junie (Racine).

Idolâtrie. — Amour excessif qu'on a pour une personne ou pour une chose. Il l'aime jusqu'à l'*idolâtrie.*

Idylle. — Petit poème dont le caractère était peu défini dans l'antiquité, et qui, chez nous, affecte de peindre un sujet pastoral ou amoureux.

Illégitime. — Qui n'est point légitime, qui n'a pas les conditions requises par la loi. Mariage *illégitime*. Enfant *illégitime*, celui qui est né hors mariage et qui n'a point été légitimé. Dans ce cas, *enfant illégitime* et *enfant naturel* sont synonymes. Les *enfants adultérins* et *incestueux* sont des *enfants illégitimes*, mais ils diffèrent des *enfants naturels* en ce sens qu'ils ne peuvent point être légitimés.

Imagination. — L'imagination est le domaine de ces âmes fortes et sublimes, chez qui brille le flambeau du génie, de ces êtres privilégiés à qui la nature a donné une grande sensibilité, une juste tension dans les fibres, une irritabilité soutenue, enfin une activité dans les fluides, qu'on rencontre rarement chez les autres hommes. Une des plus grandes irrégularités relativement au pouvoir de l'*imagination* sur les facultés humaines, est l'ascendant qu'elle paraît avoir sur les femmes, surtout dans le temps de leur grossesse. Comme nous n'en avons fait aucune mention à l'article *Femme*, en parlant du régime qui leur convient dans ces circonstances, nous croyons devoir dire quelques mots de ce problème si difficile à résoudre; savoir si l'*imagination* des femmes enceintes porte une action réelle sur le fœtus, si les monstres singuliers, si ces marques particulières qu'on nomme envies, dépendent de l'*imagination* frappée de la mère ; cette question a été traitée de la manière la plus curieuse et la plus intéressante par Eller dans un mémoire imprimé parmi ceux de l'académie de Berlin. Pour savoir à quoi s'en tenir sur la prétendue *imagination* formatrice des taches, des fruits, et des bêtes même, que les enfants reçoivent quelquefois, dit-on, dans leur première demeure, il n'y a qu'à considérer que la frayeur ou l'épouvante qu'on prend pour la source de cet accident, ne peut opérer autre chose qu'une altération dans la circulation du sang de la mère, qui se trouvera trop accélérée, ou trop ralentie, ainsi qu'une constriction spasmodique de la matrice: effets qui dépendent tous deux d'une commotion violente des esprits dans les nerfs, ou dans le cerveau de la mère. La connaissance du corps humain et de ses fonctions établit la vérité de cette thèse, et prouve encore que les nerfs de la mère n'ont point de liaison avec ceux de l'enfant, puisque la connexion de l'un avec l'autre dépend uniquement de l'arrière-faix, qui ne tient point à la matrice par une vraie continuité, mais seulement par une contiguïté de vaisseaux qu'on ne déchire pas lorsqu'on le dégage de l'utérus. Ces vaisseaux dont le nombre est prodigieusement grand, forment par leurs plus petites divisions, des entrelacements infiniment multipliés avec ceux de la matrice, et leur distribution est telle que les petites veines du placenta, semblables aux racines des végétaux, peuvent sucer le sang qui suinte des extrémités des artères utérines, et d'un autre côté, que les petites veines de la matrice peuvent, à leur tour, résorber le sang que les artères ombilicales de l'arrière-faix ramènent de l'enfant à la matrice. Ce sang, après avoir servi à la nourriture du fœtus, est reçu par les veines utérines, et rentre dans la masse de celui de la mère. Il est donc clairement démontré que les taches et les empreintes de diverses choses étrangères, qui paraissent sur la peau de quelques enfants nouveau-nés, de même que les *monstres par défaut*, ne peuvent procéder d'une *imagination* déréglée; mais qu'ils sont plutôt l'effet d'une émotion extraordinaire des esprits et du sang, occasionnée par des passions violentes, auxquelles les femmes enceintes sont extrêmement sujettes. *Voy.* Envies.

Imagination prolifère. — Jean-Baptiste Tavernier, l'un des plus fameux voyageurs du XVIIe siècle, rapporte qu'en Perse les femmes vont chercher les eaux qui sont au-dessous des bains des hommes, qu'elles les traversent plusieurs fois comme un remède efficace contre la stérilité. Des anatomistes allemands ont soutenu avec chaleur le système de la génération sans copulation, autrement appelée génération solitaire. Fortuné Plemp et De Graaf en rapportent plusieurs exemples, et ce dernier affirme qu'une femme peut concevoir par l'usage des bains dans lesquels des hommes auraient demeuré pendant quelque temps. « *Sunt et virgines, jam maturæ sed intactæ, quæ utrique sexui idoneum fréquentantes balneum, et particulas virorum mox agressorum seminalis fortuito colligentes, concesserunt.* » Le même auteur va plus loin, puisqu'il avance qu'il y a des femmes constituées avec des organes si sensibles qu'elles peuvent concevoir par la seule odeur : *Aliquot virgines tantum ad seminis odorem concipiunt (de mulierum organis generatione inservientibus, etc...)* » Ce qui n'est pas nouveau, car Virgile, bien avant De Graaf, avait dit, en parlant de l'action génératrice du zéphir sur les cavales de Lybie :

D'un rocher solitaire elles gagnent la cime;
Là, leur bouche brûlante, ouverte aux doux zéphirs,
Reçoit avidemment leurs amoureux soupirs;
O prodige inouï! le zéphir les féconde.

Scurrius, autre médecin allemand, a inséré dans son recueil d'observations une foule de ces prétendus phénomènes. Abraham Johnson, médecin anglais, a fait sur cette matière un traité intitulé : « Lucina sine concubitu ; » il a pour objet d'établir la possibilité des grossesses sans copulation. C'est sans doute pour se moquer de ces prétendues grossesses sans copulation qu'un farceur inventa et publia à Paris, en 1637, un arrêt qui aurait été rendu par le parlement de Grenoble au profit de la dame Magdeleine d'Autemont, épouse de Jérôme-Auguste de Montléon, chevalier, seigneur d'Aiguemère. Le vu de cet arrêt contenait un extrait des différentes requêtes des parties et, de la part de la dame d'Aiguemère, il était exposé : « Qu'encore que verbalement le sieur d'Aiguemère, son mari, n'ait été de retour d'Allemagne, et ne l'ait vue et connue charnellement depuis quatre ans, néanmoins que la vérité telle que ladite dame d'Autemont s'était imaginée, en songe, la personne et l'attouchement dudit sieur d'Aiguemère son mari, elle reçut les mêmes sentiments de conception et de grossesse qu'elle eût pu recevoir de sa présence, affirmant n'avoir eu depuis l'absence de son mari, pendant quatre ans, aucune compagnie d'homme, et n'ayant pourtant pas laissé de concevoir ledit Emmanuel, et qu'elle croit être avenue par la seule force de son imagination ; et partant demande réparation d'honneur avec dépens, dommages et intérêts, etc. ». Le surplus de cet arrêt supposé contient les noms et qualités de différents témoins entendus dans une information, lesquels déposaient avoir connaissance de plusieurs grossesses opérées de cette manière. Enfin l'arrêt visait l'attestation des matrones, sages-femmes et des médecins de Montpellier qui contenait que la dame d'Aiguemère n'est pas contre l'ordre de la nature. Enfin l'arrêt se terminait ainsi : « Tout considéré, la cour ayant égard aux affirmations, certificats et attestations desdits sages-femmes et médecins dénommés, a débouté et déboute lesdits De la Forge et Bourglemont (les héritiers du mari qui contestaient la légitimité de l'enfant) de leur requête ; ordonna que ledit Emmanuel sera déclaré fils légitime et véritable héritier du sieur d'Aiguemère ; condamne lesdits sieurs De la Forge et Bourglemont à tenir ladite dame d'Autemont pour femme de bien et d'honneur, dont lui donneront acte après la signification. » Cet arrêt ayant été divulgué et répandu, un arrêt du parlement de Grenoble le déclara faux, supposé, calomnieux et injurieux à son honneur, etc. etc., malgré ce, un avocat publiait en 1771 un ouvrage de jurisprudence où il assurait que : dans le siècle dernier, on pensait qu'une femme pouvait concevoir et accoucher sans avoir de commerce avec un homme et il appuyait cette proposition sur le faux arrêt du parlement de Grenoble. Rien de plus curieux que ces commentaires : « On supposait que la nuit du songe de la dame d'Aiguemère était une nuit d'été, que sa fenêtre était ouverte, son lit exposé au couchant, sa couverture en désordre, et que le zéphir du sud-ouest, dûment imprégné des molécules organiques d'insectes humains, d'embryons flottants, l'avait fécondée. » Une femme serait aujourd'hui bien mal venue si elle voulait expliquer une grossesse par les *exhalaisons aériennes* ou même par des *dissolutions spermatiques*.

Imperforation de l'anus. — L'imperforation de l'anus n'est pas rare, mais elle est très dangereuse, car si l'on ne remédie promptement à cette imperfection par une ouverture artificielle, les enfants périssent dans les premiers jours de la naissance. Ferrein dit qu'on en a vu prolonger jusqu'à douze jours leur malheureuse existence, avec des douleurs inséparables de cet état. On a reconnu quatre sortes de vices d'organisation qui s'opposent à la sortie du mœconium ; le premier, le plus ordinaire et le moins dangereux, consiste dans une membrane qui ferme l'anus, sans laisser aucune ouverture. On peut ranger dans cette première classe des concrétions charnues qui occupent la marge de l'anus, et les anus trop peu ouverts.

Le second vice a pour origine, le défaut absolu de rectum, ou celui de sa cavité dans une partie de son étendue, ou sa déterminaison en un ou deux culs-de-sacs qui ne descendent point jusqu'aux téguments, ou enfin la présence d'une membrane placée plus haut que l'ouverture ordinaire. On comprend dans la troisième classe : 1° l'ouverture du rectum dans le vagin, l'ânus ne se trouvant point à sa place; 2° le défaut de capacité suffisante de l'ouverture dans le vagin, pour procurer l'issue des matières fécales. On peut rapporter à ce vice de conformation, la terminaison du rectum par une double ouverture, l'une au lieu ordinaire et l'autre dans le vagin, l'une dans la vessie et l'autre dans le vagin. La quatrième espèce est composée, chez les enfants mâles, de la terminaison du rectum dans la vessie, sans un véritable anus, ou encore d'une anus ordinaire avec une autre ouverture dans la vessie.

Imprégnation. — Action par laquelle l'ovule est fécondé par le sperme dans le corps de la femelle. On demande si les femmes répandent de la semence lorsqu'elles conçoivent ? On ne peut pas douter que le plus grand nombre ne verse un liquide plus ou moins abondant, pendant la jouissance. Le chatouillement des parties de la génération suffit pour opérer ce phénomène, mais les sources de ce fluide sont très abondantes, et dépendent plus particulièrement de la contraction ou du resserrement des lacunes du vagin : celles de l'utérus et du col de ce viscère en fournissent aussi une certaine quantité. On ne peut pas croire que ce mucus soit véritablement de la semence.

Impubère. — Qui n'a pas atteint l'âge de puberté, c'est-à-dire l'âge de pouvoir contracter un mariage. L'âge des filles et des garçons impubères est réglée par les lois des diverses nations. En France et dans la plupart des pays européens, cet âge est fixée à dix-huit ans pour les enfants du sexe masculin, et à quinze pour les enfants du sexe féminin.

Impudeur. — Manque de pudeur. Discours plein d'*impudeur*. *L'impudeur* des gestes, de l'attitude. Une fille qui regarde hardiment les hommes a de *l'effronterie*, celle qui supporte leurs regards sans baisser la vue n'a que de l'impudeur.

Impudicité. — Absence de retenue dans tout ce qui se rapporte à la pudeur, à la chasteté et à la décence. Amour effréné des plaisirs lubriques. *L'impudicité* de Messaline. L'impudicité déshonore celle qui s'y livre; elle abrutit l'âme, détruit le corps.

Impudique. — Qui fait des actes contraires à la pudicité. Homme *impudique*. Femme *impudique*. Se dit des choses qui blessent la pudeur, la chasteté. Posture *impudique*. Regards *impudiques*. Gestes *impudiques*. Chansons *impudiques*. Phèdre seul charmait tes *impudiques* yeux. (Racine).

Impudiquement. — D'une manière impudique. Il l'embrassa *impudiquement* sur la bouche et sur les yeux.

Impuissance. — L'expression *impuissance* présente deux acceptions différentes qu'il est essentiel de bien distinguer. L'une énonce l'impossibilité de consommer l'acte vénérien, et l'autre celle d'avoir des enfants. Il y a dans ce sens *impuissance* chez quelques femmes, comme il y en existe dans l'autre sexe ; mais je ne parle que de celle qui regarde les femmes. *L'impuissance* de génération résulte en partie des vices organiques déjà rapportés plus haut ; tels que l'imperforation parfaite de la vulve ou du vagin ; mais les parties extérieures de la génération étant parfaitement conformées il est encore nécessaire que les autres organes n'aient éprouvé aucune altération dans leur structure. Ainsi la matrice doit être ouverte à son col comme à l'insertion des trompes de Fallope : Il faut que le canal des trompes soit libre, que le pavillon et le corps frangé conservent la faculté d'exécuter les fonctions auxquelles ils sont destinés, que les ovaires soient sains, etc. Tout vice qui apporterait quelque changement dans ces organes, deviendrait dans quelques circonstances une cause d'*impuissance* de génération. Impuissance, *anaphrodésia*, *atechnia*, Sauvages (Médecine, chirurgie.) Stérilité ou impuissance de concevoir dans la femme, *sterilitas*, *sagar*. Le concours des deux sexes étant nécessaire pour accomplir l'acte de la génération, j'ai cru devoir réunir sous un seul point de vue et dans un seul articles les vices qui y mettent obstacle, tant du côté de l'homme que de la part de la femme. La nature a mis dans l'homme et la femme un sentiment irrésistible, qui les porte l'un vers l'autre, afin de se reproduire. Ce sentiment est appelé appétit ou désir vénérien : *œstrum venereum*. L'acte qui le suit et qui l'accompagne, est appelé acte vénérien, *coïtus ;* la conception et la grossesse en sont la suite, la reproduction est le terme. Pour que cette fonction puisse s'accomplir, il faut : 1° que les organes de la génération soient bien développés et bien conformés dans l'un et dans l'autre sexe ; 2° qu'ils soient capables d'une érection suffisante ; 3° que la semence ou l'humeur que l'un et l'autre doivent fournir, soit de bonne qualité, surtout qu'elle ne soit point infectée de quelque vice. Le mécanisme et le complément de l'acte de la génération suffisent donc : 1° dans le désir qui rapproche les deux sexes ; 2° dans la conformation de leurs organes ; 3° dans l'érection suffisante de ces mêmes organes ; 4° dans l'éjaculation et la bonne qualité de la semence ; 5° dans la sensation voluptueuse qui accompagne l'éjaculation. Cette dernière n'est point cependant essentielle chez la femme. Une espèce d'*impuissance,* différente de toutes celles dont on vient de parler, du moins dont la cause n'est pas la même, quoiqu'il en résulte un effet pareil, est l'*impuissance* occasionnée par une passion trop ardente. Un amant, après avoir désiré avec tous les feux de l'amour la joüissance de sa maîtresse, se trouve, dans l'instant où il doit être couronné, incapable de goûter son bonheur. Voici le remède que les médecins et les philosophes conseillent d'un commun accord. « *Les mariés*, dit Montaigne, le *tems étant tout leur, ne doivent ni presser ni haster leur entreprise, s'ils ne sont prêts. Et vaut mieux faillir indécemment à estrainer la couche nuptiale, pleine d'agitation et de fiebvre, attendant une et une austre commodité plus prisée, et moins allarmée, que de tomber en une perpétuelle misère, pour s'estre étonné et désespéré du premier refus. Avant la possession prinse, le patient se doit à saillies et divers tems, légèrement essayer et offrir, sans se piquer et opiniastrer* à se convaincre définitivement soy-même.

On admire quelle sagacité les canonistes, et surtout des religieux de mœurs irréprochables, ont fouillé dans les mystères de la jouissance. Il n'y a point de singularité qu'ils n'aient dessinée. Ils ont discuté tous les cas où un homme peut-être impuissant dans une situation et opérer dans une autre. Ils ont recherché tout ce que l'imagination peut inventer pour favoriser la nature, et, dans l'intention d'éclaircir ce qui est permis et ce qui ne l'est pas, ils ont révélé de bonne foi tout ce qui devait être caché dans le secret des nuits. Sanchez surtout a recueilli et mis au grand jour tous ces cas de conscience, que la femme la plus hardie ne confierait qu'en rougissant à la matrone la plus discrète. Ces étonnantes recherches n'ont jamais été faites dans aucun lieu du monde que par nos théologiens; et les causes d'impuissance n'ont commencé que du temps de Théodose. Ce n'est que dans la religion chrétienne que les tribunaux ont retenti de ces querelles entre les femmes hardies et les maris honteux. Le mariage ayant été, dans la suite des temps, élevé à la dignité de sacrement, les ecclésiastiques devinrent insensiblement les juges de tout ce qui se passait entre mari et femme, et même de tout ce qui ne s'y passait pas. Les femmes eurent la liberté de présenter requête pour être *embesognées ;* c'était le mot dont elles se servaient dans notre gaulois. Des clercs plaidaient, des prêtres jugeaient. Mais de quoi jugeaient-ils? Des objets qu'ils devaient ignorer, et les femmes portaient des plaintes qu'elles ne devaient pas proférer. Les procès roulèrent toujours sur ces deux objets : sorciers qui empêchaient un homme de consommer un mariage, femmes qui voulaient se remarier. La plus grande épreuve à laquelle on ait mis les gens accusés d'impuissance a été le congrès. Le président Bouhier prétend que ce combat en champ clos fut imaginé en France au XIVe siècle. Il est sûr qu'il n'a jamais été connu qu'en France. Cette épreuve, dont on a fait tant de bruit, n'était point ce qu'on imagine. On se persuade que les deux époux procédaient, s'ils pouvaient, au devoir matrimonial sous les yeux des médecins, chirurgiens et sages-femmes ; mais non ; ils étaient dans leur lit, à l'ordinaire les rideaux fermés ; les inspecteurs, retirés dans un cabinet voisin, n'étaient appelés qu'après la victoire ou la défaite du mari. Ainsi, ce n'était, au fond, qu'une visite de la femme au moment le plus propre à juger l'état de la question. Il est vrai qu'un mari vigoureux, pouvait combattre et vaincre en présence de témoins. Mais peu avaient ce courage. La grand'chambre abolit le congrès, en 1659, et il ne reste plus, pour juger de l'impuissance du mari, que l'ancienne cérémonie de la visite des experts, épreuve fautive à tous égards ; car une femme peut avoir été déflorée sans qu'il y paraisse, et elle peut avoir sa virginité avec les prétendues marques de la défloration. Les jurisconsultes ont jugé pendant quatorze cents ans des pucelages, comme ils ont jugé des sortilèges, et de tant d'autres cas, sans y rien connaître. Ces procès ne sont que honteux pour les femmes, ridicules pour les maris et indignes des juges. Le mieux était de ne pas les souffrir. Mais voilà un mariage qui ne donnera pas de lignée ! Le grand malheur ! tandis que vous avez en Europe trois cent mille moines et quatre-vingt mille nonnes qui étouffent leur postérité.

Impureté. — Impudicité. Vivre dans l'*impureté*. Dans

ce sens, le mot impureté est un terme générique qui comprend tous les dérèglements dans lesquels un homme et une femme peuvent tomber lorsqu'il existe entre eux des relations amoureuses. La fornication, l'adultère, l'inceste, les péchés contre nature, les regards lascifs, les attouchements impudiques sur soi ou sur les autres, les pensées sales, les discours obscènes, etc., sont des impuretés. Il ne suffit pas d'être marié pour ne point commettre des actions réprouvées par la morale. Au reste, nous ne prétendons pas suivre l'impureté dans toutes ses routes, ni rentrer à l'exemple des théologiens et des jésuites, dans des détails que la décence ordonne de supprimer.

Incandescent. — Enflammé, embrasé, exalté par la passion. Caractère *incandescent*. On retrouve souvent des cœurs de glace sous des têtes *incandescentes*, mais rarement des têtes froides avec des cœurs *incandescents*.

Inceste. — Conjonction illicite entre parents ou entre des personnes alliées au degré prohibé par la loi. Les unions entre parents de premier et de deuxième degré ont été défendus, comme des incestes, par les lois de tous les pays civilisés, afin de sauvegarder la pudeur et l'honnêteté des enfants et des personnes de sexe différent, issus du même sang, qui espéreraient légitimer un jour par le mariage les faciles débauches auxquelles elles peuvent se livrer à cause de leurs rapports de famille. Ainsi, le fils et la mère, le père et la fille, les frères et les sœurs, les aïeux, aïeules et leurs petits-enfants, consanguins, utérins ou alliés, ne peuvent pas se marier. Des dispenses sont même nécessaires pour la conclusion des mariages entre beaux-frères et belles sœurs, tantes et neveux, oncles et nièces. Quelques auteurs pensent que dans les temps anciens et avant Moïse, on ne regardait pas comme un inceste l'union des proches parents. Ainsi, les enfants d'Adam et d'Ève, du patriarche Noé, ont dû se marier entre eux, en admettant comme véridique la version de la Bible sur la création, déluge et les époques patriarcales. Abraham prit pour époux Sarah sa sœur, Loth se maria avec ses deux filles, et beaucoup d'autres à leur exemple ; les Perses suivaient les mêmes usages ; la réprobation contre l'inceste est donc plutôt dans les habitudes que dans la nature.

Inclination. — Penchant, disposition de l'âme. L'*inclination* est une pente de la volonté qui l'entraîne vers certains objets plutôt que vers d'autres d'une manière assez égale et assez tranquille pour ne pas la troubler dans ses opérations. Elle naît du mécanisme particulier de nos organes et recherche le bonheur dans les sensations agréables et dans la continuation de ces sensations.

Inconduite. — Défaut de conduite ; conduite mauvaise et condamnable ; dérèglement dans les mœurs.

Inconstant. — Qui n'est pas constant, qui aime à changer, volage. O femmes ! les *inconstants* en amour ont le don de vous plaire et de vous subjuguer (Byron).

Incontinence. — Manque de continence, vice opposé à la chasteté : abus des plaisirs. L'*Incontinence* accompagne toujours les civilisations en décadence, elle viole les lois de la nature, elle aime les conversations licencieuses, les images obscènes, et se plaît à ridiculiser tout ce qui est chaste et modeste ; elle est ce dérèglement dans la recherche des jouissances amoureuses qui engendre la corruption morale et physique. Ainsi, à Rome, après la chute de la République et sous le règne des Empereurs on ne craignait pas d'afficher la plus honteuse incontinence. Ce vice frappe les hommes les plus beaux et les plus forts, et les fait périr d'épuisement ou de langueur ; ses effets sont héréditaires, car on a vu beaucoup d'enfants porter dans leur sang les germes de maladies sales et incurables, par suite de l'incontinence de leurs pères. *Incontinence d'urine*, maladie ou incommodité causée par le relâchement ou par la paralysie des organes. Cette maladie, sans cause manifeste, est commune aux enfants et aux vieillards : elle n'a lieu chez les premiers que pendant le sommeil, mais les vieillards y sont exposés dans tous les temps. L'abus des diurétiques, l'accouchement laborieux, les chutes, le trop long séjour dans l'eau froide, les affections soporeuses, peuvent donner lieu à l'écoulement involontaire de l'urine, ou *incontinence*. L'âge et l'éducation délivrent les enfants de cette affection ; mais dans les autres il faut suivre un traitement pour obtenir une guérison.

Incube. — Nom que les théologiens catholiques, entre autres saint Justin, Clément d'Alexandrie, Tertullien, saint Augustin, saint Jérôme, etc., donnent aux démons lorsqu'ils empruntent la figure d'un homme pour avoir commerce avec une femme, car les théologiens ont pensé, non-seulement que ces démons existaient, mais qu'ils pouvaient avoir des relations intimes avec les femmes. Ils reconnaissent aussi les *succubes*, ou démons femelles, qui provoquaient les caresses des hommes. Y-t-il eu des *incubes* et des *succubes ?* Tous nos savants jurisconsultes démonographes admettaient également les uns et les autres.

Indécence. — Défaut de décence ; vice contraire à la bienséance et à l'honnêteté. L'indécence se répand surtout sur les actions, sur les paroles, sur les écrits, sur les gestes et sur le maintien. On la pardonne quelquefois aux hommes, quand elle est accompagnée d'une certaine originalité de caractère ; elle est insupportable chez les femmes. L'indécence est ou particulière et domestique, ou générale, ou publique. Ce défaut, ce vice, si l'on veut, disparaît presque dans le paroxysme des passions et dans l'exaltation des suprêmes douleurs : ainsi, une mère qui vient de perdre son fils, une femme qui voit mourir celui qu'elle aime, peuvent sans indécence ne pas s'apercevoir du désordre de leurs vêtements et de l'incohérence de leurs paroles.

Inertie de matrice. — C'est un état de ce viscère qui annonce un défaut de force suffisante dans les parties dont il est composé. On doit peut-être moins le considérer comme un vice particulier que comme celui de toute l'habitude du corps, c'est-à-dire, qu'il est plus ordinaire de le trouver réuni à l'atonie des autres organes. On ne peut désavouer cependant qu'il se rencontre des sujets chez lesquels la matrice seule paraît affectée de cette maladie organique, tandis que les autres viscères exécutent leurs fonctions avec facilité. Ces réflexions indiquent d'avance qu'il y a une *inertie de la matrice* naturelle, quand elle est universelle, et une particulière, qui est une maladie propre à ce viscère. Cette distinction sera mieux entendue, quand j'aurai parlé des causes de cet état morbifique. Les symptômes qui le caractérisent sont différents selon les temps et les fonctions auxquelles le viscère est soumis. Chez les jeunes filles, cette maladie s'annonce par la difficulté avec laquelle les menstrues s'écoulent ou la difficulté de leur apparition. On observe à cet égard que c'est moins à la qualité suffisante de sang qu'est due la gêne avec laquelle s'exécute cette fonction, qu'à la faiblesse des vaisseaux qui doivent le transmettre au dehors. Cependant, comme il ne cesse de se porter à la matrice, celle-ci s'engorge, devient plus pesante, son poids détermine des tiraillements dans la région hypogastrique, les filles deviennent lentes, paresseuses, mélancoliques. L'utérus se rapproche de la vulve, il comprime les nerfs sacrés, d'où l'engourdissement des jambes et des cuisses, la difficulté de marcher, une prompte fatigue au moindre exercice, les tiraillements douloureux de la région lombaire et les symptômes de l'hystéricisme. Quand les femmes qui ont la matrice inerte conçoivent, elles sont sujettes aux avortements, parce que les fluides qui entrent dans la composition des fibres du placenta sont composés d'éléments qui ne contractent pas entre eux une adhérence assez intime, pour acquérir la solidité nécessaire : la plus légère secousse les désunit, les rompt, et détache les membranes de l'utérus ; d'ailleurs, il est difficile que les femmes conçoivent, parce que la matrice est trop humide ; l'énergie de la semence se perd dans les fluides visqueux qui tapissent ses parois. Il y a aussi fréquemment écoulement de matières muqueuses qui forment les fleurs blanches ; et la liqueur séminale, en se confondant avec elles, devient incapable de formes un fœtus.

Inés de Castro. — Jeune Espagnole, célèbre par sa beauté et par ses malheurs. Inès naquit en 1334. Agée de seize ans à peine, elle entra comme dame d'honneur au service de la belle-fille d'Alphonse IV, roi de Portugal. Après la mort de cette princesse, son mari, don Pédro, épousa secrètement Inès, dont il avait déjà eu plusieurs enfants, mais le roi, qui était altier et cruel, ayant été instruit du mariage, fit décapiter la nouvelle épousée.

Infibulation. — Action d'entraver, à l'aide d'une boucle ou de tout autre obstacle, les parties qui servent à la reproduction. L'*infibulation*, moins barbare que la castration, n'est plus en usage que pour empêcher les animaux épuisés d'agir avec leurs femelles. L'*infibulation* était pratiquée, chez les romains, sur les femmes et sur les chanteurs.

L'*infibulation* est une espèce de pratique ou d'opération, au moyen de laquelle on perce le prépuce pour y placer un anneau assez grand, à dessein d'empêcher la réunion des sexes. On dit que parmi les moines orientaux, il y en a, qui, se défiant d'eux-mêmes, et pour ne pas rompre des vœux indiscrets se font *infibuler*, ainsi que nous venons de le dire. Ce moyen aussi barbare que ridicule a aussi été employé contre un sexe, dont des hommes jaloux ont redouté la faiblesse. Plusieurs nations de l'Asie et de l'Afrique, et surtout les Éthiopiens, ont coutume, aussitôt que leurs filles sont nées, de rapprocher, par une sorte de couture, des parties que la nature a séparées ; ils ne laissent de libre que ce qui est nécessaire pour les excrétions naturelles. Les chairs adhèrent peu à peu, à mesure que l'enfant prend son accroissement, de sorte qu'on est obligé de les séparer par une incision lorsque le temps du mariage est arrivé. On dit qu'ils se servent, pour cette sorte d'*infibulation*, d'un fil d'amianthe, pour qu'il ne se corrompe point : il y a certains peuples qui emploient seulement un anneau comme pour les hommes. De bonnes institutions, et des mœurs seraient pour l'honnêteté des sauvegardes bien plus sûres que tous les anneaux et toutes les ceintures de virginité, qui n'ont pu être imaginés et employés que par des fanatiques, des ignorants, des jaloux et des barbares.

Infinitoviste. — Physiologiste qui pense que tous les germes sont emboîtés à l'infini les uns dans les autres, et que la génération ne fait que retirer l'un après l'autre les germes de leur emboîtement.

Ingénuité. — Qualité d'une âme innocente qui se montre telle qu'elle est, parce qu'il n'y a rien en elle qui l'oblige à se cacher. L'innocence produit l'*ingénuité*, et l'ingénuité la franchise. L'*ingénuité* a peu pensé, n'est pas assez instruite ; l'*ingénuité* avoue, revèle, manque de secret ; elle semble exclure la réflexion ; elle n'est point d'habitude sans un peu de bêtise. On aime l'*ingénuité* dans l'enfance, parce qu'elle fait espérer de la candeur ; on l'excuse dans la jeunesse ; dans l'âge mur, on la méprise.

Injecter. — Jeter, introduire un liquide quelconque à l'aide d'un tube dans la bouche, les oreilles, les parties génitales.

Injecteur. — Qui sert à injecter. Tube *injecteur*. Des *injecteurs*.

Injection. — Action d'injecter. Faire une *injection*. Subir une *injection*.

Injections astringentes. — Simuler une fermeté étrangère à sa constitution; croire que l'effet des substances qu'on emploie pour masquer les marques de ses erreurs passées (quand il ne s'étend pas au delà des bornes des parties de la génération), ne sera pas reconnaissable, est une prévention insensée. On ne trompe ainsi que ceux qui s'abandonnent aveuglément aux plaisirs des sens. Qui est-ce qui n'aperçoit pas qu'une femme dont la chair est molle et les mouvements languissants, emprunte inutilement des secours dangereux, pour acquérir l'apparence d'une fille intacte? Vaine précaution; si elle plaît à quelques-uns de ces hommes épuisés par la débauche, qui aiment jusqu'aux signes imposteurs d'une nouveauté qui ne doit son existence qu'à un art grossier; elle irrite les hommes délicats et sensibles, parce qu'elle leur apprend que celle qui se montre avec ces dehors empruntés, porte un cœur faux et artificieux. Femmes, laissez à celles qui font commerce de séduction, cette fraude pernicieuse, puisqu'elles vendent à bas prix leur santé, et qu'elles usent d'une manœuvre qui accélérera le cours d'une vie destinée à l'ignominie. Mais vous, que des liens puissants retiennent au sein d'une famille chérie, ne livrez point ceux qui vous environnent au chagrin de voir vos jours consumés dans la douleur.

Innocence. — État de pureté qui appartient à l'ignorance du mal. L'innocence doit-elle être détruite par la science, par l'instruction? A cette question on peut répondre : oui!

Il est bien entendu que l'innocence n'est pas l'honnêteté; l'innocence, c'est l'ignorance du mal; ignorance de ses moyens d'action; ignorance de ses procédés; ignorance de ses suites.

Cette innocence a beaucoup de charmes pour un père et une mère, ils y voient comme la certitude que leur enfant appartient tout entier à leur tendresse un peu jalouse, à leur direction un peu ombrageuse. Puis cela les attriste d'assister au réveil des sentiments passionnés, des curiosités hardies, des besoins nouveaux, qui placent enfin l'âme de la jeune fille et celle du jeune homme dans les réalités de la vie physique.

Les enfants alors se dépoétisent un peu, mais leur valeur morale n'a rien perdu et ne perdra rien, si l'intelligence est éclairée sur ce que la nature manifeste en eux. Il est donc précieux que l'évolution de l'âge pubère soit prévue d'avance, et que l'initiation aux phénomènes ordinaires d'une physiologie complète ne soit pas livrée au hasard.

Puisque l'innocence doit nécessairement disparaître, le mieux c'est de lui brûler ses plumes au foyer de la science, car la science c'est la lumière, et jamais la lumière n'a produit le mal. Que la pudeur suspende sa lyre à l'arbre de Bacon. Cela vaûdra mieux que de la briser dans des luttes malpropres. Des professeurs ont pu observer l'influence des études obstétricales sur un grand nombre de jeunes femmes. Quelques-unes étaient peu vertueuses avant de les commencer; elles n'apportaient à leurs travaux ni goût, ni aptitudes et demeuraient ce qu'elles étaient, sans devenir pires. Un petit nombre quelquefois s'amendaient.

D'autres étaient chastes, quelques-unes même complètement innocentes. Les leçons qui forcent l'attention sur les actes de la procréation les étonnaient et même les troublaient; mais cela n'allait pas plus loin. Elles se familiarisaient avec leurs études, s'y intéressaient, et leur développement scientifique était une raison directe de leur intelligence et de leur moralité. Elles quittaient l'école aussi honnêtes, sinon plus, que lorsqu'elles y étaient entrées.

On en peut conclure que la recherche du vrai et son acquisition ne sont malsaines à aucun degré.

« Crois-moi, ma chère, fait dire J.-J. Rousseau à Claire (*Nouvelle Héloïse*), il y a bien des filles plus simples qui sont moins honnêtes que nous; nous le sommes parce que nous voulons l'être, et, quoi qu'on en puisse dire, c'est le moyen de l'être plus sûrement. »

La science sérieusement enseignée ne souille pas. Ce qui souille, ce sont les voiles imprudents que des esprits étroits ou mal équilibrés, jettent sur elle. Ce qui souille, c'est lorsque l'ôtant de son piédestal, on se sert d'elle pour de honteux trafics. Ce qui souille c'est l'offense que lui fait le savant lorsqu'il la montre aux ignorants avec des mots impurs et des images grossières.

« C'est une bonne drogue que la science, mais nulle bonne drogue n'est assez forte pour se préserver sans altération et corruption selon le vice du vase qui l'estaye. » (Montaigne).

La science est la lumière, la science est la chaleur. La science donne des ailes à la pensée et de l'enthousiasme au cœur. La science est toujours la grande excitatrice de tout ce qu'il y a d'un peu beau dans l'humanité. En toutes choses, même en physiologie, même en anatomie, *le vrai est la splendeur du beau*, et ce sera, quoi qu'on en dise, la meilleure sauvegarde des bonnes mœurs. Écoutez Mme de Staël :

« On doit songer, non à repousser les lumières, mais à les rendre plus complètes, pour que leurs rayons brisés ne présentent pas de fausses lueurs,

Le mot *innocence* signifie aussi virginité. C'est ainsi qu'on dit : Perdre son innocence.

Inquiétudes des femmes grosses. — Les femmes grosses éprouvent cette sensation incommode des extrémités inférieures qu'on nomme *inquiétudes*, et qui ne laisse point de repos aux personnes qui en sont attaquées. C'est particulièrement dans une position verticale que cette gêne est insupportable. Il y a des femmes enceintes qui n'en sont pas même exemptes quand elles sont accouchées. Cet état naît de la difficulté qu'éprouve la circulation dans les parties inférieures.

Intra-utérin. — Qui a lieu à l'intérieur de l'utérus. Grossesse *intra-utérine*.

Io. — Fille d'Inachus, le Phénicien, fondateur et roi d'Argos. Jupiter, épris de ses charmes, l'enleva, et pour dérober aux yeux de Junon son infidélité, il enveloppa ses amours d'un nuage ténébreux. Ce nuage parut suspect à l'épouse du maître des dieux, elle le dissipa d'un souffle et trouva sur les lieux Jupiter à côté d'une génisse blanche qui n'était autre que la malheureuse Io changée ainsi par son amant. Cette génisse fut livrée à Junon, qui la confia au pâtre Argus, pour surveiller tous ses mouvements. Jupiter, touché du malheur de son amante, envoya Mercure pour tuer Argus et délivrer Io. Mais Junon, l'implacable, fit d'Argus un oiseau-dieu sous la forme du paon, et suscita un taon, ou une furie, à la poursuite d'Io, qui la endit folle et vagabonde par toute la terre.

Irène. — Impératrice de Constantinople, contemporaine de Charlemagne et d'Haroun-al-Raschid. Née à Athènes, de parents obscurs, elle dut à son extrême beauté et à son intelligence supérieure de devenir la femme de Léon IV. Elle prit un grand ascendant sur son époux, et gouverna sous son nom. Après lui, Irène continua de régner comme tutrice de son fils, et déploya une grande habileté. Elle vainquit les Sarrasins, mais fut vaincue par Haroun-al-Raschid, qui lui imposa une paix onéreuse. Reléguée par son fils dans un fort, elle reparut enfin à la cour, et pour s'assurer désormais le pouvoir, elle détrôna son fils et lui fit crever les yeux. Elle s'efforça de faire oublier ce crime par de grandes actions, mais elle fut elle-même précipitée du trône par Nicéphore, son grand trésorier. Exilée dans l'île de Lesbos, elle se vit réduite à filer du lin pour gagner sa vie. Elle y mourut en 803. Épouse infidèle et mère dénaturée, Irène est honorée par l'église grecque comme une sainte, parce qu'elle assembla en 787, à Nicée, un concile qui rétablit le culte des images.

Iris. — Femme aimée ou qu'on prétend aimer ; messagère quelconque. Un baiser ravi sur les lèvres d'*Iris*.

Irrigateur. — Instrument à injection à jet continu, dans lequel le liquide est mû par un corps de pompe que fait jouer la main, ou par un ressort, ou par son propre poids, et qui sert aux lavements, douches ascendantes, etc.

Isabelle. — Isabelle ou Isabeau de Bavière, reine de France, fille d'Étienne II, duc de Bavière, et de Cadée Visconti de Milan, naquit en 1371. Charles VI, âgé de dix-sept ans, l'épousa à Amiens, en 1385. On fit, à l'occasion de son arrivée à Paris, des fêtes solennelles qui furent marquées par une espèce de saturnale nocturne, où toute la cour se masqua et où, dit la *Chronique de Saint-Denis*, il n'y eut presque personne qui, à la faveur du masque, ne se livrât à la licence et au scandale.

Isaure (Clémence). — Illustre et riche dame de Toulouse, qui vivait au XVe siècle. Elle se distingua par son amour pour la poésie, et institua, en 1490, les *jeux Floraux*, Ce qu'on a raconté des amours de Clémence Isaure n'est qu'un roman, car sa vie est entièrement ignorée.

Ischion. — Pièce inférieure de l'os innomé ou coxal dans le fœtus.

Ischurie. — Rétention d'urine, impossibilité d'uriner. L'*ischurie vraie* est celle dans laquelle l'urine, étant accumulée dans la vessie, le malade ne peut la rendre, malgré les envies d'uriner qu'il éprouve continuellement ; l'*ischurie fausse* est celle dans laquelle il existe une lésion particulière des reins ou des artères, qui empêche l'urine d'arriver à la vessie. Selon la cause qui détermine l'*ischurie*, elle est appelée *urétrale, vésicale, urétérique, rénale, calculeuse, syphilitique*. Il faut distinguer l'ischurie de la dysurie qui est la suppression incomplète des urines, ou de la difficulté de lancer l'urine en un jet continu et naturel. L'ischurie ou la suppression totale des urines est une maladie aiguë, qui est souvent très dangereuse et exige des secours prompts. La dysurie ou la suppression partielle, au contraire, est généralement une maladie chronique. Les causes immédiates qui produisent l'une et l'autre de ces maladies sont : 1° une inflammation violente dans quelques endroits de l'urètre, ou dans le col de la vessie ; 2° une contraction spasmodique dans les mêmes parties ; 3° une compression du col de la vessie, ou de la cavité de l'urètre, causée par la tuméfaction ou la squirrosité de la prostate, ou de toute autre glande de l'urètre ; 4° une cicatrice saillante d'une plaie ou d'un ulcère, ou 5° une excroissance verruqueuse ou fongueuse dans la cavité de l'urètre, connue vulgairement sous le nom de caroncule ou carnosité ; 6° un épaississement du corps spongieux de l'urètre.

J

Jalousie. — Sentiment qui naît dans l'amour, et qui est produit par la crainte que la personne aimée ne préfère quelque autre. Il n'y a point de passion plus violente, plus tragique que la jalousie qui naît d'un amour extrême. Peu d'hommes et peu de femmes sont exempts de *jalousie*. L'on souffre de la *jalousie* et l'on fait souffrir les autres. La *jalousie*, dit Eraste, est le sel de l'amour (Boissy). Rien ne fatigue plus que la *jalousie* d'une ancienne maîtresse (Mme de Genlis). La jalousie est une passion qui, par son but spécial, se rattache, d'une manière essentielle, à l'instinct de reproduction. Cette passion de la jalousie est un mouvement naturel de l'âme qui dérive des lois inhérentes à notre existence. Chez les animaux, elle est manifestement l'effet du besoin urgent qu'ils ont de se reproduire, puisqu'elle se trouve constamment proportionnée au nombre des mâles par rapport aux femelles. Mais, chez l'homme civilisé, ces phénomènes se compliquent, parce qu'elle devient alors le fruit d'une combinaison d'idées acquises par nos relations sociales. La jalousie est presque ignorée de l'homme sauvage ; cette passion fougueuse et sombre a rarement ensanglanté sa cabane et les forêts qu'il habite. On sait que les habitants de l'île de Pâques, et quelques autres insulaires, offrent leurs femmes aux étrangers quand ils veulent leur témoigner de la considération. Dans ce procédé, dont l'idée seule ferait frémir un héros de roman, ces peuples ne donnent presque rien. Car, d'après les mœurs et le tour d'esprit qui leur est propre, ne voyant dans ce genre de possession que ce que la nature y a mis, ils sont sûrs de le retrouver en le cédant. La passion de la jalousie est un bien dans le système de la nature, qui, peut-être, l'a instituée au milieu des plus forts animaux pour les rendre plus aptes à la copulation, en les excitant à des combats singuliers ; ils jouissent mieux d'une femelle qu'ils ont disputée, et celle-ci trouve de son côté une sorte de charme à devenir la propriété du plus fort. L'amour ne veut pas d'une possession tranquille ; il faut bien que le but final de la jalousie soit de donner plus d'essor à l'instinct reproducteur, puisqu'elle vient les troubler au milieu de leurs plaisirs, puisqu'ils annoncent ouvertement les prétentions qu'elle leur inspire. Considéré dans l'ordre social, la jalousie sied mieux à l'homme qu'à la femme ; car

21

elle suppose des emportements et des violences qui ôteraient à celle-ci tous ses avantages. Mais le plus funeste abus que cette passion ait pu faire de son odieux empire, est d'avoir soustrait à tous les regards la plus intéressante moitié de l'espèce humaine, d'en avoir confié la garde à des satellites flétris : triste et déplorable condition, où la beauté ne fait qu'obéir, où la pudeur n'a d'autre barrière que la précaution des verroux, où l'amour n'a plus d'ailes, et par conséquent plus de puissance ! C'est là que la jalousie a ses esclaves : c'est là qu'elle se montre constamment empreinte d'égoïsme et de personnalité ! On observe généralement que le tourment de la jalousie est dans un rapport constant avec les mœurs et les habitudes des peuples : que le climat lui imprime des modifications comme à tous les états de l'âme affectée. Dans les régions brûlantes du midi, elle prend un caractère d'exaltation qui devient l'effroi de l'innocence ; c'est là principalement qu'elle fomente ses troubles ; c'est là que mille catastrophes viennent empoisonner cette félicité idéale des êtres sensibles, qui n'a que quelques heures d'enchantement. Toutefois, il est une jalousie délicate, dont les motifs sont honorables et à laquelle il est difficile de ne point compatir ; c'est elle qui tend à affermir cette fidélité inviolable, dont tous les actes sont des vertus, dont tous les devoirs sont des jouissances ; elle fait la sécurité de nos plus tendres affections ; elle est le garant de l'honneur conjugal ; elle est la sauvegarde du bonheur domestique.

La jalousie, ou l'envie, ainsi que la haine, est une passion fâcheuse qui entretient constamment l'âme dans l'inquiétude, dans la tristesse dans des idées noires, mélancoliques, et souvent funestes. La jalousie ôte le sommeil, l'appétit, l'aptitude au travail, à l'exercice, est cause que les fonctions et les sécrétions se font mal. De la mélancolie elle mène à la maigreur, à la cachexie, à la consomption. Dans cet état, on devient insupportable à soi-même autant qu'aux autres ; on ne s'occupe que de projets cruels et sinistres. La raison, avant tout, doit commencer la guérison de la jalousie ; ensuite la dissipation, l'exercice, la bonne nourriture, du bon vin, la société des gens d'esprit et gais, l'auront bientôt terminée.

Jambage. — *Droit de jambage*, droit odieux que possédaient certains seigneurs de poser leur jambe dans le lit d'une nouvelle mariée qui était leur vassale et de la déflorer.

Jarretière. — Les jarretières, dans tous les cas, gênent la circulation et les mouvements de la jambe, mais particulièrement chez les femmes, qui ont coutume de les placer au-dessous du genou, ce qui d'ailleurs déforme la jambe et lui donne fort mauvaise grâce. Il faut, puisqu'il serait difficile de s'en passer, les mettre au-dessus du genou, et surtout les choisir d'une laine douce, assez larges et assez épaisses pour ne pas causer d'étranglement, comme cela arrive lorsqu'on retient ses bas avec des cordons étroits et durs.

Jeanne Ire. — Reine de Naples succéda, en 1343, à Robert d'Anjou, son aïeul, et épousa André de Hongrie, son cousin, qu'elle fit assassiner deux ans après, pour se marier avec Louis de Tarente, son amant. C'est à la cour élégante et voluptueuse de cette princesse que se produisit Boccace.

Jeunesse. — Partie de la vie humaine entre l'enfance et l'âge viril. *Seconde jeunesse*, on dit, par flatterie, à une femme, qu'elle entre dans sa seconde jeunesse lorsqu'elle a de trente à quarante ans et qu'elle a conservé ses attraits. « C'est l'âge où l'on est bon, c'est l'âge où l'on est grand et généreux, c'est l'âge où on croit au bien et à la vertu, c'est l'âge de la confiance et du dévouement » (Alphonse Karr.) — Y a-t-il encore des jeunes gens ? (Barbès.)

— Où sont les hommes qui restent jeunes plus d'une heure ? (Jules Janin.)

— Peu de gens se souviennent d'avoir été jeunes et combien il leur était difficile d'être chastes et tempérants. La première chose qui arrive aux hommes après avoir renoncé aux plaisirs, ou par bienséance ou par lassitude, c'est de les condamner dans les autres. Il entre dans cette conduite une sorte d'attachement pour les choses mêmes que l'on vient de quitter ; l'on aimerait qu'un bien qui n'est plus pour nous ne fût plus aussi pour le reste du monde. C'est un sentiment de jalousie. (La Bruyère.)

Pour rêver gloire, amour, plaisir, folie,
Pour dépenser sa vie en peu d'instants,
D'un long espoir pour la vie embellie,
Dans un grenier qu'on est bien à vingt ans.

(Béranger.)

— Jeunesse, heureux âge où le cœur a la sensibilité et la compassion. (Voltaire.)

Joie. — La joie est une affection agréable, infiniment avantageuse pour la conservation de la santé. Chez les personnes habituellement joyeuses ou gaies, la circulation du sang est très libre, ainsi que celle des esprits animaux ; toutes les fonctions se font aisément. On est vif, léger ; on sent qu'on jouit des plus doux moments de l'existence. Mais il faut que la joie ait ses bornes ; car si elle est portée à l'excès, alors les fluides circulent irrégulièrement, l'esprit est dans une espèce de délire. Dans ces circonstances, on a observé souvent des syncopes, des insomnies, des tremblements, des palpitations, des spasmes, quelquefois la folie, l'apoplexie. Il est donc imprudent de se livrer à une joie immodérée, il ne l'est pas moins d'annoncer sans ménagement les nouvelles agréables aux personnes qui ont une grande sensibilité ; il faut arriver par degrés à l'entier développement de ce qu'on a à leur apprendre, pour qu'une joie subite et effrénée ne les saisisse pas, et n'entraîne pas après elle les suites fâcheuses dont on a eu des exemples frappants, puisqu'elle a été suivie plus d'une fois de la mort même.

Joli. — Gentil, gracieux, aimable. *Faire le joli cœur.* Faire le galant, faire sa cour à toutes les femmes.

Jouir. — *Jouir d'une femme*, être en relations intimes avec elle.

Jouissance. — *Avoir la jouissance d'une femme.* Avoir avec une femme des relations intimes.

Judith. — Veuve de Manassé, riche citoyen de la tribu de Ruben. Béthulie était assiégée par Holopherne, général des troupes de Nabuchodonosor. Judith, enflammée par l'idée de délivrer sa patrie, compte sur sa beauté et sur son courage; elle sort pendant la nuit de la ville assiégée, suivie d'une de ses femmes, et se rend au camp du général assyrien; les soldats, frappés de sa beauté, la conduisent à Holopherne, qui se sent pris d'une violente passion pour elle. Il la fait souper avec lui, s'enivre de vin et de volupté et s'endort dans ses bras. Alors Judith se lève, s'empare de l'épée de l'Assyrien, lui tranche la tête, la met dans un sac porté par sa suivante, et toutes deux reprennent le chemin de Béthulie.

Julie. — Princesse célèbre par ses débauches et par les malheurs qui en furent la suite; née en l'an de Rome 713, elle était fille d'Auguste et de Scribonie. On la maria à son cousin Marcellus; mais cette union fut vite troublée par les dérèglements de la jeune épouse, qui, après la mort de Marcellus, fut de nouveau mariée à Agrippa, puis à Tibère, qui se vengea de ses infidélités, lorsqu'il fut empereur, en la laissant mourir de faim.

K

Kadine. — Mot turc qui sert à désigner une *dame*, et particulièrement une *dame du palais*. Il sert, dans le sérail, à distinguer les femmes non reconnues du Grand Seigneur. Les Kadines, au nombre de sept seulement, sont à vrai dire les femmes légitimes du sultan, puisque leurs enfants sont aptes à succéder à leur père ; mais leur état n'est pas déterminé, comme pour les sultanes, par un acte, ni par la célébration du mariage. Ce sont ordinairement de belles esclaves, achetées ou reçues en présent.

Kanna. — Le Kanna est une racine du Cap de Bonne-Espérance, dont les Hottentots sont très amateurs à dessein de donner à leur physique plus de force, et à leur moral plus de gaîté. Le Kanna qui croît en Égypte, sert de fard aux femmes du pays.

Kirsocèle. — Dilatation variqueuse des veines du cordon spermatique et du scrotum. On reconnaît cette dernière à la simple vue. Celle du cordon ne peut être reconnue que par le tact. La suspensoire soulage un peu, en soutenant le testicule.

Kyste. — Production membraneuse, en forme de sac sans ouverture, qui se développe accidentellement dans les tissus vivants, sous l'influence directe ou indirecte d'un travail inflammatoire. Ces productions morbifiques varient beaucoup : ainsi, les unes renferment tantôt un liquide et forment l'hydropisie enkystée, l'abcès ; d'autres, avec des acéphalocystes, produisent les kystes hydatiques ; enfin il y en a qui renferment les restes d'une grossesse extra-utérine.

L

Lacet. — Cordon très solide, dont on se sert souvent, avec un grand désavantage, pour serrer les corps et corsets des jeunes personnes qui sont jalouses d'offrir des tailles de guêpes. Dans les grandes villes, on a senti tous les inconvénients qui résultaient de ces serrements, qui attaquent malheureusement tous les viscères les plus essentiels à la vie. Il ne faut permettre les lacets que pour les corsets qui doivent servir seulement au maintien des femmes, et non les gêner, en éloignant d'elles la beauté des formes et des grâces qui font admirer la Vénus de Médicis ; dont les modèles n'ont sûrement jamais été entravés par des ligatures aussi ridicules que dangereuses.

Lactation. — Action d'allaiter un enfant.

La sécrétion mammaire, à l'instar des autres sécrétions glandulaires, est un phénomène d'ordre réflexe. Dans les conditions normales, la présence du fœtus dans la matrice, puis la succion exercée par l'enfant sur le mamelon, constituent les excitants physiologiques de cette fonction. Mais, en dehors de la puerpéralité, des excitations de nature très diverse peuvent aboutir au même résultat. L'écoulement du lait par le mamelon n'implique donc pas fatalement pour une femme une grossesse actuelle ou antérieure. Ce fait, au point de vue médico-légal, peut avoir son importance.

La sécrétion lactée peut se montrer à toutes les époques de la vie. Elle est assez fréquente chez les enfants nouveau-nés, et elle est, chez eux, de connaissance assez ancienne, puisque Morgagni en fait mention dans ses *Adversaria anatomica*. Le phénomène se montre ordinairement du deuxième au troisième jour ; il peut persister un mois. On en observe un cas sur 7 ou 800 enfants. La sécrétion est moins forte en beurre et caséum, mais plus abondante en lactine. Cette sécrétion prédispose l'enfant aux inflammations suppuratives de la mamelle, surtout lorsque, à l'exemple de certaines sages-femmes, on se met à pressurer le sein pour en extraire le lait : c'est une pratique déplorable.

A la puberté, les mamelles des deux sexes deviennent le siège d'une sorte d'orgasme physiologique qui peut aller jusqu'à une sécrétion lactiforme. On connaît peu d'observations nettes à cet égard ; mais on trouve dans de nombreux auteurs l'affirmation du lait.

Chez la femme adulte, la fonction menstruelle, physiologiquement liée à l'appui mammaire, stimule la sécrétion de la mamelle : le fait, signalé par Hippocrate et Avicenne, était bien connu des médecins du siècle dernier, puisque Véga cita, au dire de Schacher, l'aphorisme hippocratique pour défendre une jeune fille accusée d'avoir perdu sa virginité, parce qu'elle présentait un écoulement de lait par les mamelles.

Les tumeurs du sein donnent parfois lieu à un écoulement laiteux ; l'auteur en a observé un exemple dans un de carcinome mammaire enlevé par M. Terrier. L'activité de l'ephithélium glanduleux, réveillée par la prolifération néoplasique, explique la pathogénie secrétoire du liquide laiteux. Les affections de l'utérus et de ses annexes (myomes, kystes) peuvent également, par sympathie, provoquer la sécrétion mammaire.

L'excitation du mamelon a une grande influence sur la sécrétion lactée, et les fastes de l'art renferment plusieurs exemples de filles très chastes qui, ayant fait sucer leurs seins à des enfants, ont fourni du lait assez abondamment pour les nourrir.

M. Luc a recueilli, en 1879, dans le service d'Auguste

Olliver, à Necker, une observation très curieuse de galactorrhée chez une femme n'ayant jamais été enceinte. Cette femme vivait depuis un an avec un amant dont le plaisir favori était de lui exciter les seins avec la langue.

L'imagination et certaines émotions exercent sur la sécrétion mammaire une influence marquée. C'est ainsi que Diemerbrock cite le cas d'une femme âgée, qui, pleine de désir d'arracher à l'inanition un enfant dont la mère venait de succomber, lui présenta le sein et vit, au bout de quelque temps, du lait s'en écouler en quantité suffisante.

Laïs. — Deux courtisanes célèbres ont porté ce nom. La première, née à Hyccara, en Sicile, vers l'an 420, avant notre ère, fut amenée en Grèce par les Athéniens qui avaient fait l'expédition de Sicile sous les ordres de Nicias. Elle se fixa d'abord à Corinthe, où tout ce que la Grèce avait de personnages illustres se rendait pour la voir. Alcibiade figura au premier rang parmi ses adorateurs. Les philosophes s'empressaient de venir auprès d'elle, entre autres Aristippe et jusqu'à Diogène. Laïs, du reste, ne se faisait pas faute de persifler les prétendus sages. On dit qu'elle fut tuée à coups d'aiguilles dans un temple de Vénus, en Thessalie, par les femmes jalouses de sa beauté. La seconde Laïs vivait cinquante ans plus tard. Démosthènes, auquel elle offrait un jour ses faveurs au prix de dix mille drachmes, lui répondit que ce serait payer trop cher un regret.

Lait. — Le lait est une liqueur blanche, qui se sépare dans les mamelles des animaux vivipares pour la nourriture de leurs petits. On donne le lait de femme à l'enfant, non seulement comme aliment, mais encore comme médicament dans les affections humorales, occasionnées par des virus qu'une mère ou une nourrice infectée lui aura communiqués. Ainsi, l'on guérit par son moyen des enfants vérolés et scorbutiques; mais dans ces cas, il faut que la nourrice subisse le traitement des grands remèdes, ou qu'elle prene les antiscorbutiques, pour que son lait épuré puisse changer le mauvais caractère des humeurs de l'enfant.

Lait (fièvre de). — On jugerait peut-être mal les causes et les symptômes de la fièvre de lait, si l'on ne recherchait pas l'origine de cet accident dans la comparaison de l'état des femmes qui vivent dans l'abondance et la mollesse, avec celui des femmes qui sont assujetties à des fatigues continuelles et à des exercices que les premières ne pourraient pas soutenir. C'est particulièrement dans la grossesse qu'il faut distinguer cette différence, pour reconnaître ce qui doit se passer après l'accouchement. Les accouchées ne doivent point oublier qu'elles ne sont pas hors de danger quoique les symptômes de la fièvre de lait soient complètement dissipés, que les mamelles soient affaissées, et que des évacuations considérables semblent avoir dû prévenir tout accident ultérieur ; car l'humeur laiteuse qui circule avec le sang continue encore longtemps à se séparer de ce fluide, et fait des métastases fréquentes malgré les précautions qu'on a prises pour les prévenir.

Lampe. — Appareil de formes diverses servant à l'éclairage ou à produire de la chaleur. Ce mot a été employé par Louis Bouilhet dans une pièce de vers qui a sa place ici :

> Quoi ! tu mentais ! Vraiment ! quand tu disais : je t'aime !
> Quoi ! Tu mentais aussi, pauvre fille ! A quoi bon ?
> Tu ne me trompais pas, tu te trompais toi-même :
> Pouvant avoir l'amour, tu n'as que le pardon.
>
> Garde-le large et franc comme fut ma tendresse ;
> Que par aucun regret ton cœur ne soit mordu :
> Ce que j'aimais en toi, c'était ma propre ivresse,
> Ce que j'aimais en toi, je ne l'ai pas perdu.

Ta *lampe* n'a brillé qu'en empruntant ma flamme.
Comme le grand convivre aux noces de Cana,
Je changeais en vin pur les fadeurs de ton âme,
Et ce fut un festin dont plus d'un s'étonna.

Tu n'as jamais été, dans tes jours les plus rares,
Qu'un banal instrument sous mon archet vainqueur,
Et comme un air qui sonne au bois creux des guitares,
J'ai fait chanter mon rêve au vide de ton cœur !

S'il fut sublime et doux, ce n'est pas ton affaire;
Je puis le dire au monde et ne pas te nommer.
Pour tirer du néant sa splendeur éphémère,
Il m'a suffi de croire, il m'a suffi d'aimer.

Or, maintenant, adieu ! suis ton chemin, je passe ;
Poudre d'un blanc discret les rougeurs de ton front.
Le banquet est fini quand j'ai vidé ma tasse...
S'il reste encore du vin, les laquais le boiront !

Langes. — Linges destinés à envelopper les enfants au berceau ; ils reçoivent l'urine et les matières fécales qu'ils laissent échapper sous eux. On sent combien il est important de changer souvent de langes pour que les enfants ne restent pas dans la malpropreté, dont quelques parties, se résorbant dans la masse des humeurs, leur donne nécessairement de l'âcreté. Aussitôt que les nourrices voient que les langes sont sales ou mouillés, elles doivent sur-le-champ en placer d'autres qui soient extrêmement secs, et même chauds lorsqu'il fait un temps froid ou humide. Il faut donc avoir un bon nombre de langes pour que le service se fasse commodément, et d'une manière proportionnée aux besoins répétés des enfants.

Langoureux. — *Faire le langoureux auprès d'une femme.* Lui faire la cour d'une manière doucereuse et fade.

Langue. — Organe musculaire et charnu, symétrique, très mobile, renfermé dans la bouche, de forme allongée, aplati, arrondi sur les bords et à sa pointe, épais à son milieu et surtout à sa base.

> Qu'une femme parle sans *langue*,
> Et fasse même une harangue,
> Je le crois bien ;
> Qu'ayant une *langue*, au contraire,
> Une femme puisse se taire,
> Je n'en crois rien.

Langueur. — État de l'économie qui accompagne certaines maladies, mais qui plus souvent constitue une maladie elle-même, et pour exister sans aucune lésion appréciable des organes. L'état de langueur est une des mille preuves de la solidarité de toutes les parties du corps de l'homme, et du principe vital qui les anime, et en fait un tout indivisible. A l'âge de la puberté, les jeunes filles surtout tombent parfois dans un état de langueur, c'est un effet du trouble profond de toute l'économie. Quelquefois cependant la langueur est déterminée par un désordre local de l'organisme. Une maladie longtemps prolongée, et qui a son siège dans un des principaux organes, épuise la force vitale et produit cet état. Quand la langueur essentielle date de la naissance, elle est presque toujours incurable, à moins qu'elle ne cesse à l'âge de la puberté. Quand elle est accidentelle et produite par une cause morale, elle peut cesser avec cette cause.

Larcin. — Dans la langue de l'amour et de la galanterie : Plaisirs dérobés, baisers pris en cachette. Doux *larcins* d'amour, baisers et regards. Petits vols amoureux, commis lestement et adroitement.

> Combien de fois le jour a vu les antres creux.
> Complice des *larcins* de ce couple amoureux !
>
> LA FONTAINE.

Larron. *Un larron d'honneur*. Celui qui ôte l'honneur

d'un mari. Guerre, guerre mortelle à ce *larron d'honneur*! (Molière.)

Lasciveté. — Forte inclinaison aux plaisirs de l'amour. Le brahme inspiré décrit ainsi la lasciveté: « Couchée mollement sous un berceau de fleurs, elle mendie les regards des enfants des hommes, elle leur tend des pièges et des amorces dangereuses. Son air est délicat, sa complexion faible, sa parure est un négligé touchant, la volupté est l'amour dans ses yeux, et la séduction dans son âme. Fuis ses charmes, ferme l'oreille à l'enchantement de ses discours, si tes yeux rencontrent la langueur des siens, si sa voix douce va jusqu'à ton cœur, et que, dans ce moment, elle jette ses bras autour de ton col, te voilà son esclave, elle t'enchaîne à jamais. La honte, la maladie, la misère et le repentir marchent à sa suite. Affaibli par la débauche, endormi par la mollesse, énervé par l'inaction, tu tomberais dans la langueur, le cercle de tes yeux serait étroit, celui de tes peines étendu ; le premier sera sans gloire, l'autre n'excitera ni larmes ni pitié. »

Laure de Noves. — Femme célèbre par sa beauté et immortalisée par Pétrarque, naquit vers 1307, au bourg de Noves, près d'Avignon. Pétrarque, exilé de Florence, étant venu chercher un asile à Avignon, y vit Laure de Noves, fut frappé de sa beauté majestueuse, en devint éperdument amoureux et la chanta pendant vingt ans dans la plupart de ses sonnets. Ces poésies sont même l'unique source de renseignements que l'on possède sur cette femme. Il paraît cependant que l'amour de Pétrarque pour Laure fut tout à fait platonique, et qu'elle ne fut pour lui que l'idéal de la beauté et de l'amour.

La Vallière (Louise-Françoise de). — Née en 1644, en Touraine, elle était fille d'un maître d'hôtel du duc d'Orléans. Elle fut d'abord fille d'honneur de la duchesse d'Orléans (Henriette d'Angleterre), puis devint, en 1661, maîtresse de Louis XIV, pour lequel elle ressentit un amour véritable et qui la rendit mère de quatre enfants. Elle mourut dans un couvent sous le nom de *sœur de la Miséricorde*.

Lécoris. — L'une des trois Grâces, d'après un ancien monument. Les deux autres sont désignées sur ce même monument sous les noms de Comasie et Gélasie.

Léda. — Célèbre héroïne grecque, fille de Thestius, roi d'Etolie, et épouse de Tyndare, roi de Sparte. Comme elle se baignait dans l'Eurotas, un des Jupiters grecs, celui qui fut père d'Hercule, la vit et en devint subitement épris. Redoutant la rigueur et la fidélité de la fière Spartiate, il ne voulut pas se présenter à elle sous sa figure divine ; il employa la ruse, pria Vénus de se changer en aigle et prit lui-même la forme d'un cygne éblouissant de blancheur, qui, poursuivi par l'aigle, vint se réfugier dans les bras de Léda : Celle-ci sans défiance, protégea et caressa l'oiseau, qui répondit à ses caresses par le battement amoureux de ses ailes. Neuf mois après, Tyndare trouva dans son lit deux beaux œufs de cygne, dont Léda venait d'accoucher.

Légèreté. — Imprudence, irréflexion, inconséquence. *Légèreté* de conduite. *Légèreté* dans la conduite, dans les discours. Si l'on examine le cours de la destinée humaine, on verra que la légèreté peut conduire à tout ce qu'il y a de mauvais. De tout temps, un sexe entier a été en butte à une imputation de cette nature. Le distique latin suivant remonte à une haute antiquité :

Quid levius plumâ ? Pulvis. Quid pulvere ? Ventus.
Quid vento ? Mulier. Quid muliere ? Nihil.

« Quoi de plus léger qu'une plume ? La poussière. Quoi de plus léger que la poussière ? Le vent. Quoi de plus léger que le vent ? La femme. Quoi de plus léger que la femme ? Rien.

Légitime. — *Enfant légitime*. Enfant né durant le mariage. On appelle *enfant naturel* celui qui naît hors du mariage. On voit, par là, que la loi a la prétention de corriger la nature, et ne s'en cache pas. On voit aussi, par là, que *légitime* n'est pas *naturel*, et si naturel signifie conforme à la nature, à la raison, au bon sens, que peut signifier légitime, qui lui est opposé ?

Lesbien. — Qui est de Lesbos ; habitant, habitante de Lesbos. Les *Lesbiens* étaient renommés pour leur talent dans la musique, mais ils étaient fort corrompus ; les femmes surtout y étaient très débauchées, et nulle part Vénus n'était plus efficacement adorée sous toutes les formes.

Lettre. — Épître, missive. Les femmes ont un talent particulier pour cacher les lettres qu'elles reçoivent d'un adorateur heureux. Un jeune homme favorisé disait à la fin d'un enivrant tête-à-tête : — Mes lettres sont peut-être un peu brûlantes.... Sachez, madame, que si votre mari les trouvait, vous seriez perdue ? — Il n'y a pas de danger, répondit la belle. Je vous jure que mon mari ne les trouvera jamais. — Où les cachez-vous donc ? — Dans mon lit. Les lettres même les plus familières ne sont pas toujours l'image fidèle de la personne qui les écrit.

Leucade. — Ile grecque de la mer Jonienne, près de l'Acarnanie, dont elle n'était séparée que par un canal. Cap situé au sud de l'île et hérissé de brisants. Les amants malheureux cherchaient un remède à leurs maux en se précipitant du haut de ce cap dans la mer ; c'est ce qu'on appelait *faire le saut de Leucade* ; et il était passé dans la croyance populaire que ceux qui échappaient à la mort après ce saut périlleux étaient guéris de leur amour. Le poète Nicostrate, Arthémise, Sapho et une foule d'autres moins connus, périrent en recourant à ce terrible remède.

Leucorrhée. — Fleurs blanches. Lorsque cette affection dépend simplement d'un relâchement général, auquel participe l'utérus, l'électricité convient; car, rappelant le ton dans toutes les parties du corps, la maladie cède souvent à cet agent; mais, comme la plupart du temps cette maladie affecte principalement les femmes sujettes aux flux immodérés des mois, qui affaiblissent les vaisseaux de l'utérus, et comme souvent encore l'écoulement est précédé et accompagné de symptômes qui indiquent quelques affections locales de la matrice, il ne faut appliquer l'électricité qu'après en avoir bien reconnu la cause. On sait que l'électricité a la propriété de provoquer les règles ; il serait donc dangereux de l'employer lorsque la malade est sujette à un flux menstruel plus fréquent et plus copieux qu'il ne doit l'être.

Lèvres. — Les lèvres sont le bord ou l'extrémité musculeuse qui ouvre et ferme la bouche. Comme le tissu des lèvres est d'une extrême sensibilité, il est très imprudent de les mordre et de les dénuder comme le font certaines personnes, qui s'exposent par là à des plaies longues, désagréables et douloureuses. Il est encore très absurde de les colorer avec des pommades rouges, et surtout le vermillon, pour leur donner un coloris que la nature leur refuse; car il en résulte des caries de dents et des excoriations fâcheuses. Quand on surveille sa santé, la fraîcheur des lèvres vient aisément et sans art embellir un visage qui a droit de plaire.

Lèvres (les grandes). — *Les grandes lèvres*, les bords extérieurs de la vulve; les *petites lèvres*, les bords intérieurs.

Liberté. — Manière d'agir libre, familière, hardie. Il se dit, dans cette acception, en bien et en mal, et s'emploie souvent au pluriel. Prendre des *libertés* avec une femme.

Libertinage. — Débauche ou mauvaise conduite; abandon aux plaisirs charnels, désordre; dérèglement de mœurs. Le libertinage ne respecte pas les mœurs, mais il n'affecte pas de les braver; il est sans délicatesse, et n'est justifié de son choix que par son insouciance, quand il est l'effet de l'âge ou du tempérament. Plus que tous les autres êtres, l'homme corrompt et ruine sa santé, sa vie, par le libertinage. Les animaux sont limités dans leurs fureurs amoureuses, par un temps déterminé du rut, par un instinct circonscrit, par des goûts simples et uniformes qui les astreignent à leur unique espèce, pour la plupart, et même par une conformation d'organes sexuels qui prévient à peu près les écarts de la débauche. Il n'en est nullement ainsi de l'espèce humaine; son appétit amoureux est sollicité fréquemment par une alimentation abondante, par une imagination vive, par le voisinage continuel des sexes, par leurs rapports de langage et leurs communications de sentiment, leur soin de se plaire l'un à l'autre, ou d'entre-exciter des affections si douces. Si l'homme n'atteint pas toutes ses destinées physiques et morales, la haute élévation de force, d'intelligence et de longévité départies à sa noble espèce, lui seul en est la cause. Il se hâte, dans sa fleur, d'abuser de toutes les voluptés ; il escompte d'avance les plaisirs réservés à l'âge mûr; et, blasé avant trente ans, il ne lui reste que l'amer dégoût d'une vie délabrée qu'il traîne misérablement, sans utilité pour ses semblables.

Licence. — Inconduite, libertinage, infraction des règles de la pudeur, violation des lois de la nature.

Ligament. — Tissu fibreux résistant, inextensible, qui sert à réunir les os entre eux d'une manière plus ou moins intime. Par extension : Nom donné à toutes les parties qui servent à fixer plus ou moins solidement les organes dans les positions données. Les *ligaments* larges de la matrice. Les *ligaments* postérieurs de la vessie.

Lion. — S'est dit d'abord, par allusion aux *lions de la tour de Londres*, que tous les voyageurs vont visiter, pour désigner une personne distinguée, à quelque titre que ce fût, que les gens dits du grand monde, à Londres et à Paris, invitent à leurs soirées, pour se faire honneur de sa présence. Avez-vous vu mon *lion*? C'est le *lion* de la saison. Plus tard, il s'est dit des jeunes gens oisifs, riches, de mœurs dépravées, et qui affectent une certaine originalité impertinente. C'est un *lion*. On l'emploie aussi au féminin pour désigner cette triste manière de vivre. C'est ma maîtresse, ma *lionne* (A. de Musset).

Lit. — Ensemble des diverses pièces qui composent le meuble sur lequel s'étend l'homme pour goûter le repos et le sommeil. Les personnes aisées se servent de lits de plumes, ce qui rend le lit plus mollet. On observera que rien n'est plus contraire à la santé que de coucher sur la plume, parce qu'ainsi on force outre nature la transpiration pendant le sommeil, tandis qu'elle ne doit être que doucement favorisée, pour que la dose de force acquise au réveil suffise pour la journée. Il faut habituer les jeunes gens à coucher sur un seul matelas : s'ils ont à voyager par la suite, ils se féliciteront de n'avoir pas été traités trop mollement de ce côté.

Lithalalie. — Sorte de tenette destinée à saisir le calcul dans la vessie et à le maintenir fixe, pour faire agir sur lui les instruments lithotriteurs.

Litholysie. — Dissolution des calculs dans la vessie à l'aide de substances injectées dans une poche isolante.

Lithontriptique. — Se disait des remèdes auxquels on attribuait la vertu de dissoudre la pierre dans la vessie. On le dit aujourd'hui de ce qui a rapport à la lithotritie.

Lithorineur. — Instrument destiné à user les calculs dans la vessie, en les égrugeant et en les détruisant de la circonférence vers le centre.

Lithotome. — Nom donné aux instruments destinés à faire l'opération de la pierre.

Lithotomie. — Taille ou opération par laquelle on extrait un calcul de la vessie au moyen d'une incision faite aux parois de cet organe.

Lithotritie. — Opération ayant pour but d'éviter la cystomie (section de la vessie, taille), en réduisant les calculs dont la vessie est souvent le siège, en fragments assez ténus pour qu'ils puissent trouver une issue par l'urètre.

Lochies. — Évacuation séreuse et sanguinolente qui a lieu après l'accouchement, et qu'on appelle ordinairement *vidange*, parce que c'est le moyen dont se sert la nature pour nettoyer et vider la matrice. L'excès des *lochies sanguinolentes* est une véritable *hémorrhagie utérine*; l'excès des *lochies laiteuses* ou *puriformes* se rapporte à la *leucorrhée*.

Lochies supprimées. — L'électricité convient extrêmement à rappeler les lochies supprimées. Les méthodes d'électriser qui conviennent à rappeler les menstrues supprimées, sont également propres au traitement de cette maladie.

Lorette. — Nom donné, depuis quelques années, à une variété du genre courtisane, avec des mœurs spéciales. La *lorette* tient le milieu entre la grisette et la femme entretenue, n'ayant pas un état comme la grisette, et n'étant pas attachée à un homme comme la femme entretenue. C'est le vice fingant, voluptueux, sceptique, une charmante créature qui fait métier et marchandise de cette sainte chose qu'on appelle l'amour, qui fait litière à ses passions des plus nobles sentiments et des affections les plus sincères; qui joue à la Bourse, fume, jure et boit; mais en somme la lorette n'est tout cela que parce que la société l'a faite ainsi. Le vice n'a pas de séduction en soi. Une fille ne consent pas de propos délibéré, de gaîté de cœur, à faire cet ignoble métier de courtisane, à ruiner ses sens, son esprit, sa santé et la fortune de ses amants éphémères.

Elle est amenée là par la misère. Les femmes auxquelles on a donné cette dénomination se logent plus particulièrement dans le quartier de Paris situé près Notre-Dame de Lorette, d'où est venu leur nom.

> Mon mobilier, c'est ma biographie,
> Qui doit finir au Mont-de-Piété;
> Et chaque objet incident de ma vie,
> Me dit encore le prix qu'il m'a coûté.
>
> (Gustave Nadaud.)

Lorme (Marion de). — Femme galante du siècle de Louis XIII. Parmi les nombreuses liaisons de cette femme, on distingue celle qu'elle eut avec Cinq-Mars. On prétend qu'un mariage clandestin l'unissait à ce malheureux jeune homme. Le bruit qui en courut alors obligea la famille d'Effiat à porter plainte contre Marion, qu'elle accusait de rapt et de manœuvres frauduleuses. A la suite de cette plainte que Richelieu, amant éconduit, avait suscitée, intervint l'ordonnance de 1633 sur les mariages clandestins ; Marion cessa à cette époque sa liaison avec Cinq-Mars, et, partageant avec Ninon de l'Enclos le sceptre du plaisir, elle se jeta dans cette vie voluptueuse qui lui a valu un nom dans l'histoire des femmes galantes.

Louve. — Une femme très adonnée à la débauche.

Lubricité. — Penchant violent ou presque irrésistible d'un sexe vers l'autre, lasciveté excessive. Chez les hommes, la *lubricité* est considérée comme un vice, parce qu'elle n'est pas nécessaire pour les besoins de la reproduction, et qu'elle entraîne les individus qui en sont possédés à des excès qui ruinent leur santé et dégradent leur intelligence.

Lucine. — Déesse qui présidait aux accouchements des femmes et à la naissance des enfants, auxquels elle accordait le bienfait de la vision. Dès que les femmes en travail invoquaient *Lucine*, elle venait pour les assister et leur procurer une heureuse délivrance.

Lucrèce. — Dame romaine, épouse de Collatin, devenue célèbre par sa vertu et par sa chasteté et surtout par sa mort, qui amena une révolution dans l'Etat. Un jour que Collatin était à table avec les fils de Tarquin, il peignit si vivement la beauté de sa femme, qu'il prit à Sextus, l'un deux, envie de la connaître. Conduit par Collatin, le même jour chez Lucrèce, il vit que le portrait n'était pas flatté, et son amour naissant devint une passion violente. Impétueux dans ses désirs, il se déroba, quelques jours après, du camp d'Ardée, pour voir l'objet de ses vœux. Il arriva la nuit chez Lucrèce, se glissa dans sa chambre à coucher, et, n'ayant pu la séduire, la viola. Le lendemain, Lucrèce fit appeler son père, son mari, ses parents, leur raconta son outrage, leur en demanda vengeance, et s'enfonça un poignard dans le cœur.

Lune. — La lune influe sur les grossesses, la maturité, et les accouchements.

Lune de miel. — Le premier mois du mariage, où tout est douceur pour les époux, expression prise de ce proverbe arabe: *La première lune après le mariage est de miel, et celles qui la suivent sont d'absinthe.*

Lupanar. — Mot latin qui signifie maison de prostitution, et qui est quelquefois employé en français avec le même sens.

Lupercales. — Fêtes que tous les ans, le 15 février, les Romains célébraient en l'honneur du dieu Pan. On sacrifiait deux chèvres et un chien, on découpait les peaux des victimes en lanières avec lesquelles de jeunes garçons, nus jusqu'à la ceinture, parcouraient les rues de Rome et frappaient tous ceux qu'ils rencontraient. Beaucoup de femmes s'offraient d'elles-mêmes à cette flagellation, parce qu'elle devait, croyaient-elles, les rendre fécondes et adoucir les douleurs de l'enfantement.

Lupus. — Mot latin qui signifie loup, et par lequel on

désignait autrefois tout ulcère rongeur, de quelque nature qu'il fût, quelque caractère qu'il présentât.

Luron. — Homme joyeux, sans souci, bon vivant ; homme vigoureux et gaillard ; femme hardie, réjouie, virago, qui ne s'effarouche pas facilement. Au fém. dans le langage grivois: Fille de mœurs suspectes, une *luronne*.

Lutte amoureuse. — *La lutte amoureuse*, les ébats et les plaisirs de l'amour.

Luxure. — Incontinence, lubricité, ardeur amoureuse. La *luxure* est une habitude ou un penchant qui porte un sexe vers l'autre avec emportement et sans retenue. La *lubricité* est l'influence sensible de ce penchant sur les mouvements indélibérés, sur la contenance, les gestes. La lasciveté est la manifestation extérieure de ce penchant.

M

Mab. — Personnage légendaire. La reine Mab est la fée des songes et la sage-femme des autres fées dans les traditions anglaises du moyen âge.

Madeleine (Sainte Marie). — Femme galiléenne, née à Madgala, sur les bords du lac de Génésareth. Elle avait longtemps vécu dans le désordre, elle était même possédée, dit la légende, par sept démons, peut-être par les sept péchés capitaux ; mais, à la vue des Miracles de Jésus, elle se repentit de ses péchés, se convertit et obtint son pardon.

Madone. — Se dit d'une jeune fille dont la beauté a un caractère de grâce et de chasteté comme en ont les madones des peintres Italiens.

Madrigal. — Petit poème à idées délicates, raffinées et

galantes, qui n'est assujetti à aucune règle particulière quant au rythme et à l'ordonnance.

Orgon, poète Martial,
A Vénus compare sa femme :
C'est pour la belle un *Madrigal*,
C'est pour Vénus une épigramme.

Maillot. — Vêtement composé de langes et de bandes destinées à les maintenir appliqués contre le corps et les jambes du nouveau-né. C'est là, on peut le dire, une habitude meurtrière qui est loin d'être déracinée. A peine un enfant a-t-il reçu la liberté avec le jour, que des vêtements qui ne devraient servir qu'à le garantir des injures de l'atmosphère, sont disposés pour le tourmenter Les bandes serrées vont comprimer sans pitié de petits membres qui ne demandent qu'à gigoter. On se donne plus de peine pour faire son malheur, qu'on en aurait à le rendre bien portant. En vain ses cris annoncent son infortune, on y est sourd ; et quand il sera la victime du plus absurde et du plus cruel traitement, on dira froidement qu'il était d'une complexion trop faible et trop délicate pour exister

Main. — Synonyme de mariage. *Offrir, proposer, donner sa main à quelqu'un*, lui proposer de l'épouser. On dit de même : *Refuser sa main*. *Mariage de la main gauche*, mariages usités en Allemagne, et qu'on appelle aussi *mariages morganatiques*. C'est l'union qu'un prince contracte avec une femme qu'il ne veut pas faire reconnaître comme princesse, à laquelle il donne, dans la cérémonie nuptiale, la main gauche au lieu de la main droite. Le *Mariage de la main gauche* est légitime, mais il n'a pas tous les effets civils. Les enfants nés de ce mariage n'héritent ni de la dignité ni du pouvoir de leur père. On dit dans le même sens : *Epouser une femme de la main gauche*. Par extens. On a appliqué cette expression à toutes les unions illégitimes. Ces deux amants se sont mariés *de la main gauche*.

Maintenon (Françoise d'Aubigné, marquise de). Fille de Constant d'Aubigné et petite-fille de Théodore-Agrippa d'Aubigné. Elle épousa, en 1652, le poète cul-de-jatte Scarron, dont la maison était le rendez-vous de tout ce qu'il y avait de plus spirituel dans Paris. Dévorée d'ambition et peu scrupuleuse sur le choix de ses moyens, elle eut bientôt supplanté Mme de Montespan, moins capable qu'elle d'amuser un roi inamusable. Louis XIV lui donna la terre de Maintenon, qu'il érigea pour elle en marquisat, puis, après la mort de la reine, il s'unit à elle par un mariage morganatique et secret.

Maîtresse. — Fille ou femme qui vit avec un homme dans un commerce de galanterie.

Mal de gorge (*Affections vénériennes*). — Ce mal est le produit d'une irritation secondaire que détermine le délétère vénérien, lorsque disséminé dans tout le système, il vient concentrer ses actions sur l'arrière-bouche. Ainsi un mois, deux, et souvent des années après une blennorrhagie qui aura avorté, la cicatrisation spontanée d'un chancre sur le gland ou sur le prépuce, la résolution d'un bubon sans que, dans tous les cas, le traitement mercuriel ait été régulier, si les malades se plaignent d'une douleur de gorge à laquelle ils n'étaient point accoutumés, on peut établir quelques soupçons sur la nature de la maladie, si d'ailleurs le malade ne cache aucune des circonstances qui ont précédé. Quelquefois l'ulcère s'établit dans le plus profond de la gorge, sur le pharynx même ou aux environs de la trompe d'Eustache. Dans tous les cas, l'ulcère est couvert d'une croûte blanche couenneuse ; ses bords sont durs, relevés et rouges. Les ulcères se prolongent encore quelquefois beaucoup plus profondément, et tellement qu'on peut à peine les découvrir. Mais assez souvent les ulcères vénériens ne sont point accompagnés d'une inflammation aussi évidente. Les indices précurseurs sont quelquefois une petite vésicule d'eau qui, se rompant, dégénère insensiblement en une sorte d'aphte, laquelle revêt toutes les apparences du chancre primitif qui paraît sur la verge.

Maladies vénériennes. — On désigne sous cette dé- dénomination toutes les affections qui sont le produit d'un délétère transmis le plus souvent d'un sexe à l'autre par les organes de la génération, et rendues ensuite communicables par divers modes d'action.

La maladie vénérienne offre une suite de phénomènes dont l'existence et le mode de développement sont fondés, d'une part, sur la faculté d'absorption dont jouissent les orifices béants des vaisseaux absorbants, et de l'autre sur le mode chimique ou altération que peuvent éprouver les humeurs de la part du délétère, qui parvient par leur moyen dans les routes de la circulation. Ainsi, en suivant la marche du délétère, on le voit, comme dans le cas de chancre bénin à la verge, s'étendre des surfaces, suivre le cours tortueux des absorbants, souvent s'arrêter dans les lacets inextricables que ceux-ci forment pour produire les glandes conglobées, être repris de ces régions pour gagner les grandes avenues qui le conduisent dans le domaine de la circulation générale, où, perdu pendant un temps plus ou moins long, il finit par se déposer dans quelques cryptes, sur le derme ou sur la propre substance des os, où il fait d'autant plus de ravages qu'il agit d'une manière cachée et lente, produisant enfin une suite de phénomènes qui révèlent les mêmes apparence que plusieurs affections provenant d'une autre cause. L'infection donne alors naissance à des maladies sur le caractère desquelles on se trompe si souvent, dans la pratique. Assez souvent, sans aucune lésion extérieure qui puisse faire croire à l'absorption d'un délétère, le virus pénètre les surfaces poreuses qui l'admettent, et, délayé dans la masse d'humeurs que contiennent les absorbants qui le reçoivent, il parvient dans un état d'énervation telle, qu'il parcourt impunément les routes battues de la grande circulation, jusqu'à ce que, par une sorte de sécrétion propre aux actions morbifiques, il se dépose sur une région pour y concentrer son pouvoir de désorganisation.

Maltraiter. — Se dit des rigueurs d'une femme pour un homme qui l'aime. Une personne qui avait une passion violente, qui venait d'en donner des marques à un homme qu'elle en jugeait indigne, et à un autre qu'elle *maltraitait* pour l'amour de lui.

Mamelles. — La nature, en formant les mamelles chez le sexe, n'a eu pour premier but que les besoins de l'enfant dont le soin lui est confié au moment de sa naissance, Cet appareil merveilleux, quant à sa structure et à son usage, est placé vers le haut de la poitrine, non pas, comme le dit Plutarque, pour que la mère puisse, en nourrissant son enfant, l'embrasser et le baiser, ce qui doit lui être agréable, mais pour qu'en l'allaitant elle ne découvre point les parties que la pudeur doit tenir cachées, ce qu'elle n'aurait pu faire si les mamelles eussent été placées plus bas. La nature a différemment agi chez les quadrupèdes et non sans raison. Leurs mamelles sont placées le long du ventre et commodément, pour nourrir leurs petits, lorsqu'ils sont appuyés sur leurs quatres extrémités ; cette disposition n'était point nécessaire chez la femme, qui doit reposer sur son bassin. Si les mamelles, lors de la puberté, ont de tous temps fixé l'attention de ceux qui se complaisent dans l'expression de la belle nature, considérées sous tous les rapports extérieurs qui charment la vue, leur structure intime, qu'on ne peut découvrir qu'à l'aide des injections et du scalpel a aussi intéressé la curiosité de ceux qui, pour connaître les phénomènes de la nature, la suivent jusque dans ses derniers retranchements. Elles leur ont ainsi manifesté une organisation qui tient du prodige, quant au lacis de vaisseaux qui viennent exhaler une humeur huileuse, propre à se concréter bientôt dans les mailles cellulaires pour donner à l'organe sa sphéricité, quant au réseau des vaisseaux sécrétoires qui doivent séparer par la suite l'humeur laiteuse, la disposition de ceux qui constituent l'aréole et souvent le mamelon; quant, aussi, aux productions nerveuses qui fournissent la cause d'une sensibilité active, d'où dérivent les opérations secrètes qui ont lieu dans l'organe. Si, de toutes ces considérations, on vient à passer aux sympathies que les mamelles entretiennent avec la matrice, que de motifs d'étonnement, pour ceux qui les observent, dans l'état régulier des fonctions? que de causes de doléance pour ceux à qui elles s'offrent dans les circonstances fâcheuses de maladies! L'observateur, accoutumé dès son jeune âge à lier les effets avec leurs causes, ne peut s'empêcher de voir que ces deux organes se correspondent pour en venir aux grandes fins de la nature : la reproduction et la nutrition. Dans nos climats tempérés, et parlant surtout au sexe qui cherche à tirer avantage de ses agréments, il faut combattre les mauvaises habitudes qu'on prend pour diminuer, par la pression du buste ou autres moyens, le trop d'accroissement de l'organe; le peu de soin que l'on prend à maintenir dans un état modéré de chaleur la poitrine en sueur, en cessant le plaisir de la danse. Il faudrait insister sur les moyens de prévenir l'impression d'un vent frais, qui, chez les jeunes mères, est cause de tant d'engorgements laiteux, de fleurs blanches chez les filles, et, que trop souvent, de répercussions qui, ayant lieu sur l'organe respiratoire, mènent à la pulmonie par une route semée de maux dont on ne peut que pallier la gravité. Mais à quoi aboutiraient toutes nos réflexions? Le désir de plaire fondé sur l'amour-propre, fera toujours presque autant de victimes parmi le sexe qu'en moissonne le fer sous les étendards du cruel dieu de la guerre.

Les mamelles bien proportionnées sont un des principaux ornements des femmes, particulièrement lorsqu'elles sont accompagnées d'une gorge bien taillée, et recouvertes d'une peau fine ; il faut aussi qu'elles soient blanches, rondes et médiocrement séparées, dans leur milieu : qu'elles aient un mamelon vermeil et point trop gros ; qu'elles ne soient point placées ni trop haut ni trop proche des aisselles et qu'enfin elles ne soient ni trop grasses ni trop pendantes ; voilà les conditions qu'elles doivent avoir pour être belles et pour être propres à inspirer de l'amour ; mais ce ne sont pas les meilleures, ni les plus capables de contenir le lait. Chaque personne a deux mamelles, il est rare d'en trouver qui en aient trois ou quatre qui rendent toutes du lait. Il y a beaucoup de personnes qui croient que la nature n'a donné deux mamelles à la femme qu'à cause des gémaux qu'elle a ordinairement à la fois. D'autres prétendent que c'est afin que si l'une est offensée, l'autre puisse suppléer à son défaut ; pour moi, je crois que c'est parce que le lait d'une seule ne pourrait suffire pour nourrir un enfant, puisque l'expérience nous fait voir qu'après qu'un enfant a vidé une mamelle, il va aussitôt à l'autre, et ainsi nous concluons que les femmes ont deux mamelles, parce qu'elles sont toutes deux ordinairement nécessaires pour donner tout autant de lait qu'il en faut pour nourrir l'enfant. Les mamelles sont situées au milieu de la poitrine, l'une à droite l'autre à gauche, directement sur les muscles pectoraux. On prétend que dans cette situation la nature a eu égard à la bonne grâce ; je ne veux pas contester ce sentiment, mais comme elle les a plutôt formées pour donner du lait que pour inspirer de l'amour, je crois que son dessein, en les plaçant ainsi, a été afin que la mère en donnant à téter à son enfant, pût le voir et le contempler plus commodément qui si elles avaient été placées au ventre, comme celles des animaux. La figure des belles mamelles est ronde et représente un demi-globe, mais les bonnes au contraire sont pendantes et ne peuvent se soutenir à cause de leur pesanteur. On ne peut pas bien déterminer leur grandeur, elle différencie suivant les pays : les Indiennes et les Siamoises, par exemple, les ont si longues qu'elles peuvent les jeter par-dessus leurs épaules ; elles diffèrent encore suivant les sujets, y étant des femmes qui sont meilleures nourrices, pourvu qu'elles ne les aient point trop charnues. Leur grosseur dépend aussi des différents âges, car les jeunes filles n'en ont point du tout, il ne leur paraît même que le mamelon ; mais elles leur croissent insensiblement de manière qu'à quatorze ans, elles ont la figure d'un demi-globe ; elles sont alors dures et fermes ; elles grossissent à mesure qu'elles avancent en âge ; elles se flétrissent aux femmes qui approchent de cinquante ans ; et plus une femme vieillit, plus elle les a molles et flasques, n'y restant plus à la fin que des peaux. Il y a encore des temps où elles sont plus grosses que dans d'autres, car elles augmentent dans la grossesse à proportion que la femme approche de son terme, et quand elle est nourrice elles s'enflent encore davantage. On considère à la mamelle le mamelon et la mamelle même ; le mamelon est une petite éminence que l'on voit au milieu de la mamelle ; c'est l'endroit où aboutissent les extrémités des nerfs qui viennent aux mamelles. Il est d'une substance fongueuse et spongieuse, assez semblable au gland de la verge, d'où vient qu'il peut se flétrir ou se relever en le suçant ou en le maniant ; il est d'un sentiment vif, afin que l'enfant y cause, en le suçant, un doux chatouillement, et que la femme, y ressentant une espèce de plaisir, se porte volontiers à donner à téter à son enfant aussi souvent qu'il en a le besoin. Il est rouge et petit aux vierges, livide et gros aux nourrices, et noir à celles qui ne font plus d'enfants. Quant au choix d'une nourrice, l'on préfère celle qui a le plus petit mamelon, parce qu'étant gros il remplit la bouche de l'enfant et l'empêche de bien téter et non pas, comme veulent quelques-uns, parce qu'il agrandit trop la bouche de l'enfant. Il est environné d'un cercle qu'on appelle aréole, qui est pâle aux pucelles, obscur aux femmes grosses et aux nourrices, noir aux vieilles.

Mamelon. — Tubercule ou bouton qui s'élève au centre de l'aréole de la mamelle. Le tissu du mamelon est caverneux, élastique et sujet à des changements de circonstance comme fermeté ou comme flaccidité.

— **Mamelu**. — Qui a de grosses mamelles. Cette fille est une grosse *mamelue*.

Mammaire. Qui a rapport aux mamelles. La glande *mammaire* est l'organe spécial de la sécrétion du lait.

M'amour. — Terme de mignardise et de tendresse, dont on se sert, par euphonie et dans le style très familier, pour *mon amour*, en parlant à une personne aimée.

Manchon. — Les manchons ont été imaginés pour garantir du froid les mains, la poitrine et même le ventre ; ils ne sont pas bien nécessaires dans des climats tempérés comme les nôtres : on peut dire même qu'ils ne sont pas sans inconvénients. S'ils entretiennent la chaleur des mains et de l'estomac, l'attitude forcée qu'ils exigent, en rapprochant les bras et les épaules, resserre la poitrine, gêne la respiration et peut causer des accidents chez les personnes qui n'ont pas la poitrine très forte.

Maquereau. — Celui, celle qui fait métier de débauche et de livrer à la débauche et à la prostitution les jeunes filles et les femmes.

> Ce qu'à la cour, où tout se peint en beau,
> Les courtisans nomment l'ami du prince,
> Dans les cités, surtout dans la province,
> Les gens grossiers l'appellent *maquereau*.
>
> (VOLTAIRE).

Maquerellage. — Métier infâme d'une personne qui débauche et prostitue les femmes et les filles.

Marche. — La manière de faire marcher les enfants n'est point du tout indifférente, il ne faut pas se presser à cet égard, mais attendre qu'ils aient les reins, les hanches et les jambes assez fortes pour les porter, afin de ne pas les mettre dans le cas de marcher en dandinant. Vers le neuvième mois, lorsque les mouvements indiquent la possibilité de ce nouvel exercice, la méthode la plus sûre et la meilleure est de les mener par la main et avec des lisières. En général, les enfants qu'on laisse gigoter à leur aise sur des paillassons ou sur des tapis savent bien plutôt marcher que les autres. Il serait bien essentiel que, chez le peuple, les femmes surtout fussent bien persuadées qu'il vaut beaucoup mieux laisser les enfants libres sur des paillassons, que de les tenir assis, couchés ou arrêtés avec des lisières.

Marguerite. — Marguerite de Bourgogne, femme adultère, l'héroïne de la tour de Nesle, née en 1290, mariée à Louis le Hutin en 1305, morte étranglée dans un cachot du Château-Gaillard, en 1316.

Mari. — Celui qui est uni à une femme par le lien conjugal.

Mariage. — Société de l'homme et de la femme qui s'unissent pour perpétuer leur espèce, pour s'aider, par des secours mutuels, à supporter le poids de la vie, et pour partager, dans la douleur comme dans la joie, une commune destinée. Il existe à New-York une société peu connue qui s'occupe de l'amélioration morale et physique de l'espèce humaine.

L'*Harmonial Association* (c'est son nom) pense que la Société ne doit pas rester désarmée comme elle l'a été jusqu'ici contre les unions formées par le hasard, sans égard pour les affinités de naissance et d'éducation qui devraient toujours présider au rapprochement légal qui doit être la base de la perpétuité de la race dans une société régulière.

L'*Harmonial Association* tient séance tous les dimanches matin à Steck-Hall, 14e rue ; elle a pour président M. Andrew Jackson Davis, qui a pour principaux auxiliaires, sa femme Mme Mary F. Davis ; M. Martin L. Van Horn, et la femme de celui-ci, Mme Sarah W. Van Horn.

Dans une des dernières séances, M. Davis a fait une longue conférence qu'il a terminée par la lecture d'une série de résolutions, comprenant un projet défini de législation concernant la réglementation des conditions du mariage. Nous en extrayons l'aperçu suivant :

Les maux, les vices et les crimes qui affligent les individus et se répandent sur la société sont pour la plupart le résultat de mariages mal assortis. Il est de l'intérêt et du devoir de l'individu de connaître les lois essentielles et immuables de Dieu, telles qu'elles se manifestent dans le monde matériel et spirituel ; et c'est de même la mission de l'État de prévenir, en imposant l'obéissance à ces lois, la génération et la perpétuation de la maladie, de l'injustice, de l'immoralité, du crime et de la misère morale. Dans ces vues, la législature doit être requise de décréter une loi réglementant la relation du mariage, et spécialement d'empêcher la continuation du présent système sans guide scientifique, par lequel deux personnes de sexe différent, et ignorantes, si mal constituées, si impropres qu'elles soient à subir les responsabilités de la parenté, peuvent obtenir la sanction du prêtre ou du magistrat pour consommer la fonction qui doit être tenue pour la plus sainte et la plus délicate de toutes celles dévolues à la nature humaine.

En conséquence, la législature doit être requise de nommer un board de commissaires, composé d'un nombre égal d'hommes et de femmes ayant des connaissances médicales telles que, en aucune circonstance les sentiments de délicatesse et de modestie ne puissent être offensés. Cette commission aura pouvoir de s'enquérir des antécédents de l'individu, et devra examiner scientifiquement l'état présent physique et moral, de chaque personne qui se présentera comme aspirant au mariage. La commission pourra, après cet examen, donner ou refuser un certificat de capacité, sa décision étant rigoureusement dictée par la pensée de prévenir les infirmités constitutionnelles. physiques et mentales dont la société est affligée. Personne, dans la juridiction des États-Unis, ne pourra légalement contracter mariage sans être pourvu d'un certificat desdits commissaires, et toute violation de cette loi sera punie, premièrement par l'isolement personnel pendant un an, et secondement par le paiement d'une taxe qui ne pourra pas être de moins de 10 0/0 sur le revenu.

Tel est l'ensemble du système.

A mesure que la corruption a pénétré dans les sociétés, la loi civile touchant le mariage s'est trouvée en désaccord avec la loi naturelle. L'ambition, l'intérêt, l'avarice, la vanité et tout le cortège des vices des civilisés sont venus apposer leur immonde signature dans les contrats de mariage. La vierge a été vendue par son père au vieux débauché. L'amant de son cœur, fort d'amour et de jeunesse, a dû étouffer dans le silence de son obscure pauvreté son amour et son désespoir. Dans ces sacrifices impies de l'amour sur l'autel de l'ambition, dans ces supplices de Mézence, les vierges et les jeunes hommes, c'est-à-dire l'innocence et la force, sont devenus les victimes ; le magistrat et le prêtre, les sacrificateurs ! Mais la nature, se voyant vaincue par la loi, a revendiqué ses droits avec une force invincible. Elle a introduit dans le mariage, ainsi violenté, l'adultère, que le législateur considère comme un outrage fait à la morale, et qui n'est aux yeux du philosophe, le plus souvent, qu'un retour violent à la loi puissante et imprescriptible de la nature. La nature préside aux unions d'amour avec la plus tendre sollicitude ; sa voix se nomme sympathie ou antipathie ; quiconque lui refuse son obéissance est flétri à ses yeux, il n'est point pour elle dans l'univers de loi plus sacrée, aussi sa puissance pour la faire exécuter est-elle irrésistible. On connaît le pouvoir des sympathies et antipathies, ces liens mystérieux des cœurs. Les âmes qui cèdent à l'entraînement de la sympathie trouvent le bonheur que promet l'amour dans le mariage ; celles qui obéissent à d'autres mobiles n'y rencontrent que peines et déceptions.

Quand la cupidité conduit la jeune fille dans le lit du vieillard, la nature s'indigne, l'intérêt de l'espèce est sacrifiée aux passions de l'individu ; c'est un scandale physiologique, si l'on peut ainsi dire ; mais la loi civile le protège et la société n'a pour le punir que le mépris et le ridicule.

Marisques vénériennes. — Genre de symptôme qui, étant le produit d'une dégénérescence de la peau, analogue à celle qu'on observe dans le cas de thymes, de fraises et autres, annonce une infection générale du système. Les marisques viennent communément aux environs de l'anus, du pudendum chez les femmes, sur le gland chez les hommes, et généralement sur les surfaces qui sont recouvertes d'un léger épiderme.

Martyre. — Se dit, surtout, dans la poésie, des peines de l'amour. Il lui a conté son *martyre.*

Mastodynie. — Douleur constante ou périodique de l'une ou l'autre mamelle et quelquefois de toutes les deux. Sous cette dénomination, empruntée au grec, se trouvent rangées, dans la nosologie de Sauvages, les diverses affections de ces organes, celles surtout qui sont accompagnées de sensations locales plus ou moins pénibles à supporter. On trouve dans cet ordre les espèces suivantes : 1° la mastodynie phlegmoneuse ; 2° la mastodynie des pubères ; 3° la mastodynie pilaire ; 4° la mastodynie cancéreuse ; 5° la mastodynie par exubérence de lait ou de sparganose de dioscoride ; 6° la mastodynie buryreuse ; 7° la mastodynie emphysémateuse de Roderic à Castro ; 8° la mastodynie apothémateuse.

Masturbation. — Excitation des organes génitaux avec la main, habitude honteuse appelée aussi *Onanisme*. L'étisie, le marasme, un état d'abrutissement, sont les suites ordinaires de la *masturbation*, moins peut-être par les déperditions de fluide séminal que par l'ébranlement nerveux qu'elle détermine. Combien ne voyons-nous pas de ces êtres affaissés dont la vie, également débiles de corps et d'esprit, ne devant qu'à la *masturbation*, principal objet de leurs pensées, l'état de langueur et d'épuisement où ils sont plongés.

Masturber. — Procurer des jouissances vénériennes à l'aide de la main.

Matrice. — Organe destiné chez les femmes, et en général dans toutes les femelles des diverses espèces d'animaux, à contenir les produits de la conception, du moment de la fécondation à celui de la naissance. C'est dans ce viscère creux que le fœtus est conçu ; c'est par là qu'il reçoit les fluides nécessaires à sa nutrition jusqu'au terme de l'accouchement. La matrice, chez la femme, est située dans le petit bassin derrière la vessie, au-dessus du vagin. Sa situation est oblique, de sorte que son fond est en haut et son col en bas et un peu en avant. Elle est fixée aux deux côtés du bassin par deux replis du péritoine nommés *ligaments larges*. D'autres concourent à maintenir ce viscère dans sa situation ; ce sont : les ligaments ronds, les ligaments antérieurs et postérieurs. La laxité de ces replis, jointe à la disposition du vagin, qui est libre dans sa partie supérieure, fait que la matrice jouit dans le bassin d'une certaine mobilité, et peut changer de position quand elle y est sollicitée par la dilatation de la vessie. Dans le fœtus de quatre mois, la matrice est presque entièrement au-dessus du pubis ; après la naissance, elle est plus enfoncée dans le bassin, et chez la fille nubile, son fond est au dessous du niveau du pubis. La matrice présente à peu près la forme d'un triangle aplati de devant en arrière, dont la base est en bas et le sommet en haut. On peut le considérer comme un cônoïde creux, déprimé sur deux faces opposées, arrondi à sa base et tronqué à son sommet. La matrice est fort petite à la naissance et dans les premières années de la vie; elle se développe presque tout à coup à l'époque de la puberté et continue de croître jusqu'à l'âge adulte. Elle diminue un peu de volume après la cessation des règles; elle prend de l'accroissement pendant la grossesse et dans certains cas de squirre. Quoique, après l'accouchement, elle revienne sur elle-même, elle ne reprend jamais complètement ses dimensions primitives.

Matrone. — Autrefois, en France, femme qui pratiquait les accouchements, et, particulièrement, sage-femme désignée par la justice, pour constater l'état d'une fille ou d'une femme, relativement à la grossesse.

Méat. — Canal, trou, orifice, qui, dans le corps humain, livre passage à un fluide. *Méat urinaire.*

Méconium. — Matière excrémentielle que rend l'enfant peu de temps après sa naissance, et qui s'était accumulé dans les intestins pendant la gestation. Le *méconium* est d'un brun olive ou jaunâtre, visqueux, ordinairement insipide et inodore; sa couleur et sa consistance sont analogues à celles du suc de pavot non épaissi. Si le *méconium* n'est pas rendu dix ou douze heures au plus tard après la naissance de l'enfant, sa rétention peut donner lieu à des accidents et on doit en solliciter l'excrétion. Le *méconium* est le produit de l'accumulation du mucus qui se sécrète à la surface des intestins pendant tout le cours de la grossesse.

Mégère. — Une des trois Furies, dont l'unique occupation était de punir le crime non seulement dans les enfers, mais même dès cette vie. Elle était la seconde des Euménides. Son nom est resté pour exprimer la colère et les fureurs d'une femme laide et vieille.

Mélancolie. — Bile noire, atrabile, tristesse, disposition à la tristesse. La mélancolie naît des passions réprimées. Des soupirs de la volupté se forment souvent les vapeurs de la mélancolie.

Membranes fœtales. — Le rudiment de l'homme ou des animaux que l'on appelle, suivant l'époque de son développement, *ovule*, *embryon*, *fœtus*, présente une structure très composée, un appareil très compliqué d'organisation. L'individu que l'on désigne sous ces noms n'en fait qu'une partie ; il faut y comprendre ses organes, ce que les gens du métier appellent ses annexes. C'est parmi ces derniers que se trouvent les membranes dites du fœtus, au nombre de deux, savoir, le chorion, l'amnios.

Ménopause. — Cessation des règles. Temps critique des femmes. La menstruation cesse de trente-cinq à quarante ans, chez environ un huitième des femmes ; de quarante à quarante-cinq, chez environ un quart ; de quarante-cinq à cinquante, chez environ la moitié ; de cinquante à cinquante-cinq, chez environ un huitième, ce qui donne en moyenne trente-deux ans pour le temps dans lequel est possible la reproduction de l'espèce. Il n'est pas rare de remarquer, à cette époque, des douleurs, des élancements vers les organes de la génération, de la démangeaison des parties sexuelles et de la pesanteur dans les reins. Plusieurs femmes présentent même pendant plusieurs années des symptômes de congestion vers les organes de la génération.

Ménorrhagie. — Écoulement trop abondant du sang

menstruel, et porté au point de nuire au libre exercice des fonctions, de déranger la santé.

Ménorrhée. — Ce mot, qui n'a pas été introduit, comme son composé *aménorrhée*, dans le *vocabulaire de la médecine*, signifie, dans l'acception étymologique, *écoulement menstruel*, locution qui lui a été préférée, que l'on remplace le plus souvent par *règles* dans le langage populaire, et par le mot *menstrues* dans le langage scientifique.

Ménostasie. — Des deux mots *mois* et *stase*. Dénomination sous laquelle on désigne une espèce particulière d'aménorrhée incomplète et qui a lieu lorsque le sang des règles ne pouvant s'écouler librement, occasionne une douleur utérine plus ou moins vive.

Mensonge. — Parole, fait, articulés contrairement à ce qui existe ou à ce que l'on pense.

Menstruation. — On comprend sous ce titre, et dans un sens général, tout ce qui est relatif à l'apparition, aux retours successifs et à la cessation de l'excrétion sanguine, que la périodicité régulière a fait désigner sous les noms de *mois*, de *menstrues*. La menstruation ne doit pas être confondue avec l'écoulement sanguin qui s'est fait quelquefois chez les jeunes filles de cinq à six ans, avec une sorte de régularité. Elle ne s'établit qu'à la puberté, et se prolonge ordinairement jusqu'à quarante-cinq ou cinquante ans, période pendant laquelle elle annonce et caractérise l'aptitude à la fécondité. La menstruation est ordinairement accompagnée dans son exercice d'un appareil de phénomènes plus ou moins compliqués, suivant le degré de sensibilité, la mobilité et la délicatesse des organes ; elle ne s'établit guère ordinairement d'une manière favorable et naturelle, que lorsque la voix change sensiblement, et lorsque le sein commence à se développer. Pendant la durée, on ne peut reconnaître l'ascendant, la sphère d'activité de l'utérus, et les femmes alors deviennent plus accessibles à tous les genres d'impression, et sont même quelquefois tourmentées par plusieurs irritations sympathiques : on doit donc éviter alors tout ce qui pourrait leur faire éprouver une émotion assez vive pour occasionner une supression qui entraînerait les résultats les plus fâcheux. On ignore les causes premières de la menstruation, comme celles de tous les autres phénomènes de la nature vivante, et surtout les causes de sa périodicité, que quelques-uns n'ont pas craint de vouloir rattacher à une influence sublunaire. Ce que l'on sait seulement, c'est que chez la femme arrivée à l'époque de puberté, les orifices exhalants de l'utérus changent d'état, éprouvent une espèce d'irritation périodique, tous les mois, et fournissent alors un écoulement sanguin, qui dure trois, cinq ou sept jours, et dont la quantité est évaluée de cinquante à cent cinquante grammes à chaque époque.

Les menstrues ou règles sont constituées par un écoulement sanguin mensuellement périodique, à travers les voies génitales de la femme. Cette fonction est temporaire, commençant à la puberté et finissant à la ménopause. Elle est en outre intermittente, car elle ne se manifeste que par intervalles, une fois par mois, plus ou moins régulièrement suivant les individus. Au point de vue de la physiologie pure, l'écoulement menstruel est un des phénomènes accessoires de la grande fonction de l'ovulation. En même temps que l'ovulation de l'œuf se fait dans l'ovaire, avec augmentation de volume et congestion de cet organe, l'utérus subit des modifications analogues. Le sang y afflue en telle quantité que le volume de la matrice se trouve augmenté d'un tiers ou d'un quart. De là assez fréquemment, la possibilité d'explorer le fond de l'organe par la palpitation hypogastrique. Le tissu utérin, si riche en vaisseaux, se gorge de sang et entre, selon la remarque de Rouget, dans une sorte d'érection. Le poids de l'organe, s'accroissant en proportion du volume, détermine d'ordinaire un léger abaissement du col, et rend cette partie plus accessible. Par suite de sa turgescence, la membrane interne de la matrice se trouve projetée en avant, où elle forme des plis ressemblant aux circonvolutions cérébrales. La muqueuse est comme un sac forcé de se replier sur lui-même, pour pouvoir être contenu dans un autre sac beaucoup plus petit, qui est formé par les parois musculaires. Cette congestion, très forte jusqu'au col, va ensuite en s'affaiblissant jusqu'aux organes sexuels externes, qui souvent sont gonflés et d'une coloration rouge plus foncée que d'habitude. La plupart du temps, cependant, le col ne participe pas à ces phénomènes, qui restent limités au corps de l'utérus. La muqueuse hypérémiée sécrète un mucus abondant, résultant de la suractivité des glandes congestionnées. L'épithélium se desquame et tombe en abondance dans le liquide. Puis l'exhalaison sanguine se produit, et le liquide cataménial est constitué dans ces différentes parties : mucus, épithélium, sang. Quant à l'issue du sang, il existe deux opinions : les vaisseaux distendus sont-ils le siège de ruptures microscopiques laissant passer le sang (hémorrhagie active) ou bien y a-t-il exhalaison sans rupture des parois vasculaires (hémorrhagie passive) ? Les deux théories ont des partisans très autorisés. On peut distinguer dans le cours de cette époque menstruelle trois périodes : invasion, état, cessation. Dans la première et la dernière, l'écoulement a pour caractères de renfermer peu de globules sanguins, et d'être composé surtout de mucus. Dans la période d'état le sang l'emporte sur les produits accessoires. La durée ordinaire d'une époque menstruelle est de trois à quatre jours, mais il y a des variations individuelles très grandes, comme pour l'intervalle entre les deux époques, qui est normalement de quatre semaines, mais qui peut se réduire à deux ou remonter à six. La quantité de sang perdue est plus variable encore, car non seulement elle présente des différences individuelles, mais encore elle peut subir, chez la même personne, des modifications tenant à l'âge, au régime, à l'hygiène, au climat. Le sang des règles est visqueux, peu coagulable. Quand la fécondation a eu lieu, la menstruation se supprime, et elle reste suspendue pendant tout le temps de la grossesse; elle reste également suspendue pendant tout le temps que la femme allaite son enfant.

Le repos absolu n'est pas nécessaire chez les femmes dont la menstruation est normale ; au contraire, les habitudes de repos périodique pourraient devenir nuisibles. Chez les dysménorrhéiques, le repos est nécessaire; mais le principe le plus important de l'hygiène des menstrues est d'éviter les refroidissements. Toutes les femmes, pendant la période menstruelle, doivent se refuser aux rapprochements sexuels, et cela dans leur intérêt comme dans celui de leurs maris.

Voici quelques-unes des périphrases de l'argot féminin signifiant qu'une femme est à la période menstruelle :

Avoir son cardinal, ses mois, sa chemise, sa male semaine, ses ordinaires, son marquis, Martin, ses iniquités, ses choses, ses affaires, ses anglais. Quelques actrices disent encore : avoir une bande sur l'affiche.

Menstrues. — On désigne sous ce nom, d'après la régularité périodique de ses retours, l'écoulement sanguin qui arrive chez les femmes par les organes de la génération, depuis la puberté jusqu'à l'âge de quarante-cinq à cinquante ans.

Mentulagre. — État spasmodique, selon Blancardi, des muscles ischio-caverneux ou érecteurs de la verge chez les eunuques.

Mercure. — Fils de Jupiter et de la nymphe Maïa, dieu du commerce et de l'éloquence. Il est celui de tous les dieux à qui la Fable a attribué le plus de fonctions. Il était l'interprète et le messager des dieux, mais particulièrement attaché au service de Jupiter. C'était lui qui servait ce maître des dieux dans ses intrigues galantes, il était son proxénète : il allait faire de sa part les déclarations d'amour et porter les présents ; il préparait les enlèvements, les surprises. Ce fut lui qui conduisit vers le rivage de la mer, le troupeau d'Agénor lorsque Jupiter, transformé en taureau, voulut enlever Europe. Il alla ordonner à la nuit de prolonger la course, pendant que Jupiter était dans les bras d'Alcmène. Jupiter ne partait jamais pour quelque expédition amoureuse sans être accompagné de son fidèle Mercure. Le mercure a été employé pour la première fois contre la syphilis par Fernel, médecin de Catherine de Médicis. Depuis on n'a pas cessé de s'en servir empiriquement. Il faut en user avec la plus grande prudence et dans des proportions infinitésimales.

Mère. — « L'enfant, dit Rousseau, a-t-il moins besoin des soins d'une mère que de sa mamelle ? D'autres femmes, des bêtes même, peuvent lui donner le lait qu'elle lui refuse, *la sollicitude maternelle ne se supplée point.* » Voilà un mot que je voudrais voir écrit sur tous les berceaux ; il rappellerait aux mères qui allaitent qu'elles n'ont pas fait tout ce qu'elles doivent quand elles ont donné le sein ; et aux mères qui ne peuvent allaiter, qu'elles doivent, comme compensation à ce devoir dont elles sont dispensées, un redoublement de sollicitude et de vigilance. Une sorte de diminution de l'instinct maternel est la conséquence de l'allaitement mercenaire ; il produit de plus un déplacement de l'affection que l'enfant porte à sa mère. En cette matière comme en toute autre chose, on reçoit à proportion de ce qu'on donne ; et si l'on aime moins les enfants qu'on ne nourrit pas, on s'expose, au moins dans les premières années, à se voir préférer une nourrice.

Vous vous rappelez ce mot de Phèdre dans une de ses fables :

Mater est quæ lactavit, non quæ genuit.

Traduisez-le et répétez-le à satiété dans les familles.

Mères. — On pourrait rapporter à ce titre toute l'existence de la femme considérée sous le point de vue de l'hygiène et de la médecine. (*Voy.* dans ce Dictionnaire, les articles, GROSSESSE, GESTATION, ALLAITEMENT, NOURRICE). L'influence des mères sur les enfants, la part plus directe et plus forte de cette influence dans la mesure de leur santé et le caractère de leur complexion ou tempérament, tout ce qui peut résulter, pour ces derniers, des accidents et des perturbations de la grossesse, l'effet de l'allaitement, les premières déterminations de la sensibilité, les phénomènes de l'imitation, tout ce qui rentre dans le cours de la vie, que comprend la première enfance, sont autant d'objets que l'on pourrait considérer dans une suite de vues philosophiques et médicales, sous l'état de mères, si l'on traitait une question aussi importante, ailleurs que dans un *Dictionnaire scientifique de l'amour.*

Messaline (Valérie). — Arrière-petite-fille d'Octavie, sœur d'Auguste, fille de Valérius Messala Barbutus et d'Émilia Lepida, et femme de l'empereur Claude. Il existe des renommées immortelles, dans le bien comme dans le mal, dans la vertu comme dans le vice et malheureusement, il faut le dire, les renommées horribles et monstruéuses ont plus de chances que les autres de s'éterniser. Messaline, sœur, femme et mère d'empereurs, acquit cette triste et honteuse célébrité d'avoir poussé la luxure et l'impudicité jusqu'aux dernières limites. Elle eut de Claude deux enfants, Octavie et Britannicus. D'abord elle ressentit pour l'affranchi Narcisse, secrétaire de l'empereur, une passion qui la porta à commettre plusieurs crimes exécrables

Ensuite elle se livra aux officiers et aux soldats du palais, et, bientôt après, ne mettant plus de frein à ses fureurs crapuleuses, elle abandonna la couche de Claude pendant la nuit, se prostituant dans les lupanars, sous le nom de la courtisane Lycisca, aux esclaves, aux comédiens, aux portefaix, à tous ceux qui voulaient lutter de lubricité avec elle. Tacite a consacré quelques pages de ses austères annales à nous faire connaître les traits les plus honteux de la vie de cette femme, et il a la précaution de dire qu'il ne pourrait les croire vrais s'il ne les tenait de ses aïeux. Juvénal, dans sa VIe satire, a peint d'une manière énergique les débordements de Messaline. L'imbécile Claude comprit enfin que Messaline n'hésiterait pas à se défaire de lui pour épouser un de ses amants. Il s'était retiré à Ostie : il en revint, sur les conseils de Narcisse, avec des troupes nombreuses. Messaline effrayée essaya de se donner la mort ; mais elle manqua de courage. Un centurion la tua. Elle mourut l'an 47 de Jésus-Christ. Ce nom est devenu synonyme de prostituée. On l'emploie, d'une manière générale, pour désigner et flétrir une femme de mœurs dissolues. C'est une *Messaline*. Cette femme est une véritable *Messaline*.

Métralgie. — Baldinger, qui le premier a fait usage de cette expression, l'emploie pour désigner indifféremment toute espèce de douleur de l'utérus, dans les différentes maladies qui peuvent attaquer cet organe, ou même dans l'exercice trop laborieux de ses fonctions.

Métremphraxis. — Engorgement, obstruction de l'utérus, et principalement de son col, le plus ordinairement par un état squirreux, qui passe à l'état ulcéreux.

Métrenchyte. — Galien désignait sous ce nom un instrument particulier, une espèce de seringue destinée à faire des injections dans la matrice.

Métrite. — Genre de phlegmasie des organes parenchy-

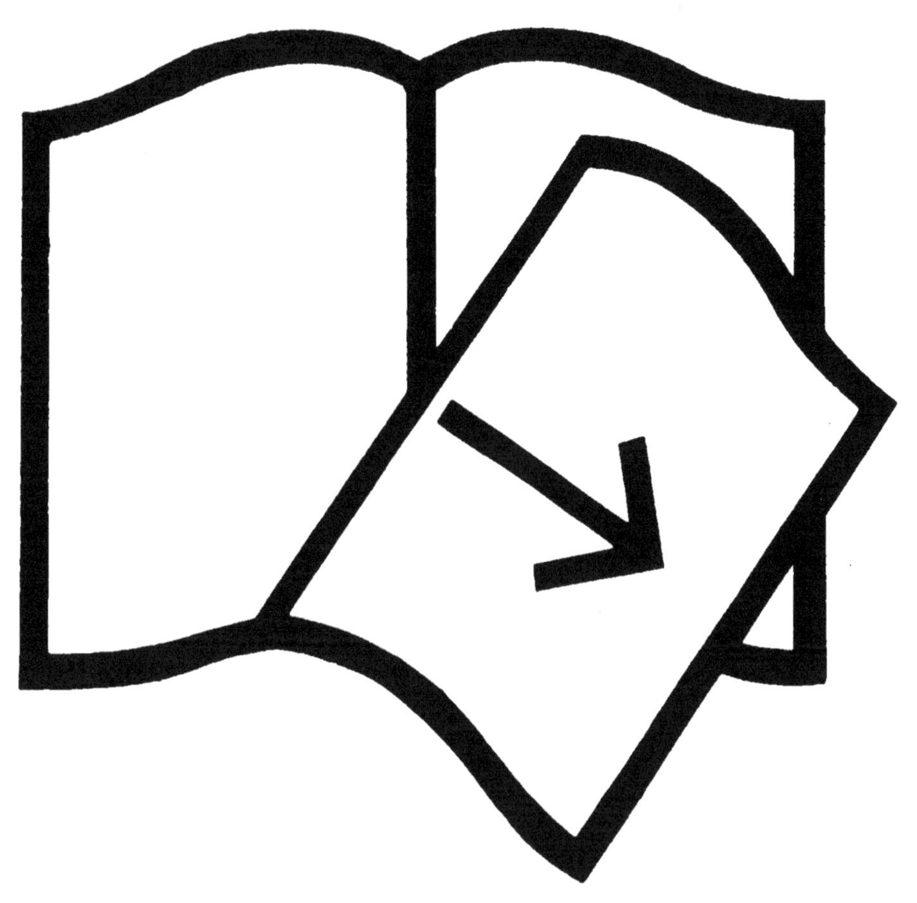

Documents manquants (pages, cahiers...)

NF Z 43-120-13

ment sécrétoire du lait s'établit sans effort, sans phénomène morbide, et devient une source de rapports mutuels entre la mère et l'enfant. La fièvre de lait ne survient que très rarement dans ce cas. La tuméfaction des mamelles est beaucoup moins forte, beaucoup moins incommode, les sueurs moins abondantes, le régime moins sévère ; enfin, les lochies ont beaucoup moins de durée et sont moins fortes. Dans le cas contraire et lorsque, par l'impossibilité ou par le refus de nourrir, la série des phénomènes de la maternité est intervertie, la fièvre de lait est ordinairement inévitable, et les femmes sont le plus souvent très incommodées par le gonflement du sein, qui s'étend jusque sous les bras, ou même jusqu'à la partie antérieure et supérieure de la poitrine ; le plus souvent aussi, et dans le même cas, les sueurs sont plus fortes et plus fréquemment accompagnées d'éruptions miliaires, tandis que l'écoulement des lochies, qui se prolonge beaucoup plus longtemps, ne peut guère être interrompu sans occasionner un véritable état de maladie.

(*Voy.* Mère.)

Nubile. — Qui est en âge de se marier ; d'après le Code civil, les filles sont *nubiles* à quinze ans, et les garçons à dix-huit.

Nubilité. — État d'une personne nubile. Age nubile. *L'âge de la nubilité* diffère suivant le sexe et le climat. Relativement au sexe, la femme est, généralement, deux ans plus tôt nubile que l'homme, mais en revanche celui-ci conserve bien plus longtemps la faculté de se reproduire. Relativement au climat, la nubilité présente des différences très remarquables. Dans les régions les plus chaudes, telles que l'Afrique, la plus grande partie de l'Asie et de l'Amérique, on voit des filles de dix ou douze ans, et même de sept à huit ans, déjà nubiles. Dans les climats tempérés, elles ne le deviennent que vers l'âge de quinze à dix-huit ans, et plus tard encore dans les contrées septentrionales.

Nymphe. — Chacune des deux proéminences membraneuses des parties génitales de la femme, placées en dedans des grandes lèvres; ce sont les petites lèvres de la vulve.

Nymphite. — Inflammation des parties appelées *nymphes* chez la femme.

Nymphomanie. — Fureur utérine, penchant irrésistible et insatiable à l'acte vénérien qui se manifeste chez les femmes. La *nymphomanie* survient quelquefois chez les femmes nerveuses, d'une imagination ardente, exaltée par des lectures ou des conversations érotiques, chez celles qui vivent dans une continence forcée où qui se livrent à l'onanisme. La plupart la considèrent comme une affection de l'utérus où de ses dépendances; quelques-uns en placent le siège dans l'encéphale. C'est quelquefois une véritable folie, et il est certain que beaucoup de folles sont atteintes de nymphomanie. On peut combattre la nymphomanie par des moyens physiques, tels que les bains, un régime adoucissant; mais ce ne sont là que des palliatifs; le plus sûr est de raffermir le moral en l'appliquant à des objets qui détournent la personne de son affreuse manie. Des lectures fortes et solides, les travaux manuels rudes, la musique, le dessein, la promenade, les exercices gymnastiques, sont autant d'éléments propres à combattre la nymphomanie chez une jeune personne. La *nymphomanie* est une affection assez fréquente chez les femmes oisives, dans les classes aristocratiques, à la cour et à la ville.

La nymphomanie est un désir violent qui porte les femmes au plaisir de l'amour; elle dépend d'une irritation nerveuse des parties de la génération, qui est pour les femmes ce que le satyriasis est pour les hommes. Cette maladie s'annonce par des signes précurseurs, qui désignent son invasion prochaine: il n'en est pas où les gradations soient plus promptes et plus violentes; néanmoins, ses symptômes peuvent rester longtemps cachés, au moins dans ses commencements, et même lorsqu'elle a acquis une certaine intensité. On peut considérer comme cause prédisposante de la nymphomanie, la chaleur du climat, qui ne permet guère de vivre avec chasteté. Hérodote et Strabon assurent que les Égyptiennes sont toutes adonnées aux plaisirs; elles y sont entraînées par une pente si invincible, que quand elles ne peuvent avoir des hommes pour la satisfaire, elles instruisent les animaux d'une autre espèce à contenter leurs désirs. C'est donc un penchant que la raison ne réprime pas dans certaines constitutions. C'est ce qui fait dire à Platon, que l'utérus est un animal avide à concevoir, et que quand il n'en a pas les moyens dans la force de la jeunesse, il s'indigne, il s'irrite et cause un trouble universel, mais toujours accompagné du désir de jouir des plaisirs de l'amour. *Voy*. (FUREUR UTÉRINE.)

O

Obscène. — Qui blesse la pudeur, qui est sale moralement.

Obscénité. — Saleté morale; acte, parole, image qui blesse la pudeur et qui trouble l'imagination. L'obscénité nous révolte en ce qui nous charme le plus, la pudeur. La source est dans la corruption des mœurs et du goût. Elle se manifeste dans les paroles, les actions, les tableaux impudiques. Par contre, une sorte de pruderie hypocrite tend à passer dans nos mœurs, et fait considérer comme obscènes les œuvres de l'art antique, parce que ce sont des beautés sans voile. A mesure que les mœurs des peuples se dépravent, on affecte de la pruderie dans les paroles, et l'on devient d'une délicatesse d'autant plus grande que les idées dont on est rempli sont transparentes à travers tous les voiles.

Obstétrique. — Art des accouchements.

Œufs de Naboth. — Petits corps blanchâtres qui se trouvent entre les rides transversales du col de l'utérus. Vicq-d'Azyr a proposé de désigner ces petits corps sous le nom de *globules muqueux du col de la matrice.*

Olympias. — Femme de Philippe II, roi de Macédoine mère d'Alexandre, et fille de Néoptolème, roi d'Épire. A beaucoup d'esprit elle unissait un caractère ambitieux, vindicatif et rusé. Des amours adultères amenèrent des discordes intérieures et enfin un divorce. A la mort de son fils Alexandre, elle fut régente ; mais la cruauté avec laquelle elle fit assassiner Aridée, frère et successeur de ce dernier, Eurydice, sa femme, et cent seigneurs, ne tarda pas à être punie. Elle fut jetée dans un cachot et égorgée.

Ombilic. — De *umbo*, qui signifie bouton au milieu d'un bouclier. On désigne sous ce nom l'espèce de cicatricule qui indique, dans l'homme et dans la plupart des animaux, la chute du cordon *ombilical.*

Ombilical. — Qui se rapporte à l'ombilic. Ainsi on appelle *vésicule ombilicale* et *vaisseaux ombilicaux,* la vésicule et les vaisseaux qui se rapportent à l'ombilic. Le cordon ombilical est un appareil composé de deux artères et de la veine ombilicale, qui se transforment en un cordon ligamenteux après la naissance.

Ombilicale (vésicule). — Guillaume Hunter paraît être le premier qui décrit cette vésicule, dans son grand ouvrage sur L'*Histoire de l'utérus.* Il résulte des observations de cet anatomiste : 1° Que dans les premières semaines de la conception, il y a entre le chorion et l'amnios un espace rempli d'une gelée transparente ; 2° que c'est au milieu de cette gelée que l'on trouve la vésicule ombilicale. Cette poche de la vésicule paraît alors remplie d'un fluide séreux ; elle ne tient, en aucun point, ni au chorion ni à l'amnios ; elle est seulement attachée à l'ombilic par une sorte de pédicule ou de petit cordon allongé, composé d'une artère et d'une veine, collées étroitement l'une à l'autre et si déliées qu'elles ressemblent à un fil. Ces vaisseaux se ramifient en entier sur la vésicule ombilicale. On les connaît sous le nom de *vaisseaux omphalo-mésentériques*.

Ombilico-mésentérique. — M. le professeur Chaussier a désigné sous ce nom un rameau qui fournit la mésentérique supérieure chez le fœtus, et qui fait partie du cordon ombilical.

Omphalo-mésentérique. — Les anatomistes ont donné le nom *d'omphalo-mésentérique* à une artère et à une veine que l'on ne remarque ordinairement que dans l'embryon et le fœtus, et dont l'existence temporaire ne va pas au delà de la naissance.

Omphalorrhagie, — ou **hémorrhagie du cordon ombilical.** — Cette hémorrhagie, que l'on cherche à prévenir par la ligature du cordon ombilical, n'est à craindre, même en oubliant cette ligature, que lorsque la respiration ne s'établit pas complètement après la naissance.

Omphalotomie. — Section du cordon ombilical.

Onanisme. — Habitude de la masturbation, vice d'Onan, qui, selon l'Ecriture, répandit sa semence par terre pour ne point avoir d'enfants. De tous les défauts de l'enfance, de tous les vices de la jeunesse, le plus désastreux dans ses conséquences, c'est *l'onanisme ;* c'est une habitude hébétante, qui conduit parfois à la folie, toujours à l'impuissance.

Oranger. — Genre de la famille des aurantiacées, renfermant sept espèces : l'oranger proprement dit, le citronnier, le cédratier, le limonier, le limettier, le brigaradier et le pamplemousse. La *fleur d'oranger* est le symbole de la douceur et de la virginité ; c'est ce qui lui a valu le privilège de former le bouquet et la couronne des jeunes mariées.

Orchite. — Inflammation du testicule, appelée aussi *didymite.* On a supposé que cette phlegmasie pouvait être occasionnée quelquefois par la rétention de la liqueur séminale, mais elle résulte plus souvent d'excès vénériens, ou d'une violence extérieure quelconque, si ce n'est, chez les individus affectés de blennorrhagie.

Orchotome. — Instrument dont on se sert pour l'extirpation du testicule.

Orchotomie. — Extirpation du testicule.

Organes sexuels. — Comme on craint de se salir la bouche en les appelant par leur nom, on les nomme ordinairement parties *honteuses*, aussi bien dans les hommes que dans les femmes ; un de nos auteurs enjoués les appelle parties *honorables*, parce que c'est une honte de n'en point avoir. En effet, un eunuque est la honte des hommes et l'horreur du beau sexe.

Orgie. — Fêtes et sacrifices en l'honneur de Bacchus, célébrées par des femmes agitées d'une fureur sacrée. Les *orgies* sont les mêmes fêtes que les dyonisiaques et les bacchanales.

Ovaires. — Partie essentielle de la génération dans les mammifères, comme dans les ovipares.

Ovaires. — Les ovaires, comme les autres viscères glanduleux, sont exposés à un assez grand nombre de maladies : leur structure peut être plus ou moins altérée, à la suite, ou sans le concours de ces maladies, et leur déplacement, quoique plus rare que celui des autres viscères, n'est pas sans exemple. Les maladies les plus fréquentes des ovaires sont leurs phlegmasies aiguës ou chroniques.

L'inflammation aiguë des ovaires est rarement indépendante d'une métrite ou d'une inflammation du péritoine, des trompes ou des ligaments larges. Le temps où elle est la plus fréquente est celui qui succède à l'accouchement chez les femmes très jeunes, très sanguines et très irritables. Dans toute autre circonstance, les causes de cette inflammation sont les dérangements de la menstruation, la rétropulsion des affections goutteuses et rhumatismales. L'inflammation des ovaires, dit M. Villermé, se manifeste par un sentiment de chaleur et par une douleur pongitive dans la région iliaque droite ou gauche, ou dans les deux régions à la fois, si les deux ovaires sont affectés en même temps. Le côté ou siège la maladie se tend, devient dur, résistant au toucher, acquiert une certaine résistance, se présente quelquefois sous l'aspect d'une boucle : l'utérus ne tarde pas à acquérir de la sensibilité et à participer à l'inflammation. Bientôt le gonflement se propage à la totalité de l'abdomen : les douleurs deviennent extrêmement aiguës. Si l'on presse sur le ventre, dit un observateur moderne, les traits du visage se contractent, et quelquefois même les cuisses sont agitées par des convulsions. La malade se plaint de douleurs dans les lombes ; elle éprouve quelquefois des battements dans l'aine, ainsi que dans la partie interne et supérieure de la cuisse du côté affecté ; il y a fièvre, chaleur vive, soif : la respiration est courte ; les urines sont ordinairement rouges et peu abondantes.

Ovaristes. — On désigne en physiologie, sous le nom *d'ovaristes,* la réunion des savants qui s'accordent, d'après un grand nombre de faits, pour reconnaître, comme un point de doctrine démontré, que la génération résulte, chez tous les animaux, du développement d'un œuf, ou d'un ovule, appartenant à la femelle, et fécondé par le mâle.

P

Paillard. — Lascif, débauché, adonné aux plaisirs charnels. Un homme *paillard*. Une femme *paillarde*. On doit éviter de se servir de ce mot et de ses dérivés. Qui dénote la luxure. Avoir des yeux *paillards*, avoir une mine *paillarde*.

Pâles-couleurs. — On a désigné sous ces noms, et pour exprimer les symptômes qui attirèrent davantage l'attention des observateurs, une maladie qui, sans appartenir exclusivement aux jeunes filles, et même aux femmes en général, se manifeste le plus ordinairement dans les circonstances d'une puberté laborieuse, et accompagnée de dispositions morbides.

Palingénésie. — On employait autrefois ce mot comme synonyme de génération. Il n'est plus usité aujourd'hui.

Papillon. — Esprit volage et léger. Les *papillons* ont la liberté de se brûler à la chandelle. Se dit particulièrement d'un amant volage et inconstant.

Paracyisis. — Vogel voulant comprendre dans son catalogue nosographique toutes les infirmités humaines, a désigné sous ce nom de *paracyisis*, qui n'a pas été conservé, la grossesse extra-utérine.

Paranymphe. — Mot pour mot, celui qui protège les nouvelles mariées. Les anciens désignaient sous ce nom une personne qui avait pour emploi de protéger les jeunes épouses, et de les conduire sous le toit hospitalier du mari et surtout de leur famille. Une sorte de pédantisme introduisit plus tard cette dénomination dans le vocabulaire des médecins pour l'appliquer, par métaphore, au discours qui terminait chaque année de licence. Où la poésie allait-elle se placer ? Cette poésie des-écoles fit aussi appeler *paranymphe*, le professeur qui prononçait le discours de clôture, ordinairement rempli de lieux communs plus ou moins bien exprimés en latin, ou de reproches sur la conduite des licenciés, qui pouvaient répliquer et se défendre, ce qui dégénéra plus d'une fois en altercations vives et en disputes scandaleuses.

Paraphimosis. — Mot à mot, ce qui serre en arrière. On a désigné sous ce nom l'étranglement du gland, par le prépuce qui ne peut être étendu ni ramené sur l'extrémité de la verge : infirmité qui fait opposition avec le phimosis. Le paraphimosis peut être très grave, quand il survient accidentellement et dans le cours d'une maladie aiguë, telle que la phlegmasie de la verge, qui peut résulter de certaines affections syphilitiques, ou du traitement intempestif qui leur a été opposé.

Parorchide. — On a désigné sous ce nom la position insolite et vicieuse des testicules, soit qu'ils aient demeuré dans la cavité abdominale, soit qu'ils se trouvent arrêtés à l'anneau.

Parorchido-entérocèle. — On a appelé parorchido-entérocèles les hernies dans le sac desquelles le testicule se trouve à nu parmi les intestins.

Parthénope. — Syrène qui, désespérée de n'avoir pu rendre Ulysse sensible à son amour, se précipita dans la mer, près du lieu où depuis fut bâtie la ville de Naples, qui dans l'origine porta le nom de Parthénope.

Parturition. — Accouchement naturel ; action par laquelle le fœtus, parvenu au terme de son accroissement, est expulsé de la matrice à travers les parties génitales.

Passions. — Il serait difficile et peut-être inutile de définir les passions. On donne, en général, ce nom à des affections de l'âme, à des modifications de la sensibilité, très différentes les unes des autres, à *l'étonnement*, par exemple, et à la *surprise*, qui ne sont que des impressions soudaines et passagères ; à *l'admiration* et à *l'amour*, qui sont des affections progressives et durables ; à la *colère*, à la *fureur*, à *l'effroi*, à *l'attendrissement*, qui se bornent à des émotions fugitives, et à la *crainte*, à la *timidité*, à *l'orgueil*, à *l'avarice*, qui sont des habitudes prolongées, et qui forment la partie fondamentale de certains caractères. Tous les efforts de l'analyse seraient insuffisants pour donner une définition qui convînt à des affections aussi diverses et même aussi opposées. Buffon, qui n'a point fait cette remarque, et qui n'a vu dans les passions que ce qu'elles ont d'exagéré et de violent, a dit en croyant les définir, qu'elles n'étaient rien autre chose que des sensations plus fortes que les autres, et qui se renouvellent à tout instant ; que, dans les passions, l'âme perd son empire, qu'elle ne veut plus qu'en second ; que souvent même elle veut l'impossible ; qu'une passion sans intervalle est un état de démence ; que de violentes passions avec des intervalles, sont des accès de folie, et que la plupart de ceux qui se disent malheureux, sont des hommes passionnés, c'est-à-dire des fous, auxquels il reste quelques intervalles de raison, pendant lesquels ils connaissent leur folie. Parler ainsi des passions, ce n'est pas les définir ; ce n'est pas du moins, en saisir le caractère le plus général et la véritable nature : c'est les considérer sous un seul point de vue, et uniquement dans l'abus que l'on peut en faire : c'est apercevoir seulement la flamme qu'elles allument, au moment où, imprudemment excitée, elle détermine un vaste incendie, et oublier que cette flamme moins violente, mieux dirigée, produit cette chaleur douce et vivifiante, que l'on a appelée, avec tant de raison, le *feu du sentiment*.

Passions expansives. — Les caractères généraux qui appartiennent aux passions expansives, sont l'afflux du sang artériel dans les vaisseaux capillaires du visage, l'épanouissement des traits, la concentration régulière et douce des muscles, qui augmente le diamètre transversal de la face. Nous devons faire remarquer, d'une manière plus particulière, que les muscles zygomatiques ne jouent pas un rôle moins important dans l'expression de ces passions que celui des muscles frontaux et sourciliers dans l'expression des passions oppressives. La *joie* et *l'amour* doivent être placés au premier rang parmi les passions expansives. Leur manifestation se présente comme un terme de comparaison pour les autres affections de la même classe. *L'amour* est une passion compliquée pour qu'il soit facile et même possible d'en distinguer les caractères, qui se confondent le plus souvent avec ceux du désir, de la crainte, de l'espoir, de la bienveillance. Dans la joie extérieure et dans le désir, qui se joignent si souvent à l'amour, on observe un rapprochement des sourcils vers les yeux, qui sont plus ouverts que dans l'état habituel : la prunelle, brillante et quelquefois enflammée, se place au milieu du globe oculaire : les narines s'élèvent et se serrent du côté des yeux ; la bouche s'entr'ouvre, le teint est vif et animé.

Pédérastie. Passion contre nature. La *pédérastie* est un vice infâme que la morale, la nature et la raison réprouvent également ; c'est l'une des grandes preuves du degré d'abjection dans lequel l'homme peut se laisser entraîner lorsque, maîtrisé par des goûts vils et impétueux, fruits ordinaires d'une profonde dépravation, il ne trouve plus, dans la pureté de son cœur, et l'amour de la vertu, une barrière suffisante contre l'immoralité.

Pelvi-crural. — Qui appartient au bassin et à la cuisse.

Pelvi-péritonite. — Inflammation du péritoine du bassin.

Pelvis. — Mot latin, qui signifie *bassin*, et qui est passé dans la langue française avec la même signification.

Pénélope. — Femme d'Ulysse, mère de Télémaque. Elle est célèbre par la résistance opiniâtre qu'elle opposa aux demandes de ceux qui prétendaient à sa main pendant l'absence d'Ulysse. Se dit d'une femme chaste, vertueuse, modèle de fidélité conjugale.

Pénil. — Région du pubis.

Pénis. — On désigne sous ce nom technique, de forme entièrement latine, la verge ou le membre viril dans l'homme et dans les vivipares. La structure de cet organe est assez composée et peut devenir le siège de plusieurs altérations et de plusieurs lésions organiques; toutefois la partie appelée *corps nerveux*, en fait la portion principale ou essentielle. Les autres parties du pénis sont le canal de l'urèthre tapissé par une membrane muqueuse, le gland continué à l'urètre; les ligaments qui se terminent par un prolongement connu sous le nom de *prépuce;* enfin un grand nombre de vaisseaux, plusieurs nerfs et trois muscles particuliers, savoir: le bulbo-caverneux, l'ischio-caverneux et les testicules. Parmi les maladies ou les lésions organiques du pénis, les unes sont générales et les autres spéciales ou particulières. Sous le premier titre, nous devons placer l'atonie, la débilité excessive du pénis, d'où résulte l'impuissance; la disposition opposée où le priapisme; les affections inflammatoires, gangréneuses, cancéreuses; l'anévrysme des corps caverneux; le plus grand nombre des maladies ou des lésions partielles appartenant au gland, au prepuce et à la membrane muqueuse qui revêt le canal de l'urèthre: tels sont les chancres et les différentes végétations qui résultent de la syphilis invétérée, la blénorrhagie, les tissus morbides du canal de l'urètre, mais principalement les brides, les callosités et cette foule d'altérations, qui sont au premier rang dans les maladies des voies urinaires. Le phimosis et le paraphimosis doivent être rapportés au gland et au prépuce. La longueur excessive du frein ou l'absence de cette partie, l'hypospadias, l'imperforation de l'urètre, et plusieurs défauts de conformation et de position dans le pénis, souvent assez extraordinaires et qui ont pu donner une fausse apparence d'hermaphrodisme, sont plutôt des vices de conformation que de véritables maladies.

Périn. — Plusieurs auteurs ont désigné sous ce nom les testicules.

Périnée. — Les anatomistes ont désigné, sous ce nom de *périnée*, l'espace qui se trouve entre les parties génitales et l'anus. Les principales maladies et les lésions les plus graves que l'on observe au périnée sont les tumeurs de cette région, les plaies, les ulcères, etc. Parmi les tumeurs que l'on a observées au périnée, un grand nombre s'étaient formées par des concrétions pierreuses ou calculeuses qui s'étaient amassées dans cette région : d'autres résultaient d'une hernie, mais le plus grand nombre est produit par des abcès.

Périnéocèle. — Un savant nosographe, Sagar, a donné le nom de *périnéocèle* à la hernie du périnée, formée par des parties renfermées dans l'abdomen, qui s'en échappent à travers un écartement des fibres charnues du muscle releveur de l'anus.

Périnéo-clitoridien. — M. le professeur Chaussier a donné au muscle constricteur, que l'on observe sous la forme d'un anneau charnu qui paraît très développé avant le mariage, et qui semble avoir pour objet de resserrer l'orifice du vagin.

Péritoine. — On désigne sous le nom de *péritoine* cette portion très étendue de membranes séreuses splanchiques, qui enveloppe, sans les refermer de toutes parts, les viscères de l'abdomen, en fournissant divers replis ou productions qui ont des usages particuliers. Le péritoine ne recouvre pas entièrement la vessie à sa partie antérieure et inférieure, ni la partie analogue du rectum, ni le derrière des reins au bas des muscles droits; ce qui permet d'ouvrir la vessie dans l'opération de la taille par le haut appareil. Le péritoine offre chez la femme une légère ouverture au niveau de la trompe de Fallope.

Péritonite. — Phlegmasie ou inflammation du péritoine. *Péritonite puerpérale*, celle qui se déclare quelquefois à la suite de l'accouchement.

Péroraison. — Fin du discours. On voit malheureusement bien des beaux qui, en amour, n'arrivent jamais à la péroraison.

Pertes. — Plusieurs auteurs ont désigné sous ce nom, et d'une manière trop générique, toutes les hémorrhagies utérines. Nous bornerons, dans cet article, l'acception du même mot aux hémorrhagies qui dépendent de l'accouchement et de ses suites. Les pertes présentent un accident trop grave en lui-même, trop effrayant par tout ce qui l'accompagne, pour ne pas avoir attiré de bonne heure l'attention des observateurs dans tous les temps et chez tous les peuples. Toutefois, leur étude rationnelle est tellement liée à des notions exactes sur la structure des fonctions de l'utérus et son nouvel état dans la grossesse, que cette même étude n'a fait de véritables progrès que depuis la culture un peu étendue des sciences anatomiques. L'étude des pertes paraît inséparable aujourd'hui à tous les bons esprits, et sous le rapport de la théorie, et sous le point de vue pratique des connaissances anatomiques et physiologiques les plus exactes, sur la structure de l'utérus en général et sur ses dispositions, sur son état particulier pendant la grossesse, pendant l'accouchement et la délivrance, et à la suite de l'accouchement. Les pertes étudiées ainsi, et d'une manière à la fois dogmatique et pratique, peuvent être rapportées à deux titres principaux : 1° les pertes nécessaires et inévitables occasionnées par l'implantation du placenta sur le col de l'utérus; 2° les pertes éventuelles et accidentelles, et se présentant comme des phénomènes morbides. Lorsque l'accouchement et la délivrance sont terminés, les contractions de l'utérus ne cessent pas entièrement; cet organe se resserre alors doucement, progressivement, pour revenir à son état habituel; ce qui, d'une part, s'oppose à une hémorrhagie, et opère, d'une autre part, un dégagement devenu indispensable, qui produit, en grande partie, l'écoulement connu sous le nom de lochies. Cette marche de la nature, à la suite de l'accouchement, peut être malheureusement intervertie par plusieurs causes, ce qui expose à des pertes qui, sans avoir, au moins dans le plus grand nombre de cas, la gravité des pertes qui surviennent pendant la grossesse, sont cependant aussi très dangereuses. L'inertie de l'utérus, après l'accouchement, est la disposition d'où résultent le plus ordinairement ces pertes qui viennent menacer la vie des femmes lorsque la nature semblait avoir terminé pour elles une opération si pénible, et quelquefois si funeste.

Pessaire. — On donne en chirurgie, le nom de *pessaire* à un instrument ovale ou en forme de cône, destiné à être introduit dans le vagin pour offrir un appui à l'utérus, dans le cas de chute, de procidence ou de relâchement.

Phagédénique. — Les chirurgiens désignent sous ce nom des ulcères profonds, malins et rongeurs, qui paraissent détruire, en s'étendant, les parties environnantes.

Phallus. — Simulacre du membre viril, originairement en usage dans la religion de l'ancienne Égypte, était un emblème de la force productrice dans la nature. On portait solennellement ce symbole dans les processions des fêtes d'Osiris.

Phaon. — Jeune homme de Mytilène, dans l'île de Lesbos. Son extrême beauté enflammait toutes les femmes, et, comme il était pilote ou maître de navire, on fit courir le bruit que Vénus, déguisée en vieille femme, qu'il avait conduite sans la connaître et sans exiger de payement, dans l'île de Cypre, lui avait fait présent d'un vase d'albâtre plein d'un onguent qui l'avait rajeuni et rendu le plus beau des hommes. La célèbre Sapho ne put résister à ses charmes, et les uns prétendent que Phaon fut insensible à sa passion, et les autres qu'il la paya de retour. Quoi qu'il en soit, il fut cause de sa mort par son infidélité, sinon par son indifférence, et il consacra un temple à Vénus au lieu même où Sapho s'était précipitée dans les flots. Il périt, dit-on, de la main d'un mari justement irrité, qui le surprit dans les bras de sa femme.

Philtre. — Breuvage ou remède qu'on supposait propre à inspirer de l'amour.

Phimosis. — On a désigné, sous le nom de *phimosis*, l'occlusion du gland, avec plus ou moins de resserrement par le prépuce. Ce mot, qui est introduit dans notre langue, sans perdre la physionomie grecque, indique littéralement, et d'une manière métaphorique, un resserrement, une ligature avec un cordon. La circoncision, qui consiste dans le retranchement d'une portion du prépuce, a-t-elle pour objet, chez les Juifs et chez la plupart des Orientaux en général, de prévenir un phimosis naturel et les conséquences morbides qui pourraient résulter de cette infirmité? La chaleur du climat doit contribuer sans doute, chez ces peuples, à donner plus d'extension, plus de développement au prépuce, et cette disposition étant acquise et contractée, peut devenir un caractère de race ou de famille, et se transmettre d'une manière héréditaire. Quoi qu'il en soit, la circoncision s'est maintenue dans l'Orient, et même chez les Juifs, qui se trouvent le plus anciennement établis dans les régions tempérées, et même dans les contrées les plus septentrionales de l'Europe.

Phtisuris. — Phtisie ou dépérissement dans lequel la sécrétion excessive de l'urine est le principal symptôme.

Phycotyche. — Mot employé pour désigner un emplâtre, dont on faisait usage dans la guérison des ulcères, particulièrement de ceux qui environnent l'anus.

Phygéthlon. — Tumeur inflammatoire qui se développe dans les ganglions lymphatiques du col et de l'aine; dénomination qui pourrait s'étendre aux bubons pestilentiels et vénériens.

Physiologie. — Le physiologiste ne peut procéder qu'avec les secours que peuvent fournir la chimie et la physique; mais qu'il ne demande à ces sciences que ce qu'elles contiennent réellement, des matériaux, des éléments. La chimie, par exemple, est une autre espèce d'anatomie, qui, s'appliquant à l'analyse des parties composantes du corps humain, à la recherche de leurs éléments constituants, ne nous peut donner par conséquent que l'exposition matérielle de ces parties, que leur dissection chimique, si je puis parler ainsi, et non point l'histoire de leurs mouvements et de leurs actions. Il en est de même de la physique: cette science peut bien nous éclairer sur ceux des phénomènes de l'économie qui ont une nature physique; par exemple elle nous enseignera bien comment arrivent la lumière jusqu'à la rétine, le son jusqu'au nerf acoustique; mais là, elle s'arrête, et nous laisse en dehors de l'action vitale elle-même. Mais, dira-t-on, peut-être un jour viendra où la physique plus avancée nous révélera les secrets de la vie elle-même? Qui sait si les travaux des savants sur l'électricité, par exemple, ne nous mèneront pas à des résultats positifs sur l'action nerveuse, et si cette partie de la science, complètement obscure pour nous jusqu'à ce moment, ne s'éclaircira pas alors d'une lumière toute nouvelle? Sans doute, il n'y a rien que de fort raisonnable à supposer une suite de lois communes à tous les phénomènes de la nature; mais personne ne peut nier que, dans l'état actuel de nos connaissances, ce ne soit encore là qu'une supposition. Ce que nous disons des sciences physiques et chimiques, on peut jusqu'à un certain point le dire également des autres sciences, sur lesquelles s'appuie la physiologie, et dont elle tire ses plus grands secours. On peut bien, à l'aide de ces sciences, recueillir un certain nombre de faits, noter l'ordre dans lequel ils apparaissent, le mécanisme par lequel ils se produisent, mais aucune d'elles n'a pu jusqu'ici nous éclairer sur leur nature intime, ni nous dévoiler les secrets ressorts qui font agir toute la machine humaine. Par exemple, l'anatomie nous fait bien voir les instruments des divers phénomènes de la vie ; mais que nous apprend-elle sur ces phénomènes eux-mêmes? Nous savons quel en est le siège, nous voyons le résultat qui est produit, mais pourquoi, comment est-il produit? Nous l'ignorons. Indispensable à la physiologie, pour faire connaître les agents des actes de la vie, l'anatomie est sans puissance pour en faire pénétrer la cause et la nature. Nous en dirons presque autant des expériences sur les animaux vivants: les avantages et les inconvénients de ces expériences ont été plus d'une fois discutés, les uns regardent cette méthode comme un instrument infaillible, comme un seul et unique moyen d'arriver à la vérité; les autres, au contraire, l'accusent d'infidélité, en s'obstinant à rejeter tous ses témoignages. De part et d'autre, on a été trop loin, sans doute; les expériences sont un des moyens les plus propres à fournir des faits en abondance, et des faits exacts, et en quelque sorte analysés; par elles on en obtient qui jamais peut-être ne se fussent offerts à notre exploration. Mais outre que la méthode expérimentale ne fournit encore, comme on le voit, que des matériaux, outre qu'elle exige, dans l'expérimentation, une grande sagesse, un esprit de réflexion et un jugement excellent; on peut lui faire encore diverses objections. On a dit avec raison que les animaux inférieurs n'étant pas semblables à l'homme, et un grand nombre d'expériences ne pouvant se tenter que sur des animaux, les données qu'ils fournissent ne peuvent pas toujours s'appliquer avec rigueur. On a fait remarquer qu'un animal souffrant, dont les membres sont enchaînés, dont les entrailles sont ouvertes, ne pouvait être considéré comme jouissant de toute sa santé et comme accomplissant ses fonctions avec toute la liberté ordinaire. On a parlé beaucoup des difficultés de l'observation dans les expériences, des préventions involontaires qui font voir à l'observateur ce qu'il suppose, et non ce qui est réellement, des conclusions hasardées d'un esprit séduit par les apparences; enfin, on a insisté sur les résultats contradictoires obtenus par les différents expérimentateurs, malgré la bonne foi connue des uns et des autres, résultats tellement opposés qu'il n'est aucun dogme en physiologie qu'on ne puisse attaquer ou défendre à l'aide d'expériences. La raison de cette dissidence est facile à donner. Il n'en est pas, en effet, des expériences en physiologie comme des expériences en physique et en chimie. Dans ces dernières, on a toujours le pouvoir de reproduire les mêmes circonstances, et conséquemment d'obtenir les mêmes résultats. Les éléments qui président aux phénomènes physiques et chimiques sont non seulement connus, mais on peut les calculer et par conséquent les reproduire à volonté et exactement. Il n'en est pas de même dans les expériences de physiologie, les éléments qui président aux phénomènes de la vie sont en partie encore inconnus ; on ne peut surtout les évaluer, et par conséquent les réunir de nouveau à volonté : de là la difficulté que deux expériences physiologiques soient, malgré le désir de l'expérimentateur, complètement identiques l'une à l'autre; ajoutez que les faits sont ici bien complexes, et qu'il y a bien plus de difficultés à conclure avec justesse d'un phénomène quelconque, à la loi qui a amené sa production. Si l'on pèse toutes ces considérations, on doit être frappé de la multitude d'obstacles que les physiologistes rencontrent nécessairement dans leurs travaux, et l'on ne doit pas s'étonner de la lenteur des progrès d'une science qui, s'appliquant à des êtres d'une nature spéciale, n'agit jamais qu'avec des instruments incertains, et, en beaucoup de points, n'offre à ses disciples que des problèmes dont la solution est peut-être impossible. Cependant quelles que soient ces difficultés attachées à l'étude de la physiologie et l'immensité de cette science qui embrasse toute la nature, et quoiqu'on ne puisse analyser la vie qu'en ayant toute notion sur ce qui y est étranger, la physiologie n'en est pas moins une des sciences mères en ce qu'elle étudie un ordre de phénomènes tout particuliers.

Pierre. — Nom donné vulgairement aux concrétions qui se forment dans la vessie et dans quelques autres organes du corps. On dit mieux calculs.

Pollution. — On désigne sous ce nom l'émission involontaire du sperme sans attouchement, sans coït, avec ou sans désir vénérien, avec ou sans éjaculation. Cette perte de la liqueur séminale peut se faire continuellement et goutte à goutte : c'est ce qui constitue la pollution diurne qui a reçu le nom de spermatorrhée. Dans d'autres cas, elle n'arrive qu'à des intervalles plus ou moins longs, et presque toujours la nuit, d'où lui est venu le nom de pollution nocturne. Celle-ci, le plus ordinairement, n'est point une maladie. Elle a lieu chez les sujets jeunes et vigoureux, vivant dans la continence, et dont l'imagination échauffée par le feu de la jeunesse, qu'excitent encore la société des personnes du sexe, les lectures lascives et toutes les causes qui peuvent éveiller des désirs charnels, leur retrace en songe des images voluptueuses dont la raison ne sait plus s'affranchir, et qui amènent une émission de sperme plus ou moins abondante, quelquefois accompagnée de volupté, et le plus souvent d'une sensation assez indifférente qui termine par le réveil l'état de rêverie qui existait.

Quelques auteurs disent avoir observé chez les femmes quelque chose d'analogue à la spermatorrhée des hommes. Mais cette affection, si elle existe, se rattache chez elles à l'hystérie ou à la nymphomanie.

Polluer (se). — Se souiller soi-même, s'avilir. Se souiller, s'avilir réciproquement. Déterminer l'émission du sperme autrement que par le coït.

Polygamie. — On peut définir la polygamie la faculté accordée aux hommes de prendre plusieurs femmes, selon les lois en vigueur dans certains pays. On s'est généralement fondé, pour expliquer la nécessité d'une institution répandue dans toute la zone torride, sur ce que la femme n'ayant qu'une courte période de fécondité, il était indispensable, pour favoriser la multiplication de l'espèce, que l'homme eût plusieurs femmes à sa disposition. D'autres ont prétendu que le nombre des filles beaucoup plus considérable que celui des garçons, sous la zone torride, rendait la pluralité des femmes nécessaire.

Polygurie. — Excrétion très abondante d'urine. Nom donné au diabète, dont le principal symptôme est l'excrétion d'une quantité considérable d'urine.

Prépuce. — Sorte de coiffe, d'enveloppe ou de capuchon membraneux qui recouvre le gland. Le gland n'est entièrement revêtu, en général, par le prépuce, que chez les enfants. Il est naturellement trop court chez la plupart des jeunes gens pour le recouvrir exactement; et l'habitude de la masturbation ou du coït ne tarde pas à le replier pour toujours à la base de cet organe, comme un capuchon renversé sur ses épaules. Déployé sur le gland, le prépuce offre deux surfaces distinctes, lisses et polies, avec une ouverture étroite, allongée en tube irrégulier chez l'enfant, en sorte que l'on ne voit pas le gland : l'orifice est déjà assez large chez le jeune homme dont la puberté ombrage les organes de la génération, pour que l'on puisse ordinairement voir une partie du gland à découvert. Le prépuce n'a pas de limite distincte en arrière, à l'extérieur il adhère autour de la couronne du gland et par derrière, en sorte qu'il reste, entre le prépuce et le gland, un sillon circulaire. Ce sillon est interrompu en bas par une adhésion qui attache le prépuce à l'ouverture urinaire du gland par un repli peu régulier, connu sous le nom de *frein de la verge*.

Priapisme. — Le priapisme consiste dans l'érection du pénis avec douleur et sans aucun penchant à l'acte vénérien ; il diffère du satyriasis en ce que, dans ce dernier, l'érection est accompagnée d'une salacité extraordinaire. Le priapisme se rattache le plus ordinairement à une irritation inflammatoire plus ou moins prononcée des organes génitaux. L'érection qui constitue cette maladie n'est le plus souvent qu'un phénomène sympathique, dont la cause est une inflammation des voies urinaires. Ainsi l'inflammation de la vessie et de l'urètre produit le priapisme de même que toutes les causes susceptibles de déterminer ces maladies. C'est par leur action irritante sur la vessie que les cantharides déterminent l'érection du pénis. L'intensité du priapisme est en raison directe de cette irritation. Il suffit même que la vessie soit légèrement irritée pour que l'érection soit provoquée ; c'est ce qui a lieu dans le sommeil, quand elle contient une certaine quantité d'urine, et qu'on ne satisfait point au besoin de l'expulser. Ces érections continues et sans désir, qu'on pourrait regarder comme un premier degré de priapisme, s'observent chez les individus dont la vessie est très irritable, et surtout chez les enfants. Quoique les cantharides agissent en produisant le priapisme plutôt que le satyriasis, il paraîtrait cependant qu'elles peuvent quelquefois déterminer ce dernier état, ainsi qu'on peut le voir par deux faits rapportés par Cabrol, l'un d'un homme qui, ayant pris, pour se guérir d'une fièvre quarte, une potion dans laquelle entraient vingt-quatre grains de cantharides, eut commerce avec sa femme quatre-vingt-sept fois dans deux nuits et se masturba dix fois ; l'autre qui, étant dans le même cas, vit sa femme quarante fois dans une nuit : ce dernier priait qu'on le laissât mourir *avec le plaisir*. Ayant été placé dans un linceul mouillé avec de l'eau et du vinaigre, il fut trouvé mort le lendemain, *la bouche riante et montrant les dents ;* la verge était gangrenée.

Primipare. — Se dit de la femme qui enfante pour la première fois.

Prolifique. — On donne cette épithète à une fièvre dont chaque accès anticipe sur le précédent.

Prostate. — La glande prostate est un organe peu volumineux, qui entoure imparfaitement le col de la vessie et le principe de l'urètre chez l'homme. L'anneau qu'elle forme à ces parties est ordinairement incomplet ; et c'est par en haut que se trouve l'interruption.

Prostitution. — Action de s'abandonner à l'impudicité. La prostitution à New-York est regardée comme un commerce légal. On trouve la prostitution dans les temps les plus reculés ; les femmes se prostituaient publiquement dans le temple de Vénus à Babylone. Celui de Corinthe ne renfermait pas moins de 1,000 à 1,200 prostituées offertes à la mère des amours.

En France, dès Charlemagne, on fut obligé de réprimer la prostitution.

Les officiers du palais étaient chargés de rechercher les prostituées qui pouvaient s'y introduire et de les conduire au marché pour y être fouettées publiquement.

La tolérance, qui remontait au règne de Louis IX, fut effacée de la législation par une ordonnance rendue à Orléans, en 1560.

Cette ordonnance décréta que les lieux de prostitution seraient supprimés dans toute l'étendue de la France. Il fallut des années pour assainir certaines rues de Paris, et je crois qu'il faudrait de nos jours autant de temps à la réglementation pour assainir les quartiers infectés.

Louis XIV investit le lieutenant de police d'une juridiction presque arbitraire en matière de mœurs.

Une ordonnance d'il y a un siècle, en 1778, décrète que toute courtisane saisie sur la voie publique, ou se montrant aux fenêtres, sera rasée, renfermée à l'hôpital, et en cas de récidive, châtiée corporellement. Quiconque louera sa maison à d'autres qu'à des personnes bien famées, payera cinq cents livres d'amende.

Rétif de la Bretagne trace le tableau suivant de la prostitution à Paris au XVIIIe siècle :

« Paris est le rendez-vous général de la débauche ; chaque province lui envoie, si l'on peut s'exprimer ainsi, les immondices de ses mœurs. C'est un flux et un reflux de provinciales qui vont et qui viennent des différentes parties du royaume. Comme si ce n'était pas assez que cette ville renfermât dans ses murailles toutes les femmes sans mœurs du royaume, elle se charge encore de celles des étrangers : elle est pleine de courtisanes allemandes, suisses, polonaises, saxonnes, espagnoles, italiennes, et même anglaises, de manière qu'on peut regarder Paris non seulement comme le centre de l'incontinence de la France, mais même comme le mauvais lieu de l'Europe... »

La prostitution diminua considérablement sous la Révolution et augmenta sensiblement sous l'Empire.

Depuis cette époque, on s'est à plusieurs reprises occupé de la préparation d'une loi qui n'a jamais été faite. Les prostituées sont réglées administrativement, et la police exerce sur elles une autorité discrétionnaire.

Mais cette réglementation policière a moins fait, au point

de vue moral, qu'une réglementation entièrement libre faisait chez les sauvages du Canada.

Voici en effet ce qu'on peut lire dans l'*Histoire universelle* de Jacques Charron, édition de 1621 :

« Les hommes prennent coutumièrement jusques à deux ou trois femmes, qu'ils répudient après et laissent quand ils veulent ; mais il leur advient peu souvent de les quitter, si ce n'est qu'elles aient commis adultère, ce qui leur arrive aussi fort rarement. Car, bien qu'ils aillent la plupart du temps nus, tant hommes que femmes, ils n'en sont pas plus lubriques pour cela, et n'en font aucuns regards ni gestes plus impudiques, soit en dansant ou autrement. Et sont les femmes si continentes après être mariées, que tant s'en faut qu'elles se donnent à d'autres qu'à leurs maris, qu'au contraire il s'y en trouve encore plusieurs qui se font quasi contraindre pour leur rendre ce devoir, et n'ont aucune jalousie entre elles.

« Mais sitôt que les filles ès-environs de la rivière de Canada sont en âge d'habiter avec les hommes, elles se retirent, — comme font aussi celles du Brésil, — en une grande maison toutes ensemble, où elles abandonnent publiquement leurs corps à tous ceux qui en veulent, jusques à ce que quelqu'un, après les avoir essayées, les demande particulièrement en mariage ; et alors ne vont plus à d'autres qu'à leur mari ; comme faisaient jadis les filles de la ville de Sicé en Afrique, lesquelles gaignaient leur mariage par la prostitution de leurs corps à tous venants, dans un temple de Vénus ordonné à cet effet ; puis étant mariées vivaient fort chastement. Et comme elles faisaient presque semblablement celles des peuples Namasons en Libye, qui couchaient avec tous les conviés la première nuit de leurs nopces, pour être cognues d'eux charnellement, puis contregardaient leur chasteté. Et disent aucuns que les Brésiliens, et plusieurs autres peuples de l'Amérique, ne tiennent conte (*sic*) d'une femme qui leur apporte son pucelage: et ne voudraient en façon quelconque épouser une fille, qu'ils sçauraient n'avoir point encore été dépucelée.

« On dit que celles de l'île Haïti étaient un peu plus retenues: et néanmoins ne laissaient, la plupart, de faire plaisir à ceux qui les en requéraient; mais particulièrement celles qui étaient issues de grand lieu s'abandonnaient encore plutôt que les autres, estimant que ce fût vilenie à une grande dame, de refuser ou dénier à un homme ce qu'il lui demande, en gardant toutefois ce respect de ne se mêler avec gens de moindre condition qu'elles, s'ils n'avaient au moins la réputation d'être vaillants... »

Tout est devenu vénal, a dit un jour Proudhon, parce que tout a été fait industrie et métier. Nous ne sommes même plus de la bohème, nous sommes de la prostitution. Des auteurs connus, de judicieux observateurs ont eu soin de nous montrer comment on obtenait vite de l'avancement, pourvu que l'on eût femme jeune, jolie et... comprenant son affaire ! Quant à Voltaire, il nous a fait voir sous quelles fourches caudines de la prostitution a dû passer la belle Saint-Yves pour obtenir la mise en liberté de son cher Ingénu.

Il y a d'autres genres de prostitution. Exemple:

Dans nos villes et selon nos mœurs, la vierge, faite pour courir au soleil, pour admirer les lutteurs nus, comme à Lacédémone, pour choisir, pour aimer, on l'enferme, on la verrouille : cependant elle cache un roman sous son crucifix; pâle et oisive, elle se corrompt devant son miroir, elle flétrit dans le silence des nuits cette beauté qui l'étouffe et qui a besoin du grand air. — Puis, tout d'un coup, on la tire de là, ne sachant rien, n'aimant rien, désirant tout; une vieille l'endoctrine, on lui chuchote un mot obscène à l'oreille, et on la jette dans le lit d'un inconnu qui la viole !

Voilà le mariage, c'est-à-dire la famille civilisée.

Et, maintenant, voilà cette pauvre fille qui fait un enfant ; voilà ses cheveux, son beau sein, son corps qui se flétrissent ; voilà qu'elle a perdu la beauté des amantes, et elle n'a point aimé !

Voilà qu'elle a conçu, voilà qu'elle a enfanté, et elle se demande pourquoi. On lui apporte un enfant, et on lui dit: « Vous êtes mère. » Elle répond : « Je ne suis pas mère ; qu'on donne cet enfant à une femme qui a du lait ; il n'y en a pas dans mes mamelles. » Son mari lui répond qu'elle a raison, que son enfant le dégoûterait d'elle. On vient, on la pare, on met une dentelle de Malines sur son lit ensanglanté, on la soigne, on la guérit du mal de la maternité. Un mois après, la voilà aux Tuileries, au bal, à l'Opéra : son enfant est à Chaillot, à Auxerre ; son mari aux mauvais lieux. Dix jeunes gens lui parlent d'amour, de dévouement, de sympathie, d'éternel embrassement, de tout ce qu'elle a dans le cœur. Elle en prend un, l'attire sur sa poitrine : il la déshonore, se retourne, et s'en va à la Bourse. Maintenant la voilà lancée, elle pleure une nuit, et trouve que les larmes lui rougissent les yeux. Elle prend un consolateur de la perte duquel un autre la console ; ainsi jusqu'à trente ans et plus. C'est alors que, blasée et gangrenée, n'ayant plus rien d'humain, pas même le dégoût, elle rencontre un soir un bel adolescent aux cheveux noirs, à l'œil ardent, au cœur palpitant d'espérance ; elle reconnaît sa jeunesse, elle se souvient de ce qu'elle a souffert, et, lui rendant les leçons de sa vie, elle lui apprend à ne jamais aimer !...

Mais la prostitution a des causes qu'il faut connaître. Or, ces causes, les voici :

1° Le luxe. — Je n'ai pas à m'appesantir sur ce point, mais j'ai remarqué que, presque toujours, dans les villes de fabrique, — qui fournissent un si grand contingent à la prostitution, — la fille tombe pour quelques frivolités, quelque inutilité de la toilette, un ruban, un simple colifichet. Comment, dans ces villes, comment vit l'ouvrier? Tant qu'il n'a que des enfants mâles, cela passe encore. Ils apprennent plus ou moins bien un état, ou sont enfants de fabriques; puis, la conscription arrive, et ils sont une charge de moins à la famille et à eux-mêmes.

Mais quand l'ouvrier a des filles?

La vie est dure à gagner; il faut rapporter l'argent de la semaine, et il est à remarquer, — c'est triste! — que les parents exigent, en majeure partie, la rétribution totale de la semaine!

Oh! alors, ô jeune fille, où trouveras-tu ces petits riens qui te plaisent tant? C'est un simple bonnet aujourd'hui que tu désires... La femme de chambre de ta patronne en a de si beaux... Où pourras-tu trouver de quoi l'acheter?... Il t'est bien forcé de l'accepter... Et voilà que tu as un amant, sans avoir aimé!

Fâcherie des parents, récrimination, vie épouvantable.

On quitte le foyer paternel. On a une compagne qui est partie à Paris. On va la rejoindre. On est belle, on est jeune, on va au bal, on danse, on passe la nuit, on dîne ou soupe, on chante, on a de la toilette, et on oublie qu'on ne travaille pas pour se payer tous ces plaisirs! On s'endort dans les fausses joies de la volupté, et l'on se réveille au milieu de la réelle agonie de l'hôpital! toujours sans avoir aimé!

Oui, le goût, l'amour du luxe, voilà une des principales causes de la prostitution. Il semble qu'on veuille donner raison à ce mot de Gavarni: « A quoi bon se priver du superflu, quand on peut se passer du nécessaire? »

Si vous en voulez un fréquent exemple, allez voir les abords des monts-de-piété aux époques du réveillon et des jours gras, et vous verrez l'affluence de tous ceux qui vont engager leurs nippes pour se payer une nuit d'orgie!

2° La paresse. — Il y a peut-être là un peu de la faute de l'éducation. Nous ne savons, — je dirai mieux, — nous savons mal inculquer le goût du travail.

3° L'amour trompé. — L'amour trompé joue un grand rôle dans le recrutement de la prostitution.

4° L'instruction. — Entendons-nous; je veux dire la fausse instruction, l'instruction mal comprise, qui vous pousse à lire des œuvres pernicieuses, des *Rocambole*, que chacun veut imiter; des *Assommoir* où se recrutent des Barré et autres criminels; des *Famille Benoîton*, où d'imbéciles parents vont prendre pour modèle d'éducation à donner à leur enfant le type de Fanfan, blasé avant d'être pubère, comme ne l'est pas un viveur de quarante ans!

5° Le mariage. — Oui, le mariage, tel qu'il se fabrique aujourd'hui, c'est-à-dire une union mal assortie, où l'on s'épouse sans se connaître, où l'on vit sans s'aimer, et où l'on meurt sans se regretter. Voulez-vous le portrait du jeune néophyte qui cherche à pénétrer dans le sanctuaire d'une famille avec des intentions matrimoniales? On l'annonce.

A partir de ce moment, préparatifs de part et d'autre. Coups de tam-tam, trucs, changements à vue, rien n'y manque.

On récrépit l'appartement. On arrange les chaises. On souffle ses répliques à la jeune fille.

Les trois coups du régisseur ont retenti. La toile se lève sur quatre personnages: le père, la mère, la future, le futur.

Le futur. — Moi, mademoiselle, je n'aime pas le monde. Je suis un homme de cabinet, destiné à l'étude et au travail. Cependant, si vous l'aimiez, je ferais des sacrifices à vos goûts...

La mère. — Monsieur, vos goûts sont tout à fait ceux de ma fille. Ma fille n'aime ni le luxe ni la cérémonie. Nous avions toute la peine du monde à la décider à sortir. N'est-ce pas vrai, Caroline.

La jeune fille. — Oui, maman!...

Le futur *(derechef)*. — Le séjour de Paris étant un peu coûteux, je préférerais le séjour de la province, où j'ai une campagne, un peu isolée, mais fort agréable.

La mère *(derechef)*. — C'est prodigieux, monsieur, comme vos goûts sont conformes à ceux de Caroline. Elle me dit toujours: la vue des moutons, des prés et de la campagne, je ne vois rien au-dessus de cela. N'est-ce pas vrai, Caroline?

La jeune fille *(derechef)*. — Oui maman!...

Et de *oui, maman*, en *oui, maman*, ce qu'il y a de plus clair, c'est qu'on a mis tous ses soins à se tromper.

Le mariage arrive et met en présence deux corps inconnus. En chimie, quand cette expérience se fait, il advient fréquemment que toute la combinaison vous saute au nez. En mariage, c'est analogue.

Et comme nous n'avons pas vraiment le correctif du divorce, il vous est facile de voir tout ce que la situation présente d'immoralité, et surtout combien elle est favorable à la prostitution...

6° Le célibat. — Cette cause, je ne la cite que pour mémoire.

7° La misère. — Je veux, à ce sujet, me contenter de vous citer un exemple. Il m'est fourni par un médecin de mes amis, qui recevait, un jour, la visite d'une pauvre femme malade souffrant d'une affection à l'utérus, résultat d'une trop fréquente approche de l'homme.

« Que voulez-vous, disait-elle, si j'étais seule, je pourrais me dispenser de faire ce métier. Mais, il faut bien donner du pain à mon enfant! »

Et que font les moralistes?

Faites-la travailler, disent les uns; donnez-lui la famille, disent les autres; favorisez les mères, disent ceux-ci; donnez-lui du pain, disent encore ceux-là.

Qu'importent ces excellents moyens, si l'on opère sur des êtres morts?

C'est cette mort qu'il faut empêcher. Toutes les femmes naissent, comme nous naissons, avec les qualités de leur sexe, un tact plus exquis, une intelligence plus fine, un cœur plus sensible.

La femme passe d'un extrême à l'autre avec une mobilité surprenante. Et quand elle est tombée, elle est bien tombée.

La *Dame aux Camélias* est une artiste. La lorette est une momie.

Que voulez-vous? A quinze ans, elle a croupi dans un galetas ou une cave. Comme idées morales, elle n'a rien appris. Je me trompe : elle a appris que les maris battaient leurs femmes quand ils étaient ivres, et qu'ils les vendaient quand ils avaient faim!

Je suppose qu'elle sorte de ce bourbier avec un reste de ses qualités. Elle arrive dans la société comme une matière inutile dans un engrenage qui doit la broyer.

Ce sont les chutes et les abandons, les rechutes et les abandons nouveaux, jusqu'à ce que, cadavre fardé, elle ait le gandin pour croque-mort et Mabille pour amphithéâtre. Au lieu de psalmodier sur tous les tons que *Laïs* est hideuse, faisons-en donc une femme!

Proxénète. — Entremetteur, entremetteuse. Il ne se dit qu'en mauvaise part d'un agent, homme ou femme, qui se charge de marchés honteux entre les sexes.

Puberté. — Époque de la vie à laquelle les individus de l'un et de l'autre sexe deviennent aptes à concourir à la reproduction de l'espèce. Les différences physiques qui caractérisent les sexes sont presque insensibles dans les premières années de la vie, il n'en existe que des rudiments qu'il n'est pas toujours facile d'apercevoir : ce n'est qu'à la puberté, quand l'homme et la femme naissent pour la société et pour la conservation de l'espèce, qu'elles se dessinent, et que s'établit définitivement la distinction des sexes. Cette époque de la vie est marquée par une révolution générale dans l'économie : tantôt cette révolution a lieu sans aucun trouble, tantôt elle est accompagnée d'accidents plus ou moins graves, et le germe, jusque-là caché, de certaines maladies se développe ; d'autres fois enfin, et dans des cas plus heureux, la puberté est la crise d'affections morbides qui s'étaient montrées rebelles à tous les moyens employés pour les combattre. Chez la femme, de même que chez l'homme, la puberté s'annonce par une série de phénomènes locaux et généraux qui tiennent, d'une part, à la concentration des propriétés vitales sur les organes de la génération, et de l'autre, à l'influence générale de ces derniers sur l'économie. La jeune fille éprouve un sentiment de pesanteur dans les lombes, des lassitudes spontanées, des maux de tête, de la tristesse et une sorte d'embarras dans les facultés intellectuelles ; ce n'est qu'avec répugnance qu'elle se livre aux exercices du corps ; elle ressent des douleurs sourdes dans les aines et dans la région hypogastrique, ses yeux sont cernés, sa figure pâle, il survient fréquemment des frissons et du dégoût, ou assez souvent une dépravation telle dans le goût, qu'on la voit se livrer à des appétits bizarres et manger de la terre, du charbon, du plâtre, etc. Peu à peu la région sus-pubienne et la face externe des grandes lèvres se couvre de poils ; il en vient également sous les aisselles : ce sont à peu près les seules parties du corps sur lesquelles a lieu ordinairement cette éruption. C'est particulièrement à la tête que se borne l'activité du système pileux chez la femme ; et ses cheveux deviennent beaucoup plus épais et plus longs que chez l'homme. Après un temps plus ou moins long passé dans cet état de langueur, il survient par la vulve, tantôt subitement, tantôt après des coliques plus ou moins fortes, un écoulement de sang qui devra se renouveler tous les mois, et qu'à cause de cela on a nommé *règles*. Voici un cas de puberté précoce :

L'excrétion sanguine qui se fait par les organes génitaux de la femme à l'époque de la puberté s'établit, dans nos climats tempérés de 13 à 15 ans. La menstruation se montre plus tôt dans les pays chauds. Desormeaux assure que, dans l'Asie Centrale, les filles sont nubiles à 8 ou 9 ans ; de Haller a connu une Suissesse qui fut réglée à 7 ans. D'autres médecins ont vu des petites filles plus jeunes encore, rejeter par la vulve des mucosités sanguinolentes, mais nul n'avait constaté jusqu'à ce jour un cas de menstruation symptomatique de la puberté apparaissant avant l'âge de cinq ans. Cette constatation, on vient de la faire. Le docteur Lostalot, médecin de la marine, a adressé au professeur Bouchut, de l'Hôpital des enfants, un exemple de menstruation précoce coïncidant avec l'ensemble des modifications physiques constituant la puberté.

Il s'agit d'une fille, Nelly O..., née à Londres le 27 janvier 1872 ; au premier aspect on reconnaît en elle tous les attributs de la femme faite, malgré ses quatre ans et deux mois seulement ; elle est très forte, bien constituée ; ses épaules, ses hanches sont très développées, ses membres grassouillets, ses seins volumineux.

Elle pèse cinquante-cinq livres anglaises.

Depuis l'âge de 22 mois, la menstruation apparaît régulièrement chaque mois ; l'écoulement est très régulier, dure de quatre à cinq jours, et son abondance égale celle des personnes adultes ; son apparition est précédée du malaise habituel, et l'enfant s'en rend si parfaitement compte, que lorsqu'elle l'éprouve elle avertit ses parents que « l'abcès va s'ouvrir ».

Outre le développement manifeste des seins, on constate, sur le pubis, la présence d'un duvet bien fourni. Cette jeune fille à un caractère plus sérieux que celui des enfants de son âge, elle ne paraît pas rechercher la fréquentation des petits garçons plutôt que celle des petites filles, elle se mêle rarement à leurs jeux et s'adonne plus particulièrement, quand l'occasion se présente, au rôle de petite mère.

En un mot c'est une jeune fille en miniature.

L'époque de la cessation de la menstruation arrivant d'autant plus vite que la puberté a été plus précoce, il y a lieu de se demander jusqu'à quel âge Nelly O... continuera d'être réglée. Ce ne sera sans doute pas à 80, 90 et même 106 ans, comme les femmes dont Blancard a rapporté l'histoire.

Pubis. — Ce mot a été employé pour désigner l'une des trois pièces osseuses dont l'os des hanches est composé chez les jeunes sujets, parce que cet os correspond à la région supérieure aux organes de la génération, laquelle se couvre de poils à l'âge de la puberté chez l'un et l'autre sexe.

Puceau. — Celui qui n'a point encore eu commerce avec les femmes. Quant à la fille qui a sa virginité et qui n'a pas encore été déflorée, on l'appelle *pucelle.*

Pucelage. — Virginité, état d'un homme qui n'a point eu commerce avec les femmes, et d'une fille qui n'a point connu d'homme. Voici le tableau des signes qui indiquent le pucelage et la défloration :

Indices de pucelage.	Noms des parties d'où sont tirés les indices.	Indices de défloration.
Beaux et droits.	LES YEUX.	Tristes et baissés.
Beau et blanc.	LE BLANC.	Terni.
Blanc et poli.	LE VISAGE.	Marqueté
Charnu.	LE NEZ.	Maigre et atténué.

Claire et plaisante.	LA VOIX.	Fort âpre.
Bon.	L'APPÉTIT.	Mauvais.
Grêle et menu.	LE COL.	Plus gros.
Médiocre.	LE TÉTIN.	Plus gros.
Blanc.	LE MAMELON.	Rouge tanné.
Claire.	L'URINE.	Trouble.
Étroit.	ELLE COULE.	Large.
Poli.	LE POIL DU PÉNIL.	Relevé.

Les Romains, qui avaient l'idée la plus haute de la virginité, avaient imaginé plusieurs divinités qui présidaient à la défloration. Il ne se faisait pas de mariage où il n'y eût des dieux et des déesses qui avaient chacun leur office particulier.

Dea Virginensis était celle qui commençait la cérémonie et dénouait la ceinture de la nouvelle mariée; elle était suivie d'un dieu, que l'on invoquait dans le moment que l'amour marque pour entrer en lice. C'était *Deus Subigus*. Une troisième divinité, *Dea Prema*, prenait part au bonheur des époux lorsqu'ils réunissaient leurs efforts pour se le prouver. La dernière déesse, qui présidait à ces mystères, se nommait *Dea pertunda;* elle facilitait aux amours la carrière de la volupté; elle y jetait ensuite quelques fleurs dans le moment critique où la douleur interrompt le plaisir!

Si dans notre mythologie chrétienne les saints et les saintes présidaient à la consommation du mariage, on appellerait assurément cette dernière SAINTE PERTUISANE!

Pudendum. — *Pudendum* ou *pudenda.* Mot latin que l'on a conservé en français pour désigner les parties génitales de l'un et l'autre sexe, mais plus spécialement celles de la femme.

Pudeur. — Sentiment qui, surtout chez la femme, exprime le respect qu'on a pour ce qui est honnête, pour certains devoirs que la société impose, et qui met obstacle à la réalisation d'actes publics condamnables et fait même quelquefois rougir de ceux que l'on accomplit dans le mystère. La femme sans pudeur est une femme dépravée, car la dépravation seule peut empêcher d'arriver à son front ce pourpre que fait naître une mauvaise pensée, un propos grossier, un acte réprouvé.

Puerpéral. — Pris dans sa véritable acception, cet adjectif conviendrait à toutes les maladies qui viennent compliquer les suites de couches. Depuis longtemps cependant on ne l'applique plus guère qu'à la péritonite qu'on observe assez souvent à cette époque, et qu'on désigne communément sous le nom de *fièvre puerpérale*. Les phénomènes qui ont lieu après l'accouchement, l'état général de la femme en couches, qui la rend plus sensible à des influences physiques et morales susceptibles de troubler la marche de ces phénomènes, à la régularité desquels est attaché le retour à la santé, la prédisposition naturelle du ventre à devenir alors le siège d'inflammations ; toutes ces circonstances réunies expliquent la fréquence de la péritonite chez les femmes nouvellement accouchées; péritonite qui n'offre d'ailleurs d'autres particularités que sous le rapport de ses causes, et dont l'histoire rentre entièrement dans celle de cette maladie.

Putain. — Fille débauchée. Terme bas et injurieux. Femme, fille publique, prostituée.

Putanisme. — Désordre dans lequel vivent les femmes qui font profession de se prostituer; commerce avec les prostituées.

Putassier. — Terme bas et injurieux. Qui a rapport aux putains, aux femmes de mauvaise vie. Qui est adonné aux femmes de mauvaise vie.

Q

Quadrilles. — Couples en nombre pair de danseurs exécutant des contredanses. Tout le monde n'aime pas le quadrille ; on peut s'en rendre compte par ces lignes que ui consacre Albert de Lassalle dans son *Dictionnaire de la musique appliquée à l'amour* : Si on réfléchissait une bonne fois, rien n'est plus grossier et tout ensemble bestial et niais comme le quadrille que l'on danse dans les salons. Cette foule composée de gens qui se heurtent pour faire en avant, puis en arrière, quatre pas qu'ils n'ont point envie de faire ! et cette musique qui endormirait par la monotonie de son rythme, n'était la violence de son bruit !... Cependant l'amour est censé présider à la fête, et c'est soit disant en son honneur et à son profit qu'elle se donne. Pour comble de disgrâce, l'orcheste vous ahurit le tympan des airs favoris de bastringue. Ici et là bas c'est le même répertoire. Les filles à marier dansent sur des rythmes illustrés par celles qui ne se marieront jamais, par les filles, enfin, les filles tout court.

Quart. — Quatrième partie d'un tout. *Quart de monde*, monde qui s'éloigne plus encore que le demi-monde du monde, du grand monde, tout en affectant, comme le demi-monde, de faux airs de distinction. *Battre son quart*, se dit d'une femme qui stationne dans la rue pour provoquer et attirer chez elle les passants.

Quasimodo. — Un des personnages les plus originaux et les plus vigoureusement peints de *Notre-Dame de Paris*, Quasimodo, est au physique un monstre achevé, bossu, borgne, les jambes cagneuses, la bouche de travers, la face encombrée de verrues et de broussailles ; avec cela, sourd comme un mur. C'est dans ce chef-d'œuvre de laideur que le romancier, qui se plaît aux contrastes, a éveillé les sentiments les plus délicats, la reconnaissance, la sensibilité et jusqu'à l'amour.

R

Raccrocher. — Arrêter les passants sur la voie publique et les inviter à entrer chez soi. Se dit des filles publiques.

Raccrocheuse. — Fille publique qui raccroche les passants. C'est une *raccrocheuse*.

Raffoler. — Se passionner follement pour. *Raffoler* de quelqu'un, de quelque chose. *Raffoler* d'une femme.

Rapport des mamelles et de l'utérus. — Il existe une connexion physiologique très étroite entre les fonctions de l'utérus et celle des seins. Il est des cas où l'état de la femme, après l'accouchement, trouve dans l'allaitement une chance de grande amélioration ; en voici un exemple. La malade avait subi des pertes considérables lors de ses premiers accouchements, et cela pendant quinze ou vingt heures. Pour obvier à cet accident, on institua les manœuvres suivantes, espérant calmer les efforts d'expulsion de la matrice :

La dilatation de l'orifice interne atteignait la grandeur d'une pièce de deux francs lors de l'arrivée du docteur, et le col était mou et dépressible. Rupture des membranes dans l'intervalle de deux douleurs ; à la troisième contraction qui suivit cette rupture, l'enfant était sorti presque entier, ce qui aurait eu lieu si l'accoucheur n'avait empêché la sortie des extrémités inférieures et d'une partie du tronc, afin d'exciter de fortes contractions utérines. L'enfant fut ainsi maintenu en place de dix à quinze minutes, puis on le retira doucement, et une vigoureuse contraction empêcha toute espèce d'hémorrhagie. Pour prévenir le retour de cet accident, on conseilla à la jeune femme de nourrir son enfant. Le docteur Taylor professe, en effet, que l'allaitement vient en aide au processus d'involution utérine. Au bout de quatre semaines passées dans la station couchée, le volume du globe utérin avait beaucoup diminué, et le docteur trouva plus de progrès qu'il n'eût osé le supposer. Selon lui, l'utérus était bien plus réduit que si la femme n'avait point donné le sein. Toutefois, il existe des cas où il est bon d'empêcher la mère de nourrir son enfant. Le médecin sera seul juge de l'opportunité de ces mesures, mais il devra toujours s'efforcer de suivre les indications fournies par la nature elle-même.

Rectum. — Dernière portion du canal alimentaire. Le rectum s'étend du devant de la symphyse sacro-iliaque gauche à l'anus; il est fixé sur la face antérieure du sacrum par un repli ordinairement très court du péritoine et se trouve entouré inférieurement par le sphincter externe, ainsi que par le sphincter interne et par le muscle releveur de l'anus, au-dessus desquels il est plus ou moins renflé suivant l'âge, le sexe et les habitudes. En avant et dans la moitié inférieure, il est en rapport avec le bas-fond de la vessie et la glande prostate; de façon qu'on le blesse quelquefois, en pratiquant l'opération de la taille. Chez la femme ce sont la vulve et le vagin qui prennent la place de la vessie de l'homme; aussi, pendant l'accouchement, la cloison recto-vaginale est-elle assez souvent déchirée par la tête de l'enfant. Il est essentiel de bien connaître la direction, de savoir qu'il représente assez bien une S italique, dont la dernière concavité embrasserait le devant du coccyx en sorte que pour donner un lavement sans s'exposer à blesser les parties, il faut d'abort incliner le siphon de la seringue en avant et le porter ensuite en arrière.

Règles. — Nom vulgaire sous lequel on désigne assez ordinairement l'écoulement périodique et sanguin qui a lieu par les organes de la génération chez les femmes, depuis l'âge de la puberté jusqu'à celui de quarante-cinq à cinquante ans.

Rein. — Glande paire ovoïde, située profondément dans la région lombaire, et dont le principal usage est de sécréter l'urine.

Relevailles. — Cérémonie qui se fait lorsqu'une femme va à l'église après ses couches, pour se faire bénir par le prêtre. Le jour de ses *relevailles*. Assister à des *relevailles*. A ce mot se rattache un fait assez curieux : Philippe Ier, roi de France, raillait sur son embonpoint le roi d'Angleterre, Guillaume le Conquérant, et demandait s'il n'accoucherait pas bientôt. Guillaume, ayant appris cette plaisanterie, lui fit écrire qu'il irait faire ses relevailles à Notre-Dame de Paris avec dix mille lances en guise de cierges. Ce fut une déclaration de guerre. Il n'arriva pas jusqu'à Paris, il mourut au siège de Mantes, et les peuples échappèrent à de nouveaux désastres.

Renommée. — *Bonne renommée vaut mieux que ceinture dorée*. Ce proverbe fait allusion à la coutume qu'avaient les femmes honnêtes de porter une ceinture dorée, mais qui, parfois, se livraient à la débauche, tout en conservant la ceinture dorée ; ceinture que ne pouvaient porter les courtisanes.

Renversement. — État d'un organe qui est renversé, dont la surface intérieure devient extérieure en se portant du dedans au dehors ; ainsi les paupières, la vessie, etc., sont susceptibles de renversement ; mais on a plus spécialement donné ce nom à l'état de la matrice ainsi affectée.

On dit aussi que les bords des ulcères se *renversent*.

Renversement de l'utérus. — En examinant la structure serrée de l'utérus, la résistance que son col offre à la dilatation, la petitesse de son ouverture, on ne conçoit pas comment le corps de cet organe peut se renverser : aussi n'est-ce jamais dans ces conditions que ce renversement à lieu ; il n'arrive que lorsque cet organe, distendu par le fœtus ou par une maladie qui occasionne la distension, a perdu de la résistance ; le col s'est agrandi, aminci, s'est effacé, et ne peut plus offrir une résistance capable de s'opposer aux tractions opérées sur le corps, tractions qui tendent à abaisser le corps de l'utérus et à lui faire franchir le col.

Reproduction. — Action par laquelle les êtres organisés *produisent* des êtres semblables à eux, quelle que soit la manière dont cette action s'exerce.

Rétention (des règles). — Il résulte de plusieurs faits consignés dans les fastes de la chirurgie, que l'hymen ne présente pas toujours, chez quelques jeunes filles, l'ouverture ou les petits trous qu'on y remarque ordinairement, de sorte que le sang des règles est retenu dans le vagin et la matrice, comme Fabrice d'Aquapendente le rapporte dans une pareille circonstance. Chez la jeune fille qui fait le sujet de cette observation, il y avait de vives douleurs abdominales avec tumeur et tension de l'hypogastre. Une incision cruciale de l'hymen, en donnant issue au sang menstruel, guérit cette jeune personne. Littré rapporte une observation presque semblable, mais c'était la membrane muqueuse du vagin qui se réfléchissait sur le col de l'utérus. Comme cette membrane n'était percée que de deux petites ouvertures, les menstrues sortaient difficilement et faisaient beaucoup souffrir cette femme. Dans l'hydropisie de l'utérus, il n'y a pas rétention des règles, quoique le col de cet organe soit obstrué : on disait dans ce cas que l'utérus, trompé par l'apparence, croyant contenir le produit de la conception, ne laisse plus échapper le sang menstruel. Les organes peuvent donc être trompés par les apparences. Quel sujet de réflexion!

Rétrécissement. — On donne assez ordinairement ce nom à toutes les affections de la membrane muqueuse: qui produisent l'ischurie ou la rétention d'urine, soit en obstruant l'urètre, soit en diminuant le diamètre de ce canal.

Rétroversion. — On se sert de ce mot pour indiquer un mode de déplacement de la matrice, dans lequel le fond de cet organe se porte plus ou moins en arrière, tandis que le col se place plus ou moins directement derrière la symphyse du pubis. Quand la rétroversion a lieu, l'utérus étant vide, elle s'annonce par un sentiment de pesanteur sur le fondement, des tiraillements dans les aines, les cuisses et les lombes, des étreintes du col, de la vessie et du rectum, d'où de fréquentes envies d'uriner et d'aller à la selle. Dans les premiers temps de la grossesse, c'est-à-dire, dans les quatre premiers mois (ce déplacement ne pouvant s'effectuer passé cette époque, à cause du volume de l'utérus), les symptômes varient selon que la rétroversion s'est opérée avant le troisième mois ou après, c'est-à-dire du troisième au quatrième: dans le premier cas, les symptômes sont les mêmes que ceux ci-dessus énoncés, avec cette différence cependant qu'ils présentent plus d'intensité, l'utérus étant plus volumineux et plus pesant. Dans le second cas, ils deviennent en peu de temps beaucoup plus graves, la compression sur la vessie et sur le rectum étant beaucoup plus forte, les urines et les matières stercorales ne peuvent être expulsées, il survient des coliques atroces, du météorisme, de la fièvre, une inflammation des gros intestins et de la vessie, et quelquefois même une rupture de cette dernière.

Rhagade. — Bien que, par ce mot, on désigne toutes les ulcérations sinéaires qui surviennent sur les diverses parties du corps, on ne l'emploie guère depuis longtemps que pour indiquer celles qui tiennent à un vice syphilitique, et on conserve plus particulièrement les noms de *fissures, crevasses*, *gerçures,* etc., à celles qui sont produites par une autre cause. Les replis de l'anus, les grandes lèvres, l'ouverture du prépuce, le mamelon chez les femmes, les lèvres de la bouche, les narines, les paupières, la paume des mains, la plante des pieds ; telles sont les parties susceptibles d'être affectées de rhagades, quelles que soient d'ailleurs leurs causes.

Ribaud. — Luxurieux, impudique. On appelait autrefois *ribauds* les débardeurs de marchandises dans les ports. Ce nom s'appliquait également à ceux qui portaient le bagage des armées, en 1202, et par analogie, sous Philippe-Auguste, aux soldats intrépides qui étaient comme les enfants perdues de l'armée. Ce sont même leurs débordements, leur licence, leur débauche, qui ont détourné ce mot de sa signification originaire et qui l'ont rendu le synonyme de luxurieux et de débauché.

Ribauderie. — Action de courir les ribauds ; divertissement de débauchés. Il a donné dans toutes sortes de *ribauderies*. Putasserie et *ribauderie*.

Rigueur. — Sévérité, dureté, austérité. *La rigueur d'une femme, les rigueurs d'une maitresse,* sa sévérité, le refus qu'elle fait de son cœur, de sa personne.

Romanesque. — Qui tient du roman, qui est merveilleux, exagéré, fabuleux comme la plupart des faits et des descriptions qui tiennent du roman, ou comme les sentiments que l'on prête aux personnages romanesques. Aventure *romanesque.* Goûts *romanesques*. Style *romanesque*. Une jeune fille *romanesque*. L'amour dans un jeune homme est toujours *romanesque.*

Rosière. — Nom que l'on donne, dans plusieurs endroits de la France, à la jeune fille qui a mérité le prix de sagesse. Ce prix consiste en une couronne de *roses* accompagnée ordinairement d'une somme d'argent. On couronne chaque année une rosière à Nanterre, près de Paris.

Roucouler. — Se dit d'un amant qui tient de doux propos à sa maîtresse.

Rufian. — Homme débauché, qui passe son existence au milieu des femmes de mauvaise vie.

Rupture de l'utérus. — Cette rupture, une des plus funestes que l'on rencontre, n'arrive jamais que pendant la grossesse et lorsque les douleurs se manifestent, si elle dépend d'une cause interne: elle n'est malheureusement que trop fréquente, et les observations ne manquent pas pour la signaler dans toutes les circonstances possibles. On peut mettre au nombre des causes indirectes, l'étroitesse du bassin, le rebord trop tranchant du détroit supérieur, la saillie sacro-vertébrale trop prononcée, la rigidité et même l'état squirreux du col de l'utérus; une étroitesse trop considérable du vagin et qui ne peut se dilater suffisamment, des tumeurs développées dans le petit bassin, et qui gênent le passage, ou bien qui, quoique situées dans l'abdomen, ont aminci les parois de l'utérus; des affections qui peuvent désorganiser ses parois, la faiblesse de son tissu déterminée par des accouchements fréquents, l'inégal développement de son corps; la mauvaise position de la femme, si elle s'agite en portant son ventre en avant pendant les douleurs; les coups, les chutes sur le ventre, les plaies confuses, et les déchirements de la paroi antérieure de l'abdomen, les manœuvres imprudentes de l'accoucheur qui introduit sa main dans la cavité, brusquement et sans soutenir son fond avec la main libre; enfin la mauvaise application du forceps que les jeunes médecins emploient depuis quelques années à l'envi les uns des autres, et par un motif que je tais par délicatesse. La cause directe de cette rupture est une contraction violente et instantanée de l'utérus, se manifestant surtout lorsque les eaux étant écoulées, quelques parties de fœtus forment un angle saillant sur lesquelles cet organe se contracte inégalement.

Rupture de la vessie. — Quoiqu'on ait vu quelquefois la vessie assez dilatable pour contenir jusqu'à vingt pintes de liquide, le plus souvent cependant la mort, ou un traitement rationnel, s'oppose à une si ample dilatation. Cette rupture peut survenir, soit par l'action de l'urine sur la vessie, agissant comme corps dilatant, soit par la contraction de cet organe qui veut se débarrasser du liquide qu'il contient, et qui rencontre un obstacle insurmontable : de grandes contusions sur l'hypogastre, la vessie étant distendue, en ont été souvent la cause. Le corps de la vessie, l'urètre, si l'obstacle qui s'oppose à la libre sortie de l'urine se trouve dans ce canal, peuvent en être le siège. Des abcès gangréneux ne tardent pas à se manifester dans la cavité pelvienne, si l'urine s'est échappée par la vessie; si c'est par l'urètre, le danger n'est pas aussi grand.

On a vu la rupture de la cloison vésico-vaginale survenir pendant l'accouchement; si elle se présentait de nouveau, on ferait plusieurs points de suture, suivant l'étendue de la plaie; on introduirait dans l'urètre une grosse sonde dont on enlèverait une portion du cylindre pour lui donner la forme d'une gouttière; on ferait coucher la femme sur le ventre, et l'urine pourrait sortir librement par le canal au moyen de la sonde.

S

Sacrum. — *Sacrum* est un mot employé par les anatomistes pour désigner l'os impair et symétrique qui se trouve au-dessus du coccyx, au-dessous de la dernière vertèbre lombaire et entre les deux os coxaux, à la partie postérieure du bassin : le *sacrum*, ainsi nommé, dit-on, parce qu'il avoisine les organes sexuels, que les anciens appelaient parties sacrées, est un peu aplati et triangulaire ; sa base qui regarde en haut, a trois pouces et demi à quatre pouces, quand on la mesure transversalement, et deux pouces et demi seulement d'avant en arrière ; elle offre une surface elliptique, légèrement inclinée en arrière et à la face inférieure de la dernière vertèbre des lombes, avec laquelle elle s'articule pour former l'angle sacro-vertébral ; puis en arrière, l'ouverture supérieure du canal sacré, et deux apophyses articulaires ; enfin, au dehors, deux surfaces triangulaires, les ailerons du sacrum, qui font partie du grand bassin.

Sage-femme. — On appelle ainsi celle dont la profession est de donner des soins aux femmes pendant le travail de l'accouchement ; on les nommait autrefois *matrones*, *accoucheuses*. La pudeur et la timidité ont longtemps empêché les femmes de se faire assister par les hommes pendant l'accouchement ; et si l'on en croit quelques écrivains, ce n'est que vers la fin du seizième siècle, que cet usage s'est introduit en France et en Angleterre. Astruc même rapproche davantage l'époque, en en attribuant l'origine à ce qui se passa aux premières couches de Mademoiselle de la Vallière ; mais il doit se tromper, puisque Mauriceau, Viardel et Peu, chirurgiens-accoucheurs distingués, du même temps, ne parlent assurément pas de ce fait comme d'une chose toute nouvelle. D'ailleurs, si nous remontons vers l'antiquité, nous verrons l'aréopage d'Athènes interdire aux femmes l'étude et l'exercice des accouchements, à cause du nombre d'avortements et de stérilités auxquels elles donnaient lieu ; nous le verrons même tenir tellement à ce que se fussent des hommes qui se livrassent à cette branche de la médecine, qu'il condamna à mort une matrone nommée Agnodice qui avait bravé cette défense, déguisée en homme. Les dames d'Athènes eurent pourtant assez de crédit pour faire révoquer cet arrêt; mais cela prouve que déjà, à cette époque, les hommes avaient commencé à assister les femmes pendant le travail de l'enfantement.

Salacité. — Désir immodéré des jouissances vénériennes. Les auteurs donnent ce nom à l'aptitude de certains individus pour les plaisirs de l'amour, sans que leur santé en souffrît aucunement, mais le plus communément ce désir est lié à un état pathologique. Certains phtisiques en sont des exemples bien manifestes; l'on sait combien ces plaisirs abrègent leur existence. La présence d'un corps étranger dans le voies urinaires, un état de malpropreté habituelle des organes génitaux, des habitudes vicieuses, et une foule d'autres circonstances qu'il est facile d'imaginer, sont souvent encore la cause de ces désirs.

Salop. — Sale, malpropre. Une *salope*, femme de mauvaise vie.

Sapho. — Deux femmes, célèbres à différents titres, ont porté ce nom. Toutes deux ont existé dans l'île de Lesbos. Mais l'une, la première, la dixième muse, la plus connue et la plus digne de l'être, est la Sapho, née à Mitylène, vers l'an 616 avant notre ère. Elle fut obligée de fuire sa patrie, comme complice du poète Alcée, pour avoir conspiré contre la tyrannie de Pittacus. Elle rentra plus tard à Mitylène, pour l'illustrer par une école de poésie et par ses vers immortels. L'autre Sapho, celle d'Erésus, était une courtisane, poète aussi probablement. Telle fut la renommée que lui acquirent sa beauté, ses talents sans doute, son désespoir des dédains de Phaon et sa fin tragique au promontoire de Leucade, que les habitants de sa ville natale la jugèrent digne aussi des honneurs monétaires.

Sarcocèle. — Cancer du testicule. C'est-à-dire humeur,

hernie charnue, nom sous lequel les anciens désignaient cette maladie. Elle consiste dans l'endurcissement squirrheux et la fonte cancéreuse des glandes spermatiques.

Le sarcocèle, presque aussi fréquent que le cancer des mamelles, offre avec lui la plus frappante analogie. Dans l'une et dans l'autre affection, la substance propre de l'organe se durcit, dégénère par degrés, et, après avoir perdu tout à fait sa forme et sa nature premières, elle se convertit en une matière liquide, grisâtre, homogène et infecte.

Sarcome. — Ce mot impropre est justement tombé en désuétude. Il a signifié tour à tour un genre de loupe, de cancer, de sarcocèle, de fongus. Sans avoir égard à la nature de l'affection, on appliquait cette dénomination à toute tumeur dure, ronde, indolente, à large base, surtout si elle avait le siège dans les narines, à la marge de l'anus et aux parties génitales des femmes.

Sardanapale. — Nom que donne la Bible à un roi d'Assyrie, célèbre par son luxe, qui vivait au commencement du VIIIe siècle avant J.-C. Son existence se passa tout entière au milieu de ses eunuques et de ses femmes, se livrant aux occupations de celles-ci et vêtu comme elles.

Saturnales. — Fêtes qui se célébraient à Rome dans le mois de décembre. On pense qu'elles furent établies en mémoire de la liberté et de l'égalité qui régnaient parmi les hommes du temps de Saturne. Le plus souvent, ces fêtes étaient souillées par la débauche. Temps de licence, de plaisirs excessifs et peu décents, d'orgies.

Satyriasis. — Le satyriasis est caractérisé par le désir insatiable du coït, un penchant invincible pour les jouissances vénériennes. Cette maladie, qu'on a classée parmi les névroses, est fort rare dans nos climats : elle est particulière aux hommes. Les malheureux, atteints de satyriasis, éprouvent un désir insatiable du coït, des érections continuelles, et sont en proie à un délire érotique qui embellit toutes les femmes et les rend quelquefois *lumineuses*. Bientôt, dit M. Rony, l'imagination est continuellement obsédée par des images lascives ; un penchant, difficile à vaincre porte aux jouissances de l'amour ; le sommeil est troublé par des rêves érotiques et interrompu par de fréquentes pollutions, un délire doux et tranquille, ou bien marqué par des emportements les plus furieux, s'empare des malades ; les désirs augmentent de violence ; pour les satisfaire tous les moyens sont bons, tous les objets indifférents. Une fièvre ardente se joint à l'aliénation mentale ; la face est rouge, animée, les yeux saillants, la bouche écumante ; et l'ensemble des traits a de la ressemblance avec les animaux en *rut*. Quand l'exaltation est passée, le malade devient triste, mélancolique et honteux de ses excès. Cet état d'exaltation mentale et vénérienne dégénère quelquefois en un délire continu, et produit l inflammation et même la gangrène des organes génitaux, laquelle ne tarde pas à être suivie de mort. Le satyriasis doit être distingué du priapisme, qui n'est qu'une érection sans désirs vénériens ; de l'érotomanie, qui ne présente qu'un délire amoureux sans érection et sans besoins ; enfin, de la *lubricité* ou *falacité*, propre à certains tempéraments vigoureux, qui est caractérisée par des érections fréquentes, provoquées par des désirs immodérés mais nullement factices.

Scrotocèle. — On désigne ainsi le dernier degré de la hernie inguinale caractérisé par la descente des parties herniées jusque dans les bourses, tandis que l'on nomme *bubonocèle* cet autre accident beaucoup moins grave, dans lequel la tumeur ne dépasse point la région de l'aine. Ces deux degrés de la même affection peuvent encore être désignés par les épithètes *entérique*, *épiploïque*, ou *entéro-épiploïque*, suivant que l'écartement des parties donne passage à l'intestin, à l'épiploon ou à tous deux à la fois.

Scrotum. — Enveloppe cutanée commune aux deux testicules.

Séduction. — Action de séduire, de corrompre l'innocence, les filles, les femmes.

Séduire. — Faire tomber une femme, une fille en faute et en abuser. Celui qui *séduit* une fille, et qui l'abandonne ensuite, est plus coupable que celui qui la tue.

Sémélé. — Elle fut aimée de Jupiter. Junon, pour la perdre, lui persuada, sous les traits de Béroé, sa nourrice, d'exiger de son amant qu'il se montrât à elle dans toute sa gloire. Jupiter lui accorda à regret cette demande et parut devant elle armé des éclairs et de la foudre. Sémélé fut aussitôt consumée par le feu ; mais l'enfant qu'elle portait dans son sein fut sauvé, et Jupiter l'emporta dans sa cuisse. Cet enfant, c'était Bacchus.

Semence. — On donne à ce mot plusieurs significations. Employé comme synonyme de sperme, il désigne la liqueur que répand le mâle et qui est destinée à féconder le germe fourni par la femelle.

Séminales (vésicules). — Le sperme sécrété par les testicules est mis en réserve dans deux réservoirs oblongs qui se trouvent situés à la partie postérieure et inférieure de la vessie, et auxquels on a donné le nom de vésicules séminales.

Séminifère. — C'est le nom que l'on a donné au canal déférent, et en général à tous les vaisseaux qui sont destinés à l'élaboration et à la transmission du sperme dans les vésicules séminales.

Sérail. — Nom particulièrement affecté aux palais qu'habitent l'empereur des Turcs, les grands du pays et plusieurs autres princes mahométans. Il se dit plus communément des palais ou de la partie du palais où les femmes sont renfermées et dont le véritable nom est *harem*.

Seringue. — Instrument dont on se sert pour donner

des lavements, et pour faire des injections dans les plaies, les ulcères, l'urètre, la vessie, le vagin, etc.

Sexe. — La reproduction, dans son mode le plus parfait, résulte d'un concours d'action d'organes départis entre deux individus de la même espèce. De cette départition, qui établit dans les végétaux et dans les animaux la distinction des individus en mâles et en femelles, résultent pour le genre *Homme*, l'homme proprement dit et la femme; cette différence constitue les sexes. Depuis la naissance jusqu'à l'époque où les organes génitaux commencent à se développer, les différences qui existent entre les sexes sont purement locales, et se bornent à la variété de configuration qui existe entre ces organes, dont l'influence jusque-là avait été nulle. On a vainement prétendu que cette distinction pouvait être établie dans l'enfance; s'il y a quelques différences entre le petit garçon et la petite fille, elles tiennent à l'éducation et aux habitudes plutôt qu'à l'organisation; en un mot, il n'y a pas plus de sexes avant la puberté que dans la période de la vie qui suit la mort des organes génitaux.

Les changements généraux qui s'observent dans l'un et l'autre sexe pendant la puberté, les différences physiques et morales qui s'établissent entre l'homme et la femme après le parfait développement des organes reproducteurs, la durée de ces caractères distinctifs, tant que ces organes sont susceptibles d'agir, les modifications qui surviennent dans toute l'économie par suite des altérations qu'ils éprouvent, et enfin l'état général des individus chez lesquels leur développement n'a pas lieu; toutes ces circonstances établissent suffisamment que les organes génitaux sont la source des attributs physiques et moraux qui caractérisent chacun des deux sexes.

Sexuel. — Se dit des organes, des phénomènes, des maladies qui ont rapport au sexe.

Sirènes. — Nom que les anciens donnaient à des monstres fabuleux, filles du fleuve Achéloüs et d'une muse. On les représentait avec la tête et le corps d'une femme jusqu'à la ceinture, et la forme d'un poisson de la ceinture en bas. Elles habitaient sur la côte d'Italie, dans une île bordée de rochers escarpés. La beauté de leur figure et la douceur de leur chant attiraient les navigateurs, qui, oubliant leur pays, mouraient dans une sorte d'extase.

Sodome. — Ancienne ville de Judée. Les crimes de ses habitants montèrent à un tel point, dit l'Écriture, que Dieu, irrité, la détruisit par le feu du ciel, avec Gomorrhe et autres villes voisines.

Sodomie. — Acte charnel contre nature. La *sodomie* s'exerce aussi bien entre un homme et une personne de l'autre sexe qu'entre deux hommes.

Sodomité — Celui qui se livre à la sodomie, qui se rend coupable de sodomie.

Soupir. — Soupir se dit pour plainte, gémissement, regret, envie, désir, souhait, amour, ardeur, empressement.

Souteneur. — Celui, celle qui se fait le soutien d'une prostituée, d'une maison de jeu ou d'un lieu de débauche.

Spermacrasie. — Gonorrhée, écoulement de semence. *Voy.* SPERMATORRHÉÉ.

Spermatique. — Épithète que l'on donne à certaines parties relatives aux organes qui sécrètent, contiennent ou conduisent le sperme. Ainsi, on appelle artères spermatiques celles qui, passant par l'anneau inguinal, concourent conjointement avec les veines du même nom, à former le cordon spermatique, et se distribuent ensuite aux testicules. Ces artères existent également chez la femme, et après avoir fourni des ramifications à la trompe de Fallope, elles se terminent à l'ovaire. Le canal ou conduit spermatique n'est autre que le canal déférent. A l'égard du cordon spermatique, ou mieux cordon testiculaire, indépendamment des artères et des veines précédemment indiquées, il est formé de vaisseaux lymphatiques et de filets nerveux, provenant du plexus spermatique. Les vésicules dans lesquelles s'accumule le sperme sont quelquefois aussi nommées vésicules spermatiques, mais le plus communément vésicules séminales.

Spermatocèle. — Engorgement des testicules produit par la rétention du sperme dans ces organes. Cet engorgement peut provenir tantôt d'un obstacle dont le siège existe dans les canaux excréteurs du sperme, tantôt d'une augmentation dans l'action sécrétoire des testicules, tantôt, enfin, d'une émission arrêtée au moment où elle allait s'effectuer.

Spermatorrhée. — Le sperme reçu dans les vésicules séminales y séjourne quelque temps, puis est ordinairement résorbé toutes les fois qu'une excitation n'en a point provoqué l'excrétion ; quelquefois aussi, par suite de la faiblesse des organes, la moindre des causes suffit pour en déterminer l'écoulement. C'est cette disposition pathologique que l'on a désignée sous le nom de *spermatorrhée*, et qui n'est qu'un degré de plus de la disposition maladive à laquelle est due la fréquence des pollutions.

Spermatose. — Ce mot est employé pour désigner l'ensemble des considérations physiologiques relatives à la production du sperme ; telles sont la sécrétion de cette humeur dans les testicules et son élaboration dans les vésicules séminales.

Sperme. — Semence, liqueur séminale. La sécrétion du sperme ne nous est pas plus connue dans son mécanisme que les autres sécrétions. Nous savons que le sang distribué aux testicules par les artères spermatiques subit dans ces organes une élaboration de laquelle résulte le fluide dont nous nous occupons ici. Mais en quoi consiste cette élaboration. C'est ce que l'on ignore. Cette sécrétion ne commence à s'établir que quand l'homme a atteint l'âge où il devient apte à se reproduire; elle ne dure que pendant un certain nombre d'années, et l'influence qu'elle exerce sur le physique et sur le moral de l'homme, pendant tout le temps de la durée, se rattache à l'histoire de la reproduction.

Les traces du sperme sur le linge sont souvent peu apparentes à l'œil; la portion tachée offre au toucher cette rigidité que présente le linge empesé; l'odeur du sperme, entièrement détruite par la dessication, ne tarde pas à reparaître quand le linge a été humecté: exposé au feu, pourvu cependant que la chaleur ne soit pas assez forte pour le faire roussir, il prend bientôt une teinte d'un jaune fauve dans les endroits où il a été taché.

Stérilité. — On appelle ainsi un état accidentel ou constitutionnel de l'homme, qui s'oppose à la fécondation et à la reproduction de l'espèce, lors même que la copulation peut s'accomplir sans difficulté. On ne doit pas confondre la stérilité avec l'impuissance qui consiste dans l'impossibilité où se trouvent les sexes d'accomplir l'acte vénérien. Bien que le premier de ces états soit la suite de l'autre, il importe néanmoins de les distinguer, autant pour la clarté des termes que pour éviter des répétitions inutiles.

Les causes de la stérilité sont de deux sortes: les unes dépendent d'un vice congénital ou accidentel des organes génitaux, qui, en laissant exécuter plus ou moins complètement la copulation, s'oppose à la conception; les autres tiennent à une disposition générale ou spéciale de l'économie animale, dont il est difficile et même souvent impossible de se rendre compte.

Chez la femme, les causes de la première espèce se rapportent aux vices de conformation de la matrice, des trompes, des ovaires, des vaisseaux utérins et ovariques: telles sont l'absence congéniale de l'utérus, des ovaires, dont on a plusieurs exemples, l'oblitération naturelle ou accidentelle de l'un des orifices de l'utérus et du vagin; le défaut de cavité dans l'intérieur de la matrice.

Les vices organiques, qui, chez l'homme, entraînent la stérilité, sont la suppression des testicules, la désorganisation de ces glandes prolifiques, le défaut d'éjaculation, la déviation du canal de l'urètre, l'oblitération ou la destruction des vaisseaux et des conduits spermatiques.

C'est à tort qu'on a mis d'une manière absolue, au nombre des causes de la stérilité, le défaut de sympathie qui existe entre les époux, la froideur du tempérament, le dégoût qu'inspirent réciproquement certaines infirmités ; ces particularités ne font tout au plus que rendre la conception plus difficile. Une fille qui devient enceinte par suite d'un viol, ne sympathise guère sans doute avec le monstre qui la déshonore; une multitude d'individus qui n'ont que de l'aversion les uns pour les autres, n'engendrent pas moins de nombreux enfants. D'un autre côté, combien de femmes sont devenues mères sans avoir éprouvé la moindre jouissance !

Substitution de port. — Délit dans lequel une femme qui est réellement accouchée, ou qui dit être accouchée, substitue à son enfant mort ou vivant, un autre individu auquel elle prétend avoir donné le jour. Quelquefois la substitution de port peut avoir lieu à l'insu de la mère.

Suçon. — On donne vulgairement ce nom à une ecchymose produite par la succion : c'est ordinairement sur le cou, les joues, la poitrine, que l'on observe ces sortes de taches, dont la forme peut empêcher de les confondre avec d'autres ecchymoses qui seraient le résultat de violences extérieures.

Superfétation. — On désigne ainsi la conception d'un nouveau fœtus pendant le cours de la grossesse. La réalité de ce phénomène a été admise de tous temps, ou au moins à des époques très reculées, puisque Aristote et Hippocrate en parlent dans leurs ouvrages comme d'un fait avéré ; cependant la plupart des auteurs modernes n'ont admis la possibilité de la superfétation dans l'espèce humaine, que dans le cas seulement où l'utérus est double, c'est-à-dire formé de deux cavités bien distinctes et indépendantes l'une de l'autre ; mais comme ce phénomène n'est pas une question purement physiologique, et que l'honneur des mères et la légitimité des enfants dépendent également de la possibilité bien reconnue de grossesses de cette nature, nous dirons qu'il ne manque pas d'observations faites à ce sujet par bien des médecins.

Toutefois, d'après l'incertitude où nous laissent ces observations, d'après surtout la dissidence d'opinions des plus célèbres accoucheurs, nous pensons qu'avant d'admettre rigoureusement la possibilité de ce phénomène, il faudrait avoir un plus grand nombre de faits. Quant à la loi, elle ne fait pas mention des cas de superfétation. Cette lacune devrait, en tout cas, être en faveur d'une veuve mettant au monde un second enfant, pour protéger la mère et l'enfant contre la mauvaise foi de ses accusateurs et le silence des lois.

Suspensoir. — Petit sac en tricot destiné à soutenir les testicules.

Syphilides. — Eruptions cutanées non fébriles, auxquelles donne communément naissance l'action du virus vénérien. (*Voy.* SYPHILIS.)

Syphiliralgie. — Nom donné aux douleurs occasionnées par le virus syphilitique.

Syphilirrhée.—Expression employée pour indiquer tout écoulement produit ou entretenu par le virus syphilitique.

Syphilis. — La plupart des médecins préfèrent ce terme scientifique à ceux plus répandus dans le vulgaire, et cependant plus clairs et plus significatifs, de *maladie vénérienne, mal vénérien ou vérole*, qui servent tous également à désigner les phénomènes morbides spéciaux qui se développent à la suite d'un coït impur, ou de tout autre contact propre à permettre la communication du virus vénérien d'un individu malade à un individu sain.

Le chancre vénérien, le bubon, les tubercules plats des parties génitales, la blennorrhagie ou chaudepisse, tels sont les symptômes par lesquels se décèle une syphilis récente.

Les ulcères vénériens consécutifs, les bubons consécutifs, plusieurs affections cutanées décrites sous le nom de *syphilides*, certaines excroissances et végétations de l'anus et des parties génitales, les exostoses, les caries, tels sont les principaux phénomènes de la syphilis dite *constitutionnelle*.

On convient assez généralement que la blennorrhagie, gonorrhée, ou chaudepisse peut dépendre de diverses causes, et qu'elle n'est point toujours syphilitique. Mais, d'un autre côté, on sait que la vérole constitutionnelle succède assez souvent à ce symptôme primitif, et qu'on n'a malheureusement point de signe certain qui puisse faire distinguer la chaudepisse vénérienne de celle qui ne consiste que dans une inflammation simple du canal de l'urèthre.

Syphilisation. — État de l'organisme laissé ou rendu à ses conditions physiologiques et devenu réfractaire à l'action du virus syphilitique par des inoculations réitérées de ce virus. La *syphilisation* a été découverte sur des singes par un médecin français, Augias-Turenne.

Syphilitique. — Adjectif employé pour caractériser les divers phénomènes qui se développent sous l'influence du virus vénérien.

T

Tendre. — Qui est sensible à la compassion, à l'amitié et particulièrement à l'amour.

Tendron. — Une jeune fille déjà formée et dans l'âge des amours.

Tératologie. — Partie de la physiologie générale qui traite des diverses monstruosités de l'organisation, qui en recherche les causes et les lois. Histoire des monstruosités animales. La tératologie se divise en *tératologie humaine, animale et végétale.* Les monstruosités sont d'autant plus rares que les types des espèces sont plus parfaits, c'est-à-dire d'une organisation plus complexe. Ainsi la race humaine présente moins d'anomalies que les races zoologiques proprement dites, et celles-ci moins que les végétaux ; car, pour le tératologue, les monstruosités sont beaucoup plus fréquentes que pour le vulgaire. Celui-ci ne voit de monstruosités que là ou se trouve un vice très apparent de la forme comme la bicéphalie, l'anencéphalie, etc. ; le tératologue, au contraire, reconnaît qu'il y a difformité dans toute déviation du type spécifique. Les cas plus remarquables de monstruosité sont l'absence de tête, la double tête, l'absence des bras ou des jambes, le tronc ne présentant à l'endroit où s'attachent les membres que des rudiments de pieds ou de mains, etc.

Testicules. — Nom donné à deux organes faisant partie de l'appareil génital de l'homme. Les testicules sont contenus dans six enveloppes : 1° Le scrotum ; 2° le dartos ; 3° la tunique érythroïde ; 4° la tunique fibreuse ; 5° la tunique vaginale ou séreuse ; 6° la tunique albuginée. Les testicules proprement dits sont ovoïdes, vasculaires et situés obliquement au-devant de l'épididyme et de la partie inférieure du cordon testiculaire. Leur substance n'est point composée de granulations comme la plupart des autres glandes ; elle a un aspect comme pulpeux et est partagée en plusieurs lobules situés les uns au-dessus des autres, et est formée d'une quantité innombrable de petits canaux nommés *conduits séminifères*, que l'on peut développer au moyen de la macération. Ces conduits se réunissant vers l'extrémité supérieure du testicule, constituent ce qu'on appelle les *canaux* afférents, et se terminent à l'épididyme, qui est un corps oblong appliqué sur le bord supérieur du testicule. Cet épididyme donne naissance au *canal déférent*, lequel rentre dans l'abdomen avec les autres parties qui l'accompagnent, et qui constituent le cordon spermatique, après quoi il va se terminer derrière la prostate, s'abouche avec la vésicule seminale, et se continue avec le canal éjaculateur.

Téton. — Mamelle d'une femme. Un enfant qui cherche le *téton*, qui presse le *téton*. C'est l'office des médecins de voir les *tétons* des nourrices (Molière). Ce mot a un sens libre lorsqu'il n'a pas rapport à l'action de téter.

Torchon. — Serviette de grosse toile pour essuyer la vaisselle, les meubles, etc. *Le torchon brûle*, il y a de la brouille dans le ménage.

Tourtereaux. — Se dit de deux jeunes mariés qui s'embrassent et se donnent des témoignages de tendresse.

Travail d'enfantement. — On emploie communément ces mots pour indiquer la série des efforts douloureux qui précèdent et accompagnent l'expulsion du fœtus. On a, avec raison, proposé de substituer à cette locution le mot *parturition*, déjà employé par Plenck dans ce sens.

Trente. — Les trente points qui constituent la parfaite beauté de la femme sont ;

3 choses blanches : peau, dents, mains.
3 — noires : yeux, sourcils, paupières.
3 — rouges : lèvres, joues, ongles.
3 — longues : corps, cheveux, mains.
3 — courtes : dents, oreilles, pieds.
3 — larges : poitrine, front, entre-sourcils.
3 — étroites : bouche, ceinture, vulve.
3 — grosses : bras, cuisses, mollets.
3 — déliées : doigts, cheveux, lèvres.
3 — petites : seins, nez, tête.

La belle Hélène réunissait, paraît-il, ces trente points. Voy. Beauté.

Tribade. — Femme qui abuse de son sexe avec une autre femme. Les *tribades* de la cour de France. La passion qui entraîne certaines femmes à ces excès dépend presque toujours d'un trop grand développement du clitoris.

Trigame. — Celui, celle qui a été marié trois fois, qui a contracté de nouvelles noces après la mort de ses deux premiers conjoints.

Trompe. — *Trompe de la matrice* ou *de Fallope*, les deux conduits flottants dans l'abdomen qui s'étendent des angles supérieurs de l'utérus jusque sur les côtés du détroit supérieur du bassin, et ont de 10 à 12 centimètres. Ces trompes ont pour objet, chez les femelles des mammifères, de conduire l'œuf fécondé de l'ovaire jusque dans la cavité de l'utérus. Elles ont été découvertes par l'anglais Fallope.

Truand. — Se disait d'un mendiant vagabond, d'un vaurien qui vit dans le libertinage et la fainéantise. C'est un *truand*. Une bande de *truands*. Au moyen âge, la *cour des miracles*, à Paris, était le repaire des *truands*.

Turpitude. — Honte, infamie, ignominie, flétrissure qui résulte de quelque action basse et déshonorante, de la découverte de vices secrets ou de souillures ignorées; saleté, obscénité, laideur morale.

Tutoiement. — Action de tutoyer, c'est-à-dire d'employer les pronoms *tu, toi, te*, de la seconde personne du singulier, en parlant ou en écrivant à quelqu'un. On l'emploie comme expression des plus tendres sentiments de la nature, entre parents dont l'affection mutuelle écarte les glaciales formules de la politesse; entre amants, entre amis.

U

Ulcères vénériens. — Ces ulcères sont dits *primitifs* ou *consécutifs*, suivant qu'ils sont les premiers effets d'une maladie vénérienne récente, ou qu'ils surviennent plus ou moins longtemps après la communication du mal, comme effets secondaires d'une syphilis devenue constitutionnelle. Les premiers se montrent toujours à la partie qui a été mise en contact avec la matière contagieuse, et, de préférence, au gland et au prépuce chez l'homme, à la face interne des grandes lèvres, chez la femme, aux petites lèvres, à l'entrée du vagin. On peut les observer aussi à l'anus, au mamelon, aux lèvres, à la bouche. Les ulcères vénériens secondaires ou *consécutifs* ont, comme les précédents, un siège d'élection. Ils peuvent survenir dans tous les points de la surface du corps, mais se montrent de préférence aux environs des parties génitales, aux ailes du nez, aux commissures des lèvres, au voile du palais, entre les orteils, etc. Comme les ulcères primitifs, on les voit quelquefois offrir la forme ulcéreuse élémentaire, sans autre altération persistante des téguments, si ce n'est un peu de rougeur et de dureté; d'autres fois, ils succèdent aux formes *tuberculeuses* ou pustuleuses.

Unigamie. — Etat d'une personne qui ne s'est mariée qu'une fois.

Uretère. — Nom d'un canal membraneux, cylindrique, de deux à trois lignes de diamètre, servant à transmettre dans la vessie l'urine sécrétée par les reins. Ce canal prend son origine vers la sinuosité du rein, et il peut être considéré comme la continuation du bassinet. Il descend ensuite obliquement vers la symphise sacro-iliaque, pénètre dans la cavité pelvienne, et va se rendre vers le bas de la région latérale de la vessie, près de l'un des angles postérieurs du trigone vésical. La structure des uretères ne diffère point de celle du bassinet et consiste en deux membranes, dont l'une extérieure est blanche et opaque, et dont l'autre interne est muqueuse, très mince et transparente. La disposition anatomique de ces canaux offre souvent des variétés : quelquefois on rencontre deux uretères ; dans certaines circonstances, ce canal offre de nombreuses flexuosités; d'autres fois, enfin, il présente des dilatations plus ou moins considérables. Quant à ses maladies, elles sont elles-mêmes en assez grand nombre ; telles sont l'urétéritite, le spasme, celles produites par la déférence de corps étrangers, etc., etc.

Urétéritite. — Nom sous lequel on a proposé de désigner l'inflammation des uretères, maladie que l'on peut confondre avec la néphrite.

Urétralgie. — Douleur dans le canal de l'urètre.

Urètre. — Nom du conduit excréteur de l'urine dans les deux sexes. Chez l'homme, la longueur de ce canal varie de dix à douze pouces : il commence au col de la matrice et se prolonge jusqu'à l'extrémité de la verge, où aboutit son orifice extérieur. On distingue dans l'urètre trois parties, l'une que l'on nomme *prostatique*, est voisine de la vessie et est entourée de la prostate : son étendue est de huit lignes environ. L'autre, appelée *membraneuse*, répond à la symphise du pubis et au rectum. La troisième porte le nom de portion spongieuse, en s'épanouissant elle donne naissance au gland. Le diamètre de ce canal n'est point uniforme; en général, sa portion membraneuse est plus étroite que les autres. Quant à la portion spongieuse, elle est aussi un peu rétrécie, mais en arrière du gland elle offre une dilatation sensible connue sous la dénomination de *fosse naviculaire*. A l'intérieur, l'urètre est tapissée par une membrane muqueuse, qui est la continuation de celle qui, d'une part, recouvre le gland, et de l'autre tapisse l'intérieur de la vessie. Cette membrane jouit d'ailleurs d'une assez grande sensibilité, et paraît être le siège de la sensation qui accompagne l'émission de la liqueur spermatique. Au-dessus de cette pellicule, on trouve, dans la portion membraneuse, une substance assez dense, qui paraît être la continuation de celle de la vessie. Cette portion est d'ailleurs fortifiée par les fibres releveurs de l'anus. Quant à la partie spongieuse, ainsi que l'indique son nom, elle est formée d'une substance particulière dont l'épaisseur est variable. Chez la femme, le canal de l'urètre n'a pas plus d'un pouce de long. Il est beaucoup plus large que chez l'homme, est susceptible d'une grande dilatation et se termine au-dessus du vagin par une ouverture nommée *méat urinaire*. Quelquefois, l'ouverture du canal de l'urètre présente une disposition anormale, et, suivant qu'il s'ouvre au-dessus ou au-dessous du pénis, constitue *l'épispadias* ou *l'hypospadias*. Enfin, ce canal est sujet à une foule de maladies, telles que *perforations, ruptures, inflammations, ulcérations*, etc.

Urétritis. — Non donné par les modernes à l'inflammation du canal de l'urètre, et plus spécialement à celle de la membrane muqueuse qui tapisse la face interne de ce conduit. On s'est beaucoup attaché de nos jours à éclaircir le siège et la nature, et à perfectionner le traitement des maladies de l'urètre. On a mesuré d'une manière plus exacte la longueur et le diamètre des divers points de ce canal. On a rapporté à son inflammation, aiguë ou chronique, presque toutes les lésions qu'il peut offrir; on a inventé de nouveaux instruments propres à l'explorer avec plus de soin, à mesurer avec plus ou moins d'exactitude le lieu, l'étendue, la forme des rétrécissements dont il est si souvent le siège, et à porter sur le point rétréci, et uniquement sur lui, le caustique destiné à les détruire, etc. Considérant la blennorrhagie, ou chaudepisse, comme une simple phlegmasie de ce canal, on a prétendu qu'elle pouvait toujours être promptement et heureusement combattue par le traitement antiphlogistique simple, et notamment par des applications de sangsues au périnée et à la face intérieure de la verge. Le temps n'a point encore suffisamment sanctionné ces pratiques et ces préventions (déjà antérieurement connues), et plusieurs praticiens, justement estimés, répugnent encore à leur donner droit de domicile dans le domaine de la science.

Urétrorrhée. — Écoulement par l'urètre.

Urétrorrhagie. — Hémorrhagie dont le siège est dans le canal de l'urètre, et qui peut être déterminée par diverses causes, telles que : présence d'un corps étranger, rupture de vaisseaux sanguins pendant l'érection du coït, violences extérieures, et quelquefois aussi, symptomatiquement, par suite d'inflammation. Dans la plupart des cas, cet écoulement sanguin est peu abondant et se supprime spontanément, quelquefois néanmoins il est assez considérable pour que l'on se trouve dans la nécessité d'avoir recours à des applications réfrigérantes ou astringeantes ; il peut même arriver que l'on soit forcé de fermer l'ouverture du prépuce pour déterminer le sang à se coaguler dans le canal; mais il faudrait alors, pour empêcher ce liquide de refluer dans la vessie, faire une compression au delà du siège de l'exaltation sanguine, et s'il arrivait qu'il fût inaccessible, le seul moyen que l'on pourrait employer serait d'introduire dans l'urètre une sonde d'un assez gros calibre.

Urétrotomie. — Opération de chirurgie qui consiste à pratiquer une ouverture sur la portion du canal de l'urètre qui répond au périnée, ou sur toute autre partie de ce conduit. Le plus ordinairement on y a recours pour extraire un corps étranger qui y a été introduit, tels que fragments de sonde ou de bougie, morceau de bois, cure-oreille, tuyau de pipe ; d'autres fois aussi on pratique cette opération afin de donner issue à un calcul qui est trop volumineux pour parcourir toute la longueur de ce canal.

Urine. — Liquide excrémentitiel sécrété par les reins, d'où il coule, par les uretères, dans la vessie, qui, après l'avoir conservé en dépôt pendant quelque temps, le chasse au dehors par l'urètre.

Urodynie. — Mot employé par quelques nosographes pour exprimer la douleur qui accompagne quelquefois l'excrétion de l'urine, ce qui arrive fréquemment dans la dysurie.

Uromancie. — Art ou faculté prétendue d'indiquer ou de deviner la nature et le traitement des maladies sur la seule inspection des urines de ceux qui en sont atteints. Il ne faut pas confondre cet art absurde et imposteur avec l'*uroscopie*, qui consiste en une induction plus ou moins utile que le médecin tire de l'état des urines d'un individu affecté de quelque maladie ; mais peut-être est-ce à l'importance extrême qu'on a presque de tous temps attachée à la valeur des urines en séméiotique, qu'il faut rapporter l'origine et la vogue de l'*uromancie*, qui forma jadis un art mensonger comme la magie et l'astronomie.

Uroscopie. — Ce mot ne peut être regardé comme synonyme d'*uromancie*. L'un se prend en bonne part, et indique seulement l'inspection des urines afin d'en retirer quelques-unes des indications que peut fournir ce liquide dans certains états morbides ; tandis que l'autre se rapporte aux jongleries de ces charlatans qui, d'après la seule inspection des urines, affirment *deviner* la nature des maladies et le traitement qui leur convient.

Utérin. — Qui appartient à l'utérus. Ainsi l'on dit : artères, veines utérines, fureur utérine, muscle, sinus utérin.

Utéromanie. — Expression synonyme de fureur utérine, d'hystérie, de nymphomanie.

Utérostomatome. — Mot imaginé par Coutouly pour désigner un instrument renfermé dans une sorte de gaîne, et dont il proposait de faire usage pour pratiquer, dans les cas de convulsion, à l'époque de l'accouchement, une incision simple ou double sur les bords du col de l'utérus.

Utérus. — Nom latin de la matrice, et conservé dans la langue française pour désigner cet organe.

V

Vaccin. — Virus particulier, doué de la propriété antivariolique, ainsi appelé parce qu'il a été recueilli primitivement dans des pustules qui viennent au pis des vaches. On donne, par extension, le nom de *vaccin* à l'humeur de même nature développée chez l'homme par l'inoculation ou le contact du virus des vaches. Ce fluide est employé pour transmettre, par inoculation, la maladie préservatrice connue sous le nom de *vaccine*.

Vagin. — Nom d'un canal membraneux, cylindroïde et extensible, situé entre la vessie et l'intestin rectum. Sa longueur varie de six à huit pouces ; son fond répond au col de l'utérus, et son extrémité à la vulve. Dans l'acte de la copulation il est destiné à recevoir le membre viril, et au moment de l'accouchement il est traversé par le fœtus ; aussi sa face interne offre-t-elle un grand nombre de rides transversales destinées à en favoriser l'élargissement. On remarque aussi sur cette même face les orifices d'une multitude de follicules membraneux, d'où s'écoule un mucus servant à lubréfier le vagin. Souvent ce conduit présente des dispositions anormales ; ainsi on l'a quelquefois vu être très court ; dans d'autres circonstances, il était imperforé ; plusieurs fois on l'a trouvé divisé par une cloison formant un double canal, au fond duquel existait une double matrice, et dans certains cas un seul utérus. Enfin on a vu le vagin s'ouvrir dans la vessie, et même dans l'intestin rectum. Cet organe est sujet à beaucoup d'affections, telles que ruptures, chutes, inflammations, ulcères, polypes, tumeurs, hernies.

Vaginal. — Adjectif servant à désigner tantôt des parties qui appartiennent au vagin ou sont en rapport avec lui, tantôt à exprimer la disposition de certaines membranes destinées à envelopper quelques organes. Ainsi, dans la première acception, *artère vaginale* indique une branche qui naît de l'artère hypogastrique ou des artères utérine, vésicale, honteuse, interne, ombilicale, et dont les ramifications se distribuent au vagin. Dans l'autre sens, il vaudrait peut-être mieux employer l'expression *vaginante*.

On nomme *tunique vaginale* ou *élytroïde du testicule,* la membrane séreuse qui renferme cet organe ; *apophyse* ou *crête vaginale*, l'espèce de lame osseuse qui embrasse en partie la base de l'apophyse styloïde de l'os temporal.

Vagissement. — Cri des enfants nouveau-nés.

Vagissement utérin. — Cri d'un enfant encore renfermé dans le sein de la mère. Dans son livre *De natura* *pueri*, Hippocrate avance que les poumons du fœtus attirent, par une douce dilatation, un tant soit peu d'air ; ce que prouvent, dit-il, les cris qu'on a souvent entendus dans les matrices des femmes enceintes. Voilà ce qui a servi de texte aux partisans de la respiration fœtale et à ceux qui admettent que l'enfant peut crier avant de naître. Mais, pour qu'un fœtus crie, il faut qu'il respire ; pour que le fœtus respire, il faut que de l'air pénètre dans ses poumons; or l'enfant nage dans un liquide, est renfermé dans un sac qui ne communique en aucune manière avec l'air extérieur ; s'il faisait le moindre effort pour dilater ses poumons, pour inspirer, c'est de l'eau qui s'introduirait dans ses voies aérifères, et la suffocation en serait sans doute immédiatement la suite. On a donc pu reléguer, d'après des raisons aussi péremptoires, les exemples de vagissement utérin parmi les contes de bonnes femmes et les chimères. Voici ce que Velpeau répondait aux partisans du vagissement utérin : « Puisque vous l'avez entendu, je le crois ; mais si je l'avais entendu moi-même, je ne le croirais pas. »

Validité. — On entend par validité, en médecine légale, la bonne conformation des organes génitaux chez l'un et l'autre sexe, mais spécialement chez l'homme, conformation qui rend propre à la reproduction ; ce mot est tout à fait opposé à celui d'impuissance.

Vapeurs. — On a donné le nom de *vapeurs* à diverses maladies nerveuses, et particulièrement à l'*hystérie* et à l'*hypocondrie*, supposant très gratuitement que des vapeurs s'élevaient de la matrice ou des hypocondres vers le cerveau.

Varicocèle. — On a quelquefois confondu ce mot avec l'expression *cirsocèle*. On doit appeler du nom de *varicocèle* l'augmentation du volume des veines du scrotum, et conserver celui de *cirsocèle* pour désigner l'état variqueux des veines du cordon spermatique. Le varicocèle est donc alors une maladie qui peut exister indépendamment du cirsocèle.

Vénérien. — Mot auquel on donne plusieurs significations. Quelquefois on l'emploie pour désigner ce qui a rapport à l'union des deux sexes : ainsi on dit *acte vénérien*. Souvent il sert pour indiquer des affections produites par le virus syphilitique. Quelques auteurs ont pensé que l'expression *affection vénérienne* devait être spécialement employée pour désigner les affections morbides résultant de l'excès des plaisirs de l'amour, et qu'il fallait réserver l'adjectif *syphilitique* pour indiquer les maladies produites par le virus de ce nom.

Vénus. — La déesse de la beauté. Vénus préside à l'amour sous toutes ses formes. Accompagnée de son fils Cupidon, des Jeux, des Ris, des Grâces et de tout l'attirail de l'amour, elle traverse les airs sur un char traîné par deux colombes, dans une nuée d'or et d'azur. Elle a cette éclatante beauté, cette vive jeunesse, ces douces paroles qui dérobent le cœur, même des plus sages ; sa démarche est légère comme le vol d'un oiseau. Jamais elle ne fait un pas sans laisser après elle une odeur d'ambroisie parfumée ; elle ne peut même ni parler ni remuer la tête sans parfumer l'air. Ses cheveux flottent tantôt sur ses épaules découvertes, tantôt sont négligemment attachés par derrière avec une tresse d'or ; sa robe, quand elle en a une, a plus d'éclat que toutes les couleurs dont Iris se pare dans les plus beaux jours ; elle est quelquefois flottante, et quelquefois nouée par cette divine ceinture sous laquelle paraissaient les grâces, et que Junon lui emprunta un jour qu'elle voulut gagner les faveurs de son morose époux.

Verge. — Nom souvent substitué à celui de *pénis*, pour désigner l'un des organes extérieurs de la génération chez l'homme.

Vérole. — Nom vulgaire primitivement donné à la maladie aujourd'hui connue sous celui de syphilis, et dont l'origine peut être justifiée par les grosses pustules qui étaient alors les symptômes les plus apparents de cette maladie.

Vérolique. — Adjectif servant à qualifier tout ce qui a rapport à la vérole ou syphilis, et dès lors synonyme de vénérien et de syphilitique.

Vertu. — La vertu n'est pas la même chose pour tous ; elle consiste dans l'accomplissement des devoirs ; or, comme les devoirs varient selon les âges, les sexes et les positions, il s'ensuit qu'il y a des vertus spéciales pour chaque position, chaque âge, chaque sexe. La modestie, l'obéissance et le respect sont les vertus de la jeunesse ; la force d'âme convient aux hommes mûrs, et la prudence aux vieillards. De toutes les vertus, la première pour la femme est la pudeur, la chasteté ; celle-ci semble même renfermer toutes les autres, car, une fois perdue, tout est perdu pour la femme. Cela est si vrai qu'on est convenu, en parlant de la pudeur d'une femme, de dire simplement *sa vertu*, c'est-à-dire son ornement, son mérite, ce par quoi seulement elle est digne d'estime.

Verumontanum. — On donne ce nom à une éminence que l'on désigne aussi fréquemment sous celui de crête urétrale, de luette vésicale, et qui est placée dans la prostate au-devant du col de la vessie. Sur les côtés de l'extrémité antérieure de cette saillie, sont les orifices des conduits éjaculateurs. Le verumontanum acquiert quelquefois un volume considérable et beaucoup de dureté ; il gêne alors l'excrétion de l'urine et l'éjaculation du sperme.

Vésicules. — Les vésicules séminales sont deux cavités membraneuses dans lesquelles est disposé le sperme. Elles sont placées obliquement entre le rectum et la vessie ;

leur volume, peu considérable dans l'enfance, augmente rapidement vers l'âge de la puberté, et diminue ensuite à l'époque de la vieillesse.

Vessie. — On donne ce nom à un réservoir musculo-membraneux qui, chez l'homme, est situé dans l'excavation du bassin, derrière les os pubis et devant le rectum, et, chez la femme, se trouve placé en avant du vagin. Ce réservoir est destiné à contenir l'urine que les uretères y versent goutte à goutte. La forme de la vessie, ainsi que ses dimensions, varie avec l'âge et le sexe.

Vesta. — Fille de Saturne et de Rhée, sœur de Jupiter, présidait au foyer domestique, puis au feu interne de la terre, et par suite à la terre elle-même, aussi l'a-t'on quelquefois confondue avec Cybèle et Ops, et l'a-t-on dite femme de Saturne. On entretenait en son honneur à Rome un feu perpétuel. On la représentait sous les traits d'une belle femme, tenant à la main un sceptre et ayant un brasier près d'elle.

Vestale. — Nom des prêtresses de Vesta. Elles étaient vierges, et veillaient chacune leur tour à la garde du feu sacré. S'il venait à s'éteindre, on croyait l'Etat menacé de quelque malheur, et la vestale était punie par le fouet. Celle qui violait son vœu de chasteté était enterrée vive. En revanche les *vestales* jouissaient de grands privilèges : elles n'étaient point assujetties à l'autorité paternelle ni à la tutelle ; elles se faisaient précéder de licteurs en public et occupaient une place d'honneur dans les spectacles ; elles étaient crues sans serment en justice ; leur présence sauvait la vie aux criminels qu'elles rencontraient par hasard, etc. Fig. Femme et fille d'une sagesse, d'une chasteté exemplaire.

Vestibule. — Les anatomistes ont donné ce nom à une partie des organes génito-urinaires de la femme. Elle est immédiatement située au-dessous du clitoris ; c'est une surface triangulaire, concave, bornée en haut par ce dernier, sur les côtés par la partie supérieure et interne des petites lèvres, et en bas par le méat urinaire.

Viabilité. — État ou qualité d'un fœtus né viable. La meilleure manière de décider qu'un enfant est né avec des conditions de viabilité aux divers termes admis par les jurisconsultes, et compris entre les cinquième et neuvième mois, est de comparer les cas qui se présentent, avec les résultats des expériences faites sur les fœtus.

A cinq mois, les membres abdominaux commencent à prédominer sur les membres thoraciques. La longueur du fœtus est de huit à neuf pouces.

A six mois, le fœtus a pris plus d'énergie ; il a de onze à douze pouces de longueur ; les cheveux sont rares. Chez les garçons, le scrotum est très petit, d'un rouge vif ; chez les filles, la vulve est saillante, les grandes lèvres séparées par le clitoris.

A sept mois, le fœtus a quatorze ou quinze pouces de long. La peau est rosée. Les ongles sont formés.

A huit mois, seize ou dix-sept pouces. Chez les mâles, les testicules s'engagent dans l'anneau suspubien ; chez les femelles, le vagin et le col de l'utérus sont enduits d'un mucus visqueux et diaphane.

A neuf mois, le nouveau-né est à terme. Sa longueur est de dix-huit à vingt pouces. Sa pesanteur est communément de six à sept livres et demie.

Vidanges. — Cette expression est fréquemment employée par les gardes-malades pour indiquer l'écoulement qui a lieu chez les femmes à la suite de l'accouchement. L'expression technique est *lochies*.

Vierge. — Fille qui a vécu dans une continence parfaite.

Souvent le mot *vierge*, surtout en poésie, n'a d'autre signification que celle de jeune fille. Par une singulière alliance de mots, l'expression *vierge folle* sert quelquefois à désigner une courtisane, une prostituée.

Viol. — Dans son acception la plus ordinaire, on entend par viol la possession charnelle, par violence, d'une personne du sexe, si ce n'est avec la consommation complète de l'acte vénérien, du moins avec l'introduction qui la précède. Le viol chez les filles qui n'ont pas été chastes, chez les femmes qui ont eu des enfants, chez celles qui ont habituellement des fleurs blanches ou qui viennent d'avoir leurs règles, ne peut laisser aucun changement dans l'orifice du vagin; le pénis, dans ces cas, ne présente aucune trace de son passage. Une vierge plongée dans un sommeil artificiel, peut être déflorée sans éprouver la moindre douleur. Ainsi une femme peut être violée sans le savoir, et, qui plus est, elle peut concevoir par l'effet d'un viol avec défloration après un coït sans volupté.

Virginie. — Fille du centurion Virginius. Le décemvir Appius Claudius, épris d'amour pour elle, avait apposté un de ses clients, Marius Claudius, pour la réclamer comme son esclave (449 avant Jésus-Christ). En vain son père, son fiancé Icilius, ancien tribun, et de nombreux témoins offrirent de prouver sa naissance libre. Appius, au mépris d'une loi que lui-même avait portée, adjugea la jeune fille à son complice. Mais Virginius saisit un couteau sur l'étal d'un boucher, la frappa au cœur, et, tout couvert du sang de sa fille, s'enfuit à l'armée campée sur l'Algide.

Virginité. — La virginité est l'état d'une fille qui n'a pas encore éprouvé les approches de l'homme. On a beaucoup écrit sur la membrane *hymen*, signe le plus certain de la virginité physique. *Voy.* HYMEN. Mais le signe peut manquer, puisque parfois l'effort de la première menstruation a pu diviser et déchirer l'hymen.

Viril. — Qui appartient à l'homme; ainsi l'on dit *membre viril* pour désigner le pénis.

Virilité. — Age intermédiaire de la vie, époque de la vigueur et de l'activité, temps où l'homme jouit de la plénitude de sa force et de son intelligence; c'est alors que l'on possède toute la puissance génératrice, qui est le principal signe de la virilité.

Volupie. — Déesse du plaisir, du bien-être et de la santé; fille de l'Amour et de Psyché.

Volupté. — Vif sentiment de plaisir, soit moral, soit matériel. Ce mot dans ce double sens, a une très grande extension, et se prend tantôt en bonne, tantôt en mauvaise part. Le mot *volupté* indique souvent l'habitude et l'usage constant des plaisirs de l'âme ou du corps, et il se prend le plus souvent en mauvaise part. La *volupté* a été souvent personnifiée par les anciennes écoles de poésie, de peinture et de sculpture. On la représentait sous les traits d'une belle femme, dont les joues sont colorées, les regards languissants et l'attitude lascive. Elle est vêtue d'une robe de gaze, couchée sur un lit de fleurs, et tient à la main une boule de verre qui a des ailes.

Vulve. — On donne ordinairement le nom de vulve à la fente génito-urinaire qui, chez la femme, s'étend du pénil jusqu'au périnée ; mais aujourd'hui on appelle plus généralement ainsi l'ensemble des différentes parties qui constituent les organes génitaux externes, ou que l'on peut voir sans le secours de la dissection ; tels sont le pénil ou Mont de Vénus, les grandes lèvres, la fourchette, le clitoris, les petites lèvres ou nymphes, le vestibule, le méat urinaire, l'entrée du vagin, l'hymen, les caroncules myrtiformes et la fosse naviculaire.

Vulvo-utérin. — Qui a rapport, qui appartient à la vulve et à l'utérus. Ainsi le vagin a été quelquefois appelé canal vulvo-utérin.

X

Xantippe. — L'épouse de Socrate, dont on a fait le type de la femme acariâtre, en rapportant à elle toutes les historiettes de femmes méchantes qui ont fait souffrir leur mari.

Y

Yeux. — Un des trente points qui constituent la parfaite beauté de la femme et que la belle Hélène, avec Vénus, avait le bonheur de posséder. *Voy.* BEAUTÉ et TRENTE.

Z

Zénobie. — Femme de Rhadamiste, roi d'Ibérie, et fille de Mithridate, roi d'Arménie. Elle suivit son mari chassé de ses États par les Arméniens ; mais son état de grossesse ne lui permettant pas de continuer sa route, son mari la poignarda sur sa prière, et la jeta dans L'Araxe. Retirée des eaux encore vivante par des bergers, elle fut conduite à Tiridate, qui la traita en reine.

Zizanie. — Jalousie, mésintelligence, désunion discorde.

Zoosperme. — Animalcules microscopiques contenus

en nombre incalculable dans la liqueur séminale de l'homme. De tous les mystères de la nature, celui de la reproduction des espèces vivantes est le plus profond ; il est de ceux qui doivent paraître inexplicables au véritable philosophe, et comme les philosophes véritables sont fort rares, c'est le mystère aussi que certains savants ont le plus cherché à expliquer. Le mécanisme est chose familière, mais la raison en demeurera toujours inconnue. On reconnaît au premier coup d'œil le véhicule de cette reproduction dans une liqueur sécrétée par les organes mâles chez les animaux, et l'observateur reste ébahi, lorsque, soumettant cette liqueur, provenue d'un adulte, au foyer grossissant d'un puissant microscope, il la trouve tellement remplie d'êtres animés, qu'un mouvement général s'y fait remarquer avant que la fluidité croissante de la matière permette aux animalcules, parvenus à se séparer de la masse qu'ils grossissaient d'abord, de nager isolément. Ces petits êtres constituent, dans la vaste classe des microscopiques, un genre de l'ordre des gymnodés, et de la famille des cercariés, dont les caractères sont : corps non contractile, ovale, comprimé ou discoïde, terminé par un appendice caudiforme postérieurement implanté, très distinct, et qui égale au moins ce corps en longueur. Les auteurs qui ont exagéré l'importance du rôle de ces êtres dans le mystère de la génération, ont vu dans leur partie antérieure et arrondie l'ébauche de notre propre cerveau, et. dans leur appendice caudal, celle de notre moelle allongée, c'est-à-dire d'un système nerveux complet, qui, s'appliquant intimement sur ce qu'on appelle la lame vasculaire de Rolando dans l'ovule de la femelle, fournirait les sources de toute sensibilité et d'intellèct dans l'être, auquel sa mère n'aurait part que pour le reste de la machine. Tout ce qu'on peut dire de certain sur cette immense quantité d'animalcules vivants c'est qu'ils ne doivent pas la naissance à la secrétion séminale des animaux; ne pouvant réellement provenir d'un tel mécanisme, ils se développent dans la semence, comme font les entozoaires dans les matières muqueuses; ils n'y apparaissent que lorsque les humeurs où ils se trouvent, réunissent des circonstances particulières; par leur agitation continuelle, ils contribuent au mélange des éléments chimiques qui doivent porter à tel ou tel point de mixtion la liqueur propre à féconder; après avoir contribué au parachèvement de cette liqueur, l'engorgement qu'ils produisent par leur innombrable multiplication dans les organes où ils sont enfermés y cause probablement l'orgasme d'où résulte le rut et les symptômes amoureux; enfin, après le rapprochement des deux sexes, leur rôle est joué, et ils n'ont plus qu'à mourir et disparaître. Les organes génitaux de l'homme en contiennent toute l'année une très grande quantité, mais ils ne se trouvent dans aucun organe femelle, et ils n'existent qu'à des époques périodiques chez les mâles des espèces qui sont sujettes au rut; ainsi, le rossignol en est privé dans la saison où il ne chante pas.

Zut. — Le mol final de l'amour et... de notre Dictionnaire. Le modeste Horace n'eut pas manqué d'écrire:

EXEGI MONUMENTUM

CHATEAUROUX. — TYP. ET STÉRÉOTYP. A. MAJESTÉ

A la même librairie et chez tous les Libraires

L'AMOUR CONJUGAL

PAR

Le Dr M. VILLEMONT

Avec la collection de gravures hors texte

2 volumes à 3 fr. 50 : **7 fr.**

LA CEINTURE DE CHASTETÉ

2 volumes in-18 jésus à 3 fr. 50 : **7 fr.**

Avec la plaidoirie de Me CARRÉ *et l'arrêt de la Cour de Paris.*

A LÉVY ET Cie, ÉDITEURS
131, rue Montmartre et 48 rue Notre-Dame-des-Victoires
PARIS

Châteauroux. — Imp. et Stéréotyp. A. Majesté

www.ingramcontent.com/pod-product-compliance
Ingram Content Group UK Ltd.
Pitfield, Milton Keynes, MK11 3LW, UK
UKHW022321190726
13856UKWH00001B/142

9 782011 937674